本书是黑龙江省哲学社会科学重点项目“中医药文化的当代价值研究”
（批准号：13A007）成果

中医药文化的当代价值研究

主　编　袁　纲
副主编　周苏娅　李和伟
编　委　徐　蕊　贾延林　刘佩文
孙　悦　郭映彤　宋佳玉
衣丽莹　李　悦　刘　畅
郑　南　傅文第　邸维鹏

全国百佳图书出版单位
中国中医药出版社
·北　京·

图书在版编目（CIP）数据
中医药文化的当代价值研究 / 袁纲主编 .—北京：中国中医药出版社，2022.8
ISBN 978-7-5132-2607-3

Ⅰ . ①中…　Ⅱ . ①袁…　Ⅲ . ①中国医药学 – 文化研究　Ⅳ . ① R2-05

中国版本图书馆 CIP 数据核字（2015）第 129843 号

中国中医药出版社出版
北京经济技术开发区科创十三街 31 号院二区 8 号楼
邮政编码　100176
传真　010-64405721
三河市同力彩印有限公司印刷
各地新华书店经销

开本 710×1000　1/16　印张 14.5　字数 243 千字
2022 年 8 月第 1 版　2022 年 8 月第 1 次印刷
书号　ISBN 978-7-5132-2607-3

定价　56.00 元
网址　www.cptcm.com

服务热线　010-64405510
购书热线　010-89535836
维权打假　010-64405753

微信服务号　zgzyycbs
微商城网址　https://kdt.im/LIdUGr
官方微博　http://e.weibo.com/cptcm
天猫旗舰店网址　https://zgzyycbs.tmall.com

如有印装质量问题请与本社出版部联系（010-64405510）

内容简介

本书围绕中医药文化当代价值的主题，着眼于中医药文化层面，对中医药文化的发展与演变、基本精神和特征、思维方式及价值取向、中医药文化与传统文化的同源性、中医药现代化道路开辟、中西医文化碰撞与融合、中医药文化多元发展及传播等问题进行探讨。

本书在对中医药文化当代价值理性认知的基础上，揭示了中医药文化是古往今来众多从医者积累的关于人的健康与疾病的宝贵财富，是中华民族传统文化的重要组成部分；在培育和弘扬社会主义核心价值观、发展中国特色社会主义文化、实现中华民族伟大复兴中将发挥重要作用；启迪人们透过中医药文化当代价值，反思中医药文化在中华民族文化软实力构建中的现实意义；进一步揭示了中医药文化的现代化与世界化必将是“道之恒动，动之愈出，以至于生而不有，为而不恃，长而不宰”的过程。

编写说明

Introduction

中医药文化是中华民族优秀传统文化的重要组成部分，对于推进中医药现代化、产业化，推动中医药高质量发展和走向世界，全面推进健康中国建设、更好地保障人民健康有着重要的支撑作用。在新时代，积极推动中医药文化繁荣发展，加强中医药文化研究和传播，大力弘扬中医药文化，进一步拓宽文化传播覆盖面，提高公民中医药健康文化素养水平，提升中医药文化影响力已成为中医药事业和产业高质量发展的一项重要而紧迫的任务。与时俱进地大力发展中医药文化，是促进中医药事业科学发展的重要举措，也是弘扬中华优秀传统文化的重要任务。中医药文化是中医药学发生发展过程中形成的精神财富和物质形态，是中华民族几千年来认识生命、维护健康、防治疾病的思想和方法体系，是中医药服务的内在精神和思想基础。从精神、行为、物质等层面提炼中医药文化精神实质，构建具有中国特色、中医特点、行业特征并体现时代精神的中医药文化价值体系，有利于进一步繁荣发展中医药文化，发挥中医药文化对中医药事业高质量发展的引领作用。

随着我国经济社会快速发展和全民健康意识的提高，中医药文化与医疗、保健、教育、科研、产业及对外合作交流全面发展的新格局初步形成。在坚持中国特色社会主义文化发展道路的前提下，如何构建中医药文化核心价值体系，满足人民群众对中医药的需求，做好传承与创新、传授与保护、传播与交流工作，彰显中医药文化特色优势，提升中医药文化的凝聚力、创造力和影响力，是中医药文化建设和发展的重点任务。中医药文化发展的连贯性和继承性，在某种程度上也约束了中医药学家的创造性，当中国的发展面对全球化影响和西医学的强大攻势时，我们应贯彻新发展理念，构建新发展格局，坚持中西医并重，传承精华、守正创新，深入挖掘中医药精华精髓，阐释中医药文化与中华优秀传统文化的内在联系，推动中医药文化贯穿国民教育始终，发展中医药博物馆事业，做大中医药文化产业。

中医药文化内涵极其丰富，与传统文化密不可分。明代著名医家张介宾在《类经·序》中指出，其内容“上极天文，下穷地纪，中悉人事。大而阴阳变化，小而草木昆虫、音律象数之肇端，脏腑经络之曲折，靡不缕指而胪列焉。”意即中医经典《黄帝内经》上则彻底探究天文，下则详尽叙述地理，中则全面论述人事，大到阴阳变化，细至草木昆虫、五音六律、物象数术的起端，脏腑经络的原委，无不包容涵盖。传统文化中“天人相应”的整体观、通天一气的元气学说、阴阳对立统一的辩证法、五行生克制化的自然规律、人体生命归宿的探究及其生老病死等，均深深地渗透到中医学中。这些内容既是传统哲学领域所研究的问题，也是中医学深入探讨的中心内容，医学经典《黄帝内经》深刻地反映了这一点。

中医药文化是中医药学内在价值观念、思维方式与外在行为规范、物质形象的总和。中医药文化与传统文化脉络相通，是中国传统文化的重要组成部分，其哲学体系、思维模式、价值观念及发展历程与中国传统文化一脉相承、水乳交融、休戚相关。中医药文化的理论体系，发祥于中华传统文化，植根于中华民族特有的思维模式。中医药文化强调整体观念，重视辨证论治，取法天地自然，讲究形神兼治，是融自然科学与社会科学、医学理论与传统文化为一体的综合体系。如何发挥中医药文化的优势，提升中医药文化对中医药事业的引领作用，激发中华优秀传统文化的内在活力，彰显中华民族文化软实力，实现我国从传统医药大国向现代化医药强国跨进，是摆在中医药学术界重要的课题。

中国思维中“道”的“有无相生”与“易”的“无极而太极”“一阴一阳谓之道”的眼光显示自然辩证的智慧，从价值的视角深入到中医药文化的核心，掌握发展创造的真理，必然是对中国优秀传统文化的继承和发扬。中医药学生长在中华文化的土壤里，与传统文化有着密切关系，作为中华五千年文明史中的一个支流，从中华文化的母体中分化出来，带着母体的哲学精神与方法，又以无数医家的经验为生存发展基础，延续至今。中医学作为中国传统文化、传统哲学和科学思想同医学实践相结合的产物，其整体医学思想、阴阳和谐平衡的思想、辨证施治思想及人与环境和谐而回归自然的思想影响至深。从中引申出的医法自然的生命观、和合致中的治疗观及精诚仁爱的道德观则成为中医药文化的核心价值内容。

本书上篇着笔于中医药文化的历史追溯，中篇着笔于中医药文化的理论体系分析，下篇着笔于中医药文化当代价值的探讨和研究，三者构成了一个相互联系、密不可分的逻辑体系，意在从哲学认识论的高度，以渊源为依托，揭示中医药文化悠久的历史、深厚的哲学寓意、丰厚的精神财富和物质文明，对于我们进一步提高中华优秀传统文化的自觉自信具有重大的意义。

从第四次全国中药资源普查可知，公民中医药健康文化素养水平达到20.69%，中医药开放发展取得积极成效，已传播到196个国家和地区，中药类商品进出口贸易总额大幅增长。特别是新型冠状病毒肺炎疫情发生以来，坚持中西医结合、中西药并用，中医药全面参与疫情防控救治，为抗疫作出了重要贡献。实践证明，作为一种古老而又常新的中医药学体系，在数千年的发展中曾挽救了无数人的生命，解除了无数人的苦痛，对维护我国人民的健康作出了重大贡献，且将继续发挥作用。而中医药文化的复兴必然是中华民族文化复兴的一个重要途径，中医药文化要重新找回自己表达的“语言”，自己生存的固有环境，从而给中医药事业高质量发展和走向世界提供优质的土壤。

《中医药文化的当代价值研究》编委会

2022年5月

目录

Contents

上篇　中医药文化的历史追溯

中篇　中医药文化的理论体系

下篇　中医药文化的当代价值

上篇

中医药文化的历史追溯

文化是一个民族的灵魂和标记，是一个民族赖以延续和发展的根本。中医药文化是中华民族优秀传统文化的重要组成部分，是中医药学的根基，包含着中华民族几千年的健康养生理念及其实践经验，是中华文明的瑰宝，凝聚着中国人民和中华民族的博大智慧。与时俱进地大力发展中医药文化是新时代中医药事业发展的一项重要举措，也是弘扬中华优秀传统文化的重要任务。

文化作为人类不断认识自然、改造自然过程中的产物，与人类社会的发展息息相关。在历史的长河中，中华民族为了生存和发展，在与自然和疾病的斗争中逐渐发展起了中医药学。其在数千年的实践和发展中，立足于当时的生产力发展水平，不断汲取经济、政治、哲学等多领域的知识，同时又融入中华优秀传统文化，逐渐形成了具有中华民族认知方式、理论体系和价值取向的中医药文化，对中华民族的繁衍生息作出了巨大贡献，也为人类文明的发展作出了独特贡献。因此，探索中医药文化的起源与发展，梳理中医药文化的历史演变，对于科学地阐释中医药文化的内涵、提高中医药文化影响力具有重要意义。

第一章　中医药文化与社会发展

医学是认识人类生命活动规律、保护和加强人类健康、预防和治疗疾病的科学体系和知识活动，是自然科学与人文社会科学的高度结合。中医学理论体系的建立，不是奠基于科学实验的基础上，它的核心概念——气、阴阳、五行等皆源自中国古代哲学，是古人在漫长的生产、生活实践中，通过对天地万物、对人类自身生理心理的感悟和体验而抽象概括出来的。这种独具特色的中国古代科学有着不同于西方的特点及优长之处，为人类文明的发展作出了自己独特的贡献。

第一节　中医药文化与经济

在人类发展的历史长河中，文化现象与经济现象始终紧密相连，即使是最原始、最落后的经济形态，也或多或少地蕴含着文化的因素。当今时代，世界经济正逐渐走向一体化，而文化则以其无穷的魅力走向经济的核心。全面探索文化与经济的辩证关系，深入推进文化与经济的良性互动，可以更好地发挥经济在文化发展中的支撑作用，发挥文化在经济发展中的动力作用，这对于阐释中医药文化核心价值的科学内涵，全面整理、提高和传播中医药文化具有重要的作用。

一、中医药文化概念释义

作为中国传统文化重要组成部分的中医药，从医学方面体现了中华文化的精髓。中医药不仅是一种生命健康理论和临床实践技术，更由于其所蕴含的人文关怀、价值取向及思维方式，而被视为一种文化形态。

1. 文化概念的辨析

关于文化的概念，历来颇多争议，并由此衍生出数百种定义。1973 年出版的《苏联大百科全书》认为，文化有广义和狭义之分。广义的文化“是社会和人在历史上一定的发展水平，它表现为人们进行生活和活动的种种类型和形式以及人们所创造的物质和精神财富”。狭义的文化“仅指人们的精神生活领域”。1971年出版的《迈尔百科词典》将文化分为物质文化和精神文化两大体系，即“人类社会在征服自然和自我发展中所创造的物质和思想财富”，并指出“文化概念常指精神文化”。1973～1974年的《大英百科全书》把文化分为两类，一类文化等于“总体的人类社会遗产”；另一类文化“是一种渊源于历史的生活结构的体系，这种体系往往为集团的成员所共有”，包括“语言、传统、习惯和制度，包括有激励作用的思想、信仰和价值，以及它们在物质工具和制造物中的体现”。1981年的《法国大百科全书》认为，文化“是一个‘复合体’，它包括知识、信仰、艺术、道德、法律、习俗，以及作为社会成员的人所具有的一切其他规范和习惯”，将文化看作“是一个社会群体所特有的文明现象的总和”。

在我国，“文化”一词最早见于《周易·贲卦·彖传》。其云：“刚柔交错，天文也。文明以止，人文也。观乎天文，以察时变；观乎人文，以化成天下。”《辞海》将文化的内涵分为广义和狭义两种：“广义指人类社会历史实践过程中所创造的物质财富和精神财富的总和。狭义指社会的意识形态，以及与之相适应的制度和组织机构。”毛泽东认为：“一定的文化（当作观念形态的文化）是一定社会的政治和经济的反映，又给予伟大影响和作用于一定社会的政治和经济。”可见，无论在何时何地，无论狭义还是广义，文化都是一种社会历史现象，都包括了人与自然、人与社会和人与自我意识的关系，都与人的生存发展密切相关。

2. 中医药文化的内涵

基于不同学者对文化的不同理解，中医药文化的内涵不尽相同。著名学者任继愈认为，中医药文化是中医学几千年积累发展形成的文化精髓，是中华民族深邃的哲学思想、高尚的道德情操和卓越的文化智慧在中医领域的集中体现，主导着中医学的基本特征和方向，是中医学内在价值观念、思维方式和外在行为规范的总和。张其成等认为，广义的中医药文化包括精神文化、行为文化、物质文化三个层面，是中医物质文明和精神文明的总和。精神文化主要指中医学所蕴含的思维方式、价值观念。行为文化是指在临床诊治、医患关系、学术传承等活动中体现的行为规范、规章制度，具有鲜明的传统文化特征和学科特色，也是医学人文精神和价值观念的折射。物质文化是指中医文献古籍以及治疗疾病所使用的药物及工具、场所等。狭义的中医药文化特指中医学的精神心理文化，是中医药文化的核心。温长路认为，中医药文化渗透于医疗活动的每一个细节，是指有关中医的思维方式、价值观念、传统习俗、行为规范等的总和，其核心表现为价值观念和精神诉求。

2005年8月，全国第八届中医文化研讨会召开，这次研讨会首次对“中医药文化”进行了明确定义：中医药文化是中华民族优秀传统文化中体现中医文化本质与特色的精神文明和物质文明的总和。2009年8月4日，国家中医药管理局颁布的《中医医院中医药文化建设指南》指出：“中医药文化是中华民族优秀传统文化的重要组成部分，是中医药学发展过程中的精神财富和物质财富，是中华民族几千年来认识生命、维护健康、防治疾病的思想和方法体系，是中医药服务的内在精神和思想基础。”中医药学蕴含着中国传统文化最基本的要素，是具有中华民族特色的独特的文化符号。张其成在《中医里面的国学》里提出，中医药学“充分体现了中华优秀传统文化的核心价值观念、原创思维方式，融合了历代自然科学和人文科学的精华，吸收了儒家、道家乃至佛家文化的智慧。它是古代唯一流传至今并且仍在发挥重要作用的科技文化形态”。2019年，全国中医药大会在北京召开，习近平对中医药工作作出重要指示，指出：“中医药学包含着中华民族几千年的健康养生理念及其实践经验，是中华文明的一个瑰宝，凝聚着中国人民和中华民族的博大智慧。”

可见，中医药文化是一种建立在研究人类身心疾病产生、变化和防治规律基础上的文化体系，是一种遵循自然、敬重生命、关怀健康的文化，是生命之道，也是自然与社会之道。中医药文化的最大特点是以人文文化的形式反映科学文化的内容，是科学文化与人文文化的有机结合体，它凝聚着深邃的哲学智慧和中华民族几千年的健康养生理念及其实践经验，是中国古代科学的瑰宝，也是打开中华文明宝库的钥匙。

二、经济范畴的分析

经济活动是人类社会最基础的实践活动。“经济”一词在我国古代文献中早有记载。《晋书》最先将“经济”一词连起来使用。在古代汉语中，“经济”一词的含义是“经邦济世”“经国济民”，也就是治理天下，救济百姓。这与西方文化中的“经济”一词含义大为不同。

在西方文献中，古希腊思想家色诺芬最先使用“经济”一词。他在其著作《经济论》中提出的“经济”一词指的是家庭管理，即奴隶主组织和管理奴隶制经济。实际上，现代西方语言中的“经济”一词，其含义最早指的就是“家庭管理”。19世纪后半叶，日本学者神田孝平借用“经济”一词来翻译英文Economy或德文Okonomie，我国现代汉语中的“经济”一词，采用的就是19世纪日本的译法。在这里，“经济”的含义已不同于中国古汉语中“治理国家”的含义，而是与西方现代语言中的“经济”意义相一致。

在现代社会，“经济”一词通常是指用尽可能少的支出，取得所希望达到的目的的原理或方法。近代以来，伴随着西方资本主义经济的发展，西方社会形成了比较系统的经济思想和经济学说，“经济”的内涵得到了拓展。在经济学意义上，“经济”大致有以下几种含义。

一是指节约、效益，也就是用尽可能少的投入，获得尽可能多的产出。如果相对于产出来说，投入相对较少，那么这种行为便是“经济”的。

“经济”的第二种含义是指人类的物质资料生产活动。物质资料的生产活动包括生产、交换、分配、消费这四个环节。凡是在这四个方面进行的活动就是经济活动。生产是在特定的生产关系中，人们利用一定劳动资料作用于劳动对象，影响和改造自然，以创造出人们所需要的物质生活资料的过程。交换是人们相互之间交换活动或交换劳动产品的过程。分配是将社会生产出来的总产品分给国家、社会集团和社会成员的过程。消费是人们对物质生活资料的使用，目的是为了满足社会成员物质和精神生活的需要。通过对经济活动各个环节的分析，可以看出，经济活动并不是一种孤立、静止的现象，而是一个不断循环的过程，只有对各个环节的相互联系进行综合考察，才能全面了解社会经济的全貌。

“经济”的第三种含义是指经济制度，即建立在一定生产力发展水平之上的社会生产关系的总和，主要包括物质资料的所有制关系、人们在生产中的地位及相互关系和产品的分配关系。它由社会生产力的性质和发展状况所决定，主要体现不同的社会阶级和阶层在经济生活中的地位。

“经济”的第四种含义是指社会经济形态，即在生产力和生产关系相互结合、相互作用中形成的社会经济系统总的性质和状态。一般来说，有什么样的社会生产力，就会有什么样的社会生产关系，也就会形成什么样的社会形态。

三、中医药文化与经济的关系

医学是人类在自身发展过程中为了保持健康、增强体质、预防和治疗疾病、促使机体康复而逐渐形成的科学知识体系。探求医学的渊源，一方面要寻觅原始人类生活中隐隐出现的医学活动的因子和基素，另一方面要考察这些因子和基素是怎样逐渐凝聚起来，最后独立成为系统化的知识。这是一个医学文而化之的过程。而要探讨文化，就不能绕开经济，因为任何文化活动和文化产品都受经济的制约。

1. 经济是中医药文化的基础

在马克思看来，“人们为了能够‘创造历史’，必须能够生活。但是为了生活，首先就需要吃喝住穿以及其他一些东西。因此第一个历史活动就是生产满足这些需要的资料，即生产物质生活本身”。可见，物质生产劳动实践是人类最基本的实践活动，是人类生存和发展的基础，是人类认识与社会文化产生、发展的基本源泉。

早在远古时代，人类祖先在与大自然搏斗的过程中，逐渐学会了制造和使用工具。工具的问世，标志着人类终于脱离了动物界，过渡到人类世界。但最早的原始人在体质上保留着许多古猿的特征，保留了一些动物的本能。因此，医学的起源，多少与这些本能有着一定的关系。我国古籍记载，“鹿病食薇蘅”“犬过食则觅稻叶”“猫食瓦松以解蜂螫”“虎中药箭食清泥”“野猪中药箭䂍荠苨而食”“鼠中蛇毒饮泥汁”“蛛被蜂螫以蚯蚓粪掩其伤”“雉被鹰伤以地黄叶敷之”“鹳之卵破以漏药涂之”，动物在热季知入水沐浴，冷时知向日取暖，更知扑灭虱、蚤、蚊、蝇等，以除去皮肤之刺激。最常见者如猫狗用舌舐其创面，以求清洁；犬食草以催吐；猴用掌以止血，并用爪拔出异物等。凡上述种种，皆动物克服痛苦之本能，亦即医药之起源。人类最早的治疗活动离不开此类清洁创面、按压止血、拔出异物的行为。

在原始社会中后期，人类学会了用火，这是具有划时代意义的重大进步。火使人从生食转变为熟食，促进了人类的体质，尤其是大脑的发展。火还可以用来御寒、照明和防御猛兽，大大增强了人类征服自然的能力。原始人用火、穴居、衣着等，本来只是为了生存的需要，但无意间也达到了保持健康和卫生的目的。

随着生产工具的改进和劳动技能的不断提高，耕锄农业获得了进一步的发展。在此基础上，畜牧业和手工业也繁盛起来，特别是私有制的出现，使原始社会走到了尽头，我们的祖先已经“走到文明时代的门槛了”。

进入奴隶社会和封建社会，人类学会用水、用风作为动力，使社会生产和社会文化前进了一大步，社会经济的发展和劳动人民实践经验的日益丰富，使得中医药学有了显著的进步。在夏朝已经开始人工酿酒，并用于治病。商朝已产生汤液。到了西周，医生已经成为一种专门的职业，并分为食医、疾医、疡医、兽医四种。《周礼》有关于五药的记载，将药物分成草、木、虫、石、谷五类。《诗经》中记载有 50 多种作为药用的植物。《山海经》中记载药物有 126 种。

西周时，人们认识到某些疾病的发生与季节的变化有关，并认识到气候失常能导致疾病的流行，流行病是因传染所致。春秋时，秦国著名医生医和创“六气致病说”，认为六气（阴、阳、风、雨、明、晦）失调是造成疾病的原因。战国时期开始编写并在西汉时定型的《黄帝内经》，是我国现存最早的医学专著，它的问世标志着中医药学理论体系的完成。东汉末年，医圣张仲景勤求古训，博采众方，撰成《伤寒杂病论》一书，确立了“审证辨因，因证立法，以法系方，遣方用药”的中医辨证施治原则，奠定了中医临床治疗学的基础，对中医学的发展产生了极大影响。

到了隋唐时期，在前朝丰富积累的基础上和太平盛世的时代氛围下，医学的集大成可以说是水到渠成。孙思邈的《备急千金要方》和王焘的《外台秘要》是这一时期的两部综合性巨著，为我国医学的发展作了杰出的贡献。两宋时期，中医学的发展进入制度建设阶段，儒医体制开始建立，并为中医体系的建立奠定了坚实基础。金元时期，史称“金元四大家”的争鸣，为中医学增添了浓重的一笔。明清时期，医学和药学都超越了前代的成就，明代伟大的医药学家李时珍把本草学发展到一个新的高度，他的巨著《本草纲目》对药物的分类作出了创造性的贡献，在世界科学史上具有一定地位。明代后期发明的种痘法，比牛痘法早了 200 多年，是世界免疫学的开端。

综观中医学主流发展的几个重要阶段，不可否认的是，自然科学是在生产实践中产生和发展起来的，即使是比较抽象的思维科学也不能离开人类的实践活动。正是在生产实践的过程中，医学的起源、医学的文化过程逐渐在混沌中显现出来，并不断滚滚向前，不断地创新进步。

2. 文化是经济发展的动力

伴随着人类进入 21 世纪的步伐，古老的中国又重新焕发出新的生命力，经济迅速发展，各项事业日新月异，中华民族的复兴已不再是遥不可及的梦想。但是完整意义上的民族复兴不仅包括物质上的振兴，还包括精神上的复兴。实际上，传统文化在某些情况下是社会发展的保障。传统文化与现代社会发展并不是对立的关系，在现代化进程中，“传统必然起着非常重要的作用”。在马克思看来，民族传统、宗教、民族情绪、风俗习惯等在现代社会发展中起着不容忽视的作用。纵览历史，没有哪一个国家能够完全离开自己的传统文化而迈向现代社会。甚至可以说在某种程度上，文化的复兴比经济的复兴更为重要和关键，因为经济的发展需要文化来提供潜在动力。一个民族一旦形成自己良好的主导文化模式，即使在一个时期由于某种原因使经济遭受挫折，甚至衰退，但只要它的文化根基还在，它就有迅速走向复兴的可能。

从总的趋向看，文化的发展和经济的发展是一致的，但在一定历史时期、一定历史条件下，二者的发展又是不平衡的。经过改革开放 40 多年的奋斗，中国已经成为世界第二大经济体，但中国的文化软实力并未取得与经济实力相匹配的地位。面对西方文化霸权主义的挑战，面对现代化即西方化的陷阱，中华传统文化的复兴就显得十分紧迫和必要。

作为至今仍在发挥重要作用的中国古代科学，中医药学是中华传统文化的重要组成部分，也是中华传统文化的重要载体。中医药学对人类身体的研究、对人与自然关系的研究、对疾病的表征和根源的研究，有着丰富的理论和实践成果，对中华民族的生息繁衍、祛病延年作出了巨大贡献，也对整个人类文明作出了巨大贡献。文化是一个国家、一个民族的灵魂。文化兴国运兴，文化强民族强。没有高度的文化自信，没有文化的繁荣兴盛，就没有中华民族的伟大复兴。因此，从某种程度上说，中医药文化的复兴是推动中华民族文化复兴的一个重要途径，中医药文化能够重现昔日辉煌，并且也将是中华民族文化复兴的一个重要表现。

纵观中医药学数千年的发展历程，其不断吸收不同时代文学、哲学、数学、地理、天文等众多学科的知识，同时又将自身融进了中华民族优秀传统文化的血脉之中，是中医药学产生、发展的重要特点。正因如此，中医药学才能在上自帝王将相、下至贩夫走卒的各个阶层中得到普及。无论何时、无论何人、无论何阶层，都或多或少能应用中医药知识或养生保健或治病救人。在当今时代，若离开了中国传统文化的教育和传播，中医药人若只是单纯学习中医诊断、方剂、药性，而无中国传统文学、哲学等修养，终究难成一代名家，中医理论也难以得到健康持续发展，中药道地药材与传统炮制方法也难以延续和创新，中医药产品包括中医药文化产品也难以有良好的市场前景和消费潜力。因此从某种意义上来说，中医药文化研究既担负着复兴传统文化的重要责任，也是国民经济的重要推动力。

第二节　中医药文化与政治

政治是经济的集中体现，直接涉及权力与利益的分配问题，所以它在社会生活中具有极大的影响和作用，进而对精神文化产生强大的影响和作用。在中国历史上，政治一直占有极其重要的地位，中国古代社会是一个高度政治化的社会，政治处于至高无上的地位，它支配一切，控制一切，渗透于一切之中，包容一切于其内。

一、政治的含义

在西方，亚里士多德以《政治学》这本书确立了西方政治学的奠基人地位。在《政治学》这本书中，“政治”是指古希腊的城邦，即城市国家。在古希腊的政治思想家看来，政治主要指的是国家的活动，这种认识至今仍有广泛的影响。例如在英语中，“政治”一词是从希腊语 polis 一词演化而来的，它最初的意思也是指古希腊的城邦。在古代中国，“政治”一词早在《尚书》《论语》《周礼》等古代典籍中就已经出现，并且常常将“政”与“治”分开使用。“政”主要指国家的权力、制度、秩序和法令；“治”则主要指管理人民和教化人民，也指实现安定的状态等。由此可见，我国古代“政治”的含义与西方“政治”的含义不完全相同。我国古代的“政治”主要的意思是治理国家。它的主要内涵是“治国之道”，即根据某种特定的道德哲学来建制、建国，并在此过程中治理国家，也就是《礼记》中所说的“治国，平天下”。

《中国大百科全书·政治学卷》认为，政治是“上层建筑领域中各权力主体维护自身利益的特定行为以及由此结成的特定关系。它是人类历史发展到一定时期产生的一种重要社会现象，在阶级社会中主要表现为阶级之间的斗争；在剥削阶级作为阶级消灭之后，主要表现为调整人民内部关系和管理公共事务。政治对社会生活各方面都有重大影响和作用”。政治这一社会现象很复杂，各时代的政治学家和政治家都从不同角度和不同侧重点对它做过各种论述，但至今还没有公认的确切定义。

西方学者对政治的界定主要有以下几种说法：①认为政治是国家的活动，是治理国家，是夺取或保存权利的行为。②认为政治是权力斗争，是人际关系中的权力现象。③认为政治是人们在安排公共事务中表达个人意志和利益的一种活动。政治的目标是制定政策，也就是处理公共事务。④认为政治是制定和执行政策的过程。⑤认为政治是一种社会利益关系，是对社会价值的权威性分配。

在《共产党宣言》中，马克思、恩格斯指出："一切阶级斗争都是政治斗争。"列宁说，"政治就是各阶级之间的斗争"，"就是参与国家事务，给国家定方向，确定国家活动的形式、任务和内容"，并着重指出："政治是经济的集中表现……政治同经济相比不能不占首位。"根据马克思主义经典作家对政治的论述，我们可以对政治的概念作如下界定：政治是阶级社会中以经济为基础的上层建筑，是经济的集中表现，是以政治权力为核心展开的各种社会活动和社会关系的总和。

二、政治与医学进步

考察中国古代历史，统治者一直将中医药学视为"仁政"，所以，中医药学的发展与统治者紧密相关。在中国古代，皇帝与医学的关系一直是相当微妙的。为追求长生不死，羽化升仙，自秦始皇炼制丹药以来，历代有许多皇帝沉迷于此道。正如清人赵翼在《二十二史札记》中所述："自秦皇、汉武之后，固共知服食金石之误人矣。及唐诸帝，又惑于其说，而以身试之。"无论是追求长生不死，还是希望圣体安康，皇帝都非常关注中医药学的发展，进而开始了解医术，学习医方，最终推动了中医药学的发展。

齐桓公讳疾忌医，死到临头时亦不得不降格以求；秦皇亦必多病，故侍医不离左右；汉高祖信天命而不信医，但也不贬低医生，仍有重赏；汉武帝虽信神仙之术，但仍认为"天命"有可以修改的余地，因此乐于接受医生的治疗，赏赉颇为不薄；汉文帝了解医学，汉和帝则不甚重视；曹操视医生为"鼠辈"，后虽"悔杀华佗"，但同时对另一位名医张仲景甚为轻视。

唐代皇帝关注社会医疗，注重医学的发展，与医学关系密切的皇帝不少。唐太宗乃一代明君，各方面的作为都符合儒家"治国平天下"的期望，同时他也非常乐于学习中医药学的相关知识。关于太宗学习医书在《新唐书》中有记载，"太宗尝览《明堂针灸图》，见人之五脏皆近背，针灸失所，则其害致死，叹曰：‘夫箠者，五刑之轻，死者，人之所重。安得犯至轻之刑而或致死？’遂诏罪人无得鞭背。”由此可见，唐太宗不仅学习医书，还将中医药学中所含之原理应用于治国理政之中。从贞观之治到开元盛世，唐朝国势日隆、国力鼎盛，国家经济社会各方面都有了长足进步，帮助百姓解除疫病侵扰对国家治理也日益重要起来。对此，唐玄宗亲制《广济方》，并称：“朕铨览古方，永念黎庶，或荣卫内壅，或寒暑外攻，因而不救，良可叹息。”这也体现了唐玄宗高度的医学修养。

宋代统治者以文治国，历来将中医药学的普及推广视为仁政，高度重视并支持其发展，而当时的文人亦争以知医为尚。因此，在统治阶层和士大夫阶层的支持下，中医药学在两宋时期发展迅速，医学的社会氛围也非常浓厚。据《宋史·卷三》记载，宋太祖赵匡胤曾亲自为其弟赵光义施行针灸术。宋太宗赵光义也熟谙医道，并在其即帝位后，诏命翰林医官王怀隐整理前代药方医书。14 年后，百卷本《太平圣惠方》书成，宋太宗亲自为此书作序。宋仁宗赵祯在中医药学发展方面也贡献良多，曾设立“校正医书局”，由高保衡、林亿等医官负责，对《黄帝内经》《千金方》等历代重要中医药学典籍进行系统地搜集、整理、考证、校勘。此外，还创办太医局，并诏令全国进行药物普查，编纂《嘉祐本草》，统一针灸经络腧穴标准等。宋神宗赵顼除创设官办药坊之外，还命人校正《黄帝内经》等古代医药典籍。宋徽宗赵佶，亲自撰写医学著作《圣济经》，并于重和元年（1118 年）颁布。他把《黄帝内经》与《周易》同奉为“大经”，作为仕人猎取功名的必考之书。另外，他还组织修订了《证类本草》《太平惠民和剂局方》，主持编写了大型方书《圣济总录》等。综上所述，两宋时期中医药学的发展离不开政府对诸多中医药学典籍的整理、校勘和推广。

至元明时期，皇帝常与医生交好，表示对医学的重视，《明史》记载朱元璋：“太祖不豫，少间，出御右顺门，治诸医侍疾无状者，独慰思恭曰：‘汝仁义人也，毋恐。’已而太祖崩，太孙嗣位，罪诸医，独擢思恭太医院使。”这是皇帝与医生的个人友谊和信任，但不如宋之代代相传。直到清代康熙皇帝，医药才又一次大受皇上青睐。

三、政治与医书编纂

在春秋以前，中国并未出土与医学相关的文献。在春秋战国时期，虽无专门论述治病救人的著作，但在相关文献中可以找到对于不同植物及药石在医治疾病方面作用的论述。中国古代奇书《山海经》中记录了诸多山川地理、资源物产等丰富的知识，其中就包括各地出产的药物，且多达100多种。例如，如食之多力、食之不愚的补养药；食之宜子孙的生育药；服之不子、食之无子的避孕药；服之美人色的美容药：食之无疫疾、食之无大疾、可以御疫的防病疫药；食之可以杀人的剧毒药；食之可以御百毒，可以为（治）毒的解毒药；食之可以杀虫的杀虫药；食之不眠、食之无卧的兴奋剂等。此外，在这一时期成书的一些非医药专著，如《管子》《离骚》《吕氏春秋》《礼记》《尔雅》等也都从不同角度论及了不少药用植物、动物、矿物等。

秦汉时期是中医药学发展史上承上启下的历史阶段。我国迄今为止发现的最早的以记载药物知识为主的书籍是安徽阜阳出土的汉简《万物》。马王堆汉墓出土的帛书《五十二病方》是记载临床治疗的方书，此书中所记载的药物数量之多仅次于后来的《神农本草经》。《黄帝内经》又称《内经》，是中医学四大经典之首，也是中国最早的医学典籍之一，后世多认为此书成书于西汉，且作者亦非一人，是由中国历代黄老医家传承增补发展创作而来。《神农本草经》又称《本草经》或《本经》，相传是神农氏所作，故以之为名，后于东汉时期被人整理成书，是已知最早的中药学著作。东汉张仲景的《伤寒杂病论》所载方剂及方剂学理论对后世有着巨大影响，被尊为众方之祖。这一时期的诸多医学著作，其编著者多有官方背景或本人就是官员，它们能够流传后世也离不开当时医官及官方机构在民间的宣传推广。

三国两晋南北朝时，天下分裂、政局动荡，各民族矛盾和冲突不断，战争连绵不绝，百姓深受战争和疫病之苦。与此同时，民族融合、文化交流开始出现，为医治伤病疾苦，临床医学迅速发展，各科临证经验进一步充实。据史料记载，在这一时期问世的中医药学书籍有近200种，内容涵盖内科、外科、骨伤科、妇科、儿科以及各种急救处理等诸多方面。这一时期，由于战争不断、疫病不绝，并且在玄学思想影响下，服石之风大盛，由此既引起许多新的疾病产生，也推动了药物学的发展。不论官府抑或民间都对医药学的发展极为重视，涌现出许多具有开创性的人物及著作，如西晋王叔和的《脉经》、魏晋间皇甫谧的《针灸甲乙经》、南北朝时陶弘景的《本草经集注》等。

自隋重新统一天下之后，中国封建社会开始走上又一个鼎盛时期。在此期间，中国古代医学内外之间、内部不同区域之间交流频繁，医学理论进一步发展，中医药文化也空前繁盛。孙思邈在《千金翼方·针灸上》中记载：“贞观二年（628 年），奉救修明堂，与承务郎司马德逸、太医令谢季卿、太常承甄立言等，校定经图。”显庆二年（657 年），在苏敬的建议下，唐高宗令长孙无忌、李勋等组织太医署、尚药局、药藏局等多名医官，共同编撰完成了《新修本草》。这是我国历史上第一部官修本草，也是世界最早的药物典籍。

“在历代皇帝中，重视发展医药卫生并主要发挥积极影响者，当以宋代为最，而宋代又以北宋诸帝最为突出”。在这一时期，中国古代医学获得了前所未有的发展。从北宋开宝六年（973 年）开始，朝廷不断组织医官、儒臣，编修体现那个时代医学发展的新本草、新方书和新针灸著作。自宋太祖建隆元年至宋末帝祥兴二年（960—1279 年），朝廷颁布的有关医学的诏令就多达 800 多条。其中北宋颁布的有 535 条，南宋颁布的有 302 条，是中国历代封建王朝中颁布医学诏令最多的朝代。

从宋朝官府颁布的医学相关诏令中可以看出，与国家仁政教化和正统统治密切相关的医学文献，在政府的重视和支持下得到整理、编修与刊行。医学知识、医学技术等最终被国家所垄断并与国家统治紧密相连，在印刷术的推动下成为宋代政府弘扬儒家仁政思想和正统统治的一种手段。政府主导下新本草、新方书、新针灸学著作的编撰与刊刻，反过来又延伸了国家的统治，进而达到了规范社会秩序、防治疾病、打击巫术、确立文化权威的目的。

四、政治与医生地位

夏、商两代，国家规模较小，政府机构较为简单，职权不甚清晰，存在着“医巫一体”的情况。巫的主要职能是祭祀天地鬼神及祈福禳灾，并兼事占卜、星历、采药之术。对此，近人袁珂注曰：“此诸巫无非‘神’之臂佐，其职任为上下于天、宣达神旨人情，至于采药疗死，特其余技耳。”

到了周代，巫、医开始分家。据《周礼・天官》记载，东周时已经出现专门的医疗卫生机构，医生之间也有了分工，并有一套相应的管理制度。这是迄今所知最早的医事制度。

秦朝时，建立了中央集权的统一官制。据史籍记载，“秦有太医令、丞，主医药”（唐・杜佑《通典》）。令为主官，丞为佐官。太医令丞是中央行政机关九卿之一奉常的属官。《史记》除记有“太医令”（《史记・扁鹊仓公列传》）的官职外，又曾提到“侍医”（《刺客列传》）的名称，相当于后世的御医。

汉代是我国医学发展史上的一个高峰。这时有关国家的医事职官制度，基本承袭秦制，并有所发展。据《汉书・百官公卿表》等记载，西汉时的太医令丞有两位，一位归属于太常，一位归属于少府。其属于太常的，负责为百官治病，如后世之太医院；其属于少府的，职司为宫廷疗疾，如后世之内务府御药房。当时医官的编制很庞大，且名称也很多。如侍医为“天子之医”，又称为医待诏，著名的有伍宏、李柱国等人。太医主要为百官服务，其主官又称太医监。值得一提的是，当时还设有“入宫侍皇后疾”的女医，又称女侍医、乳医。此外，还有医工长、典领方药、本草待诏等医官名。

魏晋时期，基本承袭汉制，较少变化。南北朝时期，政权更替频繁，相比于魏晋时期，官制有不少改变。南朝宋于殿中省下设太医司马，授“铜印墨绶”，给“朝服武冠”。南齐置“太医令一人，丞一人”，并于太常下设六品保学医二人。北魏恢复西汉旧制，太医令又划归太常管辖，并于门下省下另设尚药局。南梁、北周等，在太医令下又置太医正的官职。南朝在门下省下置太医署，以侍中领之。

隋朝灭陈后，天下复归一统。为了加强中央集权，巩固国家的统一，隋朝建立了一系列典章制度，其对以后各王朝都产生了深远的影响。据《隋书・百官志》所载，文帝时由门下省统辖尚食、尚药等六局。其中，尚药局设置典御二人，侍御医、直长各四人，医师四十人，总和御药房事。太常寺下辖太医署等六个官署，太医署负责和医事相关的政令。隋炀帝时，将尚食、尚药等六局改隶殿内省。太医署又设置医监五人、医正十人等。由此可知，隋代的医药行政管理机构规模之宏大，体制之齐整，实为前代所无。

唐代医事职官制度基本沿袭隋制，但有新的发展。其中最重要的是完善了太医署的制度，形成了层次分明的医政管理、医疗组织、医学教育、药物焙制等体制，各自职司明确，人员配备具体，其合理与严密胜于隋代，其影响所及，远至朝鲜、日本。据《旧唐书・职官志》《新唐书・百官志》记载，在医政管理方面，殿中省所辖尚食、尚药两局专司宫廷内的医疗保健事宜；太常寺所属的太医署则主管全国的医疗、教学等方面的组织管理。同时，太医署还设置医博士、针博士及助教若干名，以医术及针术等教授诸生，并建立了分段考试制度，这些措施都有力地推动了唐代医学的发展。

从宋代开始，医生的地位才有了真正的提高，医官可以与其他文武官员同论，称翰林医官、保和大夫、保和郎、成全郎等。金元时期，医生的品级最高，曾到过秩正二品。

明清时官制相同，但至多只能到正五品。医生的称谓有太医、侍医、御医、医官、医工、医效、医痊等，多是随职分而异，并无定称。除了受到皇帝和朝廷大员的宠信者之外，一般地位都不高。

第三节　中医药文化与哲学

纵观人类社会发展史，文明的进步促进医学的发展，而医学水平的提高也在一定程度上体现了特定社会政治、经济、文化的背景和特点。

一、先秦诸子文化对中医药文化的影响

先秦诸子文化是中国传统文化的源头之一，其中对医学特别是养生学影响最大的是道家和杂家的学说。

1. 道家学说对中医药文化的影响

老子、庄子提出的顺应自然、返璞归真、清静无为的养生理论对后世产生了深远的影响。老子曰“见素抱朴，少思寡欲”“清静为天下正”（《道德经》），推崇纯素，主张清而无欲，静而无为。庄子曰：“夫恬惔寂寞，虚无无为，此天地之平，而道德之质也……”故曰：“纯粹而不杂，静一而不变，淡而无为，动而以天行，此养神之道也。”（《庄子·外篇·刻意第十五》）他把“恬惔、寂寞、虚心、无为”看作是天地万物赖以均衡的基准和道德修养的最高境界，主张清静无为，认为一切活动都应顺自然而行，即所谓“动而以天行”，这就是养神之道。

老子曰：“五色令人目盲，五音令人耳聋，五味令人口爽，驰骋畋猎令人心发狂，难得之货令人行妨，是以圣人为腹不为目，故去彼取此”（《道德经》）他认为，五色、五声、五味、畋猎、奇货等，只会使人目盲、耳聋、口伤、心狂、行妨，所以圣人应清静寡欲，抛弃那种多欲而有害身心的生活。庄子曰：“吹呴呼吸，吐故纳新，熊经鸟申，为寿而已矣。”（《庄子·外篇·刻意第十五》）他认识到人通过吸纳新鲜空气，吐出废浊之气，模仿熊直立肢体、鸟伸展翅膀的动作来锻炼身体，可以延年益寿。老子和庄子的这些思想都是非常可取的，对中医养生学的发展产生了重要影响。

此外，中医学中的很多名词来源于道家学说，如丹田、元气等。后世的一些中医学著作也包含有非常明显的道家色彩，如《黄帝内经太素》《本草通玄》《痘疹玄机》等。历史上的方士、道士在采药、炼丹的过程中也多有

新发现和新发明，因此也促进了中医药的发展。如晋代葛洪的《金匮要方》《肘后备急方》，宋代王怀隐编著的《太平圣惠方》等。

2. 杂家学说对中医药文化的影响

《吕氏春秋》中有大量的医学方面相关内容，如《尽数》《本生》《重己》《贵生》《情欲》等多篇文章专门论述养生问题。《尽数》篇系统地论述了养生长寿之道，指出："天生阴阳、寒暑、燥湿、四时之化，万物之变，莫不为利，莫不为害。圣人察阴阳之宜，辨万物之利以便生，故精神安乎形，而年寿得长焉。"这里提到的"阴阳、寒暑、燥湿"，就是早期的"六气"之说，后来中医称"风、寒、暑、湿、燥、火"为六气。

《尽数》篇还提出了著名的运动养生思想。指出："流水不腐，户枢不蠹，动也。形气亦然。形不动则精不流，精不流则气郁。"文中还提出不同的居处、饮水、环境对人的身体会产生重大影响。指出："轻水所，多秃与瘿人；重水所，多尰与躄人；甘水所，多好与美人；辛水所，多疽与痤人；苦水所，多尪与伛人。"可以说显示了先贤的环境保护意识。文中还提出了饮食养生之道："食能以时，身必无灾。凡食之道，无饥无饱，是之谓五脏之葆。"这些论述对中医学的发展产生了深远的影响。

《本生》篇提出了有名的养生"三患"。"三患者，富贵之所致也"，告诫人们，富贵却不懂得养生之道，恰好能带来疾患。出门乘车，进门坐辇，总是追求安逸享受，这是招致痿蹷的关键；面对佳肴美酒，不停暴饮暴食，这是使肠胃腐烂的食品；对美貌女子、淫靡之音，一味沉溺享乐，这是砍伐生命的斧头。这养生"三患"的告诫对后世颇有影响，对今人的养生仍然有着深刻的现实意义。

此外，如法家集大成者韩非子、墨家创始人墨翟等，他们的著作中均记有养生及相关的内容，对医学的发展产生了一定的影响。

二、先秦两汉阴阳五行学说对中医药文化的影响

1. 阴阳学说对中医药文化的影响

"阴""阳"二字早在陕西西周的甲骨文中就已经存在，常与风雨等字眼同时出现，应该是描述气象特点的用语。《说文解字》解释"阴，暗也，水之南，山之北也"。"阳，高明也"。可见阴阳最早指光线的明暗。《国语·周语上》提道："阳伏而不能出，阴迫而不能蒸，于是有地震。"这时已经将阴阳概念哲学化，成为对立性事物的代称。阴阳高度抽象化为辩证法

思想是在《周易》中以符号的形式出现。阴爻和阳爻代表古人将事物矛盾的两方面抽象化。《周易·系辞上》提出“一阴一阳之谓道”，意为阴阳是自然万物的根本。这一基本原则实际上也是中医药学最基本的理论。《素问·阴阳应象大论》曰“阴阳者，天地之道也。万物之纲纪，变化之父母，生杀之本始，神明之府也，治病必求于本”，把治病的根本目标归结为追求阴阳平衡。在众儒家编著的《易传》中，明确指出宇宙的起源是“一阴一阳之谓道”，八卦其实就是以人类社会、父母生子女来类比解释万物产生的本质规律。道家的老子发展了阴阳辩证法思想，突出“万物负阴而抱阳，冲气以为和”，阴阳的交感作用产生万物，事物的稳定是阴阳处于动态的平衡。战国时期阴阳观念已经很普遍，出现了专门的阴阳家，广泛用阴阳概念解释季节变化、农作物生长规律等自然现象。

2. 五行学说对中医药文化的影响

五行的起源有“五方说”“五材说”“五星说”等。“五行”二字最早见于《尚书·洪范》，是箕子告诫周武王的九种治国大法之一。“五行，一曰水，二曰火，三曰木，四曰金，五曰土。水曰润下，火曰炎上，木曰曲直，金曰从革，土爰稼穑。润下作咸，炎上作苦，曲直作酸，从革作辛，稼穑作甘”。这里已经用五行来附会五味，是朴素的认识和归纳法，对中国传统思维模式和中医思维方法产生了巨大影响。

阴阳和五行思想本是独立发展的两种哲学思想，战国时期两者开始合流，在《管子·四时》中可以看到结合的痕迹。其云：“阴阳者，天地之大理也；四时者，阴阳之大经也。”书中还将五方、四季、人体等与五行相统一，曰：“东方曰星，其时曰春，其气曰风，风生木与骨……南方曰日，其时曰夏，其气曰阳，阳生火与气……中央曰土，土德实辅四时人出，以风雨节土益力……西方曰辰，其时曰秋，其气曰阴，阴生金与甲……北方曰月，其时曰冬，其气曰寒，寒生水与血。”可见五行作为探求时空规律的思维模式已经开始广泛应用，到《黄帝内经》成书时已趋成熟。

先秦的阴阳思想更多体现的是辩证法的思想，五行则既有唯物主义又有辩证法色彩，二者作为当时最为先进的哲学思想，在《黄帝内经》中完美结合，有力地指导了中医理论体系的构建。

最早的五行思想是一种世界观，将世界万物概括为五种属性，具有唯物主义色彩。战国时邹衍发展出五行相生相克理论，五行又成为研究各类事物内部及外部相互联系的认识论和方法论。五行生克学说在现实的运用中表现为以演绎法认识世界万物，是一种辩证整体观的体现。而中医理论体系的精髓是唯物论和辩证法思想，五行学说将千变万化的世界凝缩为五种基本物质，并进一步提炼为五种属性，是最早的唯物论；阴阳学说强调，在对事物的认识中，矛盾双方既对立统一，又互根互用，相互感应，此消彼长，运化不止，是对以道家和《周易》为代表的先进辩证法思想的吸收。中医借用阴阳思想建立起系统的形体阴阳观、生理阴阳观、病理阴阳观、诊断阴阳观、治法阴阳观等理论，阴阳更成为八纲辨证的总纲。

三、宋明理学、心学对中医药文化的影响

宋明理学指宋元明时期以儒家经典为依据，以伦理纲常为核心，以讨论理、气、心、性问题为中心，批判地吸收佛道哲学而建立的新思想体系，是儒家学说的哲理化。理学经周敦颐、“二程”、张载、朱熹等人的发展，在当时重新确立了儒家学说至高无上的统治地位。理学家“穷理尽性”“格物致知”之论激发了医学家不断运用理性思维形成系统化的理论，而且理学的象数、太极、气化、体用等概念也为中医学增加了新的理论探讨主题。南宋陆九渊立足儒家，参照佛学有关“心”为世界本原的思想，以“心”为核心范畴，建立了“心即理”的心学主观唯心主义思想体系，经明代王阳明的发展，进一步提出“致良知”“知行合一”的观点，使心学和理学分庭抗礼，成为当时最为盛行的两种哲学思想。

理学和心学作为当时影响最大的思想，对医学家也产生了巨大影响，因为当时有大量医生是从儒入医，如朱丹溪、张景岳、李中梓、吴瑭等，早年接受的儒学或者说理学思想在他们的医学著作中随处可以找到痕迹。宋代“诸儒各争门户，垂数百年”，而且直接导致“医之门户，分于金元”，促进了当时学派的分流，出现了医学争鸣的繁荣局面，对当时的火热论、命门学说、温补学说、相火论都产生了影响。

周敦颐在《太极图说》里提到宇宙万物的生成模式时说：“太极动而生阳，动极而静，静而生阴，静极复动，一动一静，互为其根。”认为动与静相比，动在先，静在后，动静产生阴阳，是万物生成的基本规律。动导致事物的产生态，静导致事物的稳定态。金元医家普遍借鉴了这一思想。刘完素在《素问病机气宜保命集》中指出，“五运六气有所更，世态居民有所变，天以常火，人以常动，动则属阳，静则属阴，内外皆扰”，并由此提出了“火热论”，

强调体内的异常之“动”是内伤热病的主要病机。张载的《正蒙·参两》提出：“动必有机，既谓之机，则动非自外也。”因此刘完素进一步指出，五志、七情妄动也会化火伤内，因为情志皆为心之动也。朱丹溪有感于《太极图说》的动静理论，在《格致余论·相火论》中提出：“阳动而变，阴静而合……天主生物，故恒于动，人有此生，亦恒于动，其所以恒于动，皆相火之为也。”因此朱丹溪的相火有“动易静难”的特点。

明代医学家十分重视肾的功能，提出肾为水火阴阳之宅，因此以命门为人身之太极，创立了多种命门学说。“太极”本是《易传·系辞》最早提出的世界本原状态，在周敦颐的太极理论中发展成为“无极而太极，太极动而生阳……静而生阴”的宇宙生成模式，太极论开始大行于世。

命门在《内经》中指目，为睛明穴。《难经·三十六难》中命门为“诸神精之所舍，原气之所系”，命门定位于右肾。宋代以降，医家开始关注生命的根本原动力问题，因此兴起的各种命门学说大多借鉴了太极图说。赵献可认为，命门在两肾各一寸五分之间；孙一奎说“命门乃两肾中间之动气，非水非火，乃造化之枢纽，阴阳之根蒂，即先天之太极”，张景岳说命门在两肾之中；李梴说脾胃为人身之太极。命门学说提出了一个超越五脏之上的中枢，是对藏象理论的发展，也开拓了新的治法和方剂，成为温补派的理论基石。

北宋张载提出了鲜明的唯物主义本原观——“太虚一气”论，认为气是世界的唯一本原。这是对战国《管子》精气论、唐代柳宗元元气本体论的发展，彻底否定了佛道二教“有生于无”“天地万物为幻化”的唯心论。他的“一物两体”说将事物变化的原因归为事物内部对立统一的两方面。朱熹借鉴这一学说建立了理气论和气化学说，认为理在气先，理是本，气是末，但理气不能相离。他还认为，太极之理与阴阳二气、五行万物是本末关系，五行以阴阳为本，阴阳以太极为本，从根本上说太极是世界的根本。气学对中医的影响随处可见，“气”论更是中医学说的精华内容。有人考证，《内经》中有 300 多种气。宋代气学说促使医家注重气化论，张志聪曰：“人之阳气，应天气之在外，五脏五行，应五运之在中……《伤寒》大义，思过半矣。”

朱熹等理学家提出的“存天理，灭人欲”之说，是基于“人心听命于道心”的修身论。天理是符合儒家伦理纲常的道德观念，而人欲是违反孝悌忠信的非分欲念。符合儒家道德的思想就是“道心”，顺从“饮食男女”之类本能需求的欲望就是“人心”，需要时时注意革除。朱丹溪首先借鉴了这一理论，提出情欲病理学，认为食欲和性欲是常见的致病因素，并在《格致余论》开篇专做《饮食箴》和《色欲箴》两文，指出“茹淡”和节制色欲对养生的重要性。其滋阴学说也建立在此基础上，《阳有余阴不论》说：“人之情欲无涯，此难成易亏之阴气，若之何而可以供给也？”因此强调保养阴精。

宋明陆王心学认为，认识世界不需要像朱熹说的那样“格物”，一切认知都在人的心中，陆九渊在《陆九渊全集·杂说》中提到“宇宙便是吾心，吾心便是宇宙”，王阳明则概括为“心外无物”。这种认知观强调了主观思维、主观能动性对认识世界的重要作用，但有忽视主客体相互作用的唯心主义的缺陷。心学使医学家更加坚定了内向型、直觉型思维模式，如张景岳在《景岳全书·传忠录》中提道：“……既得一真，万疑俱释……吾心之理明，则阴者自阴，阳者自阳，焉能相混？”中医强调“医者，意也”。其最早见于《后汉书·郭玉传》。郭玉认为，医生贵在静心思虑，细察微体，专志于治病。中医不注重解剖实验，而注重“慧然独悟”，要求反复琢磨经典言论，一旦融会贯通，理论与实践合一，则豁然开朗，因此，临证强调心悟法。

总之，文化是一个民族生存和发展的灵魂和血脉，也是一个民族的精神记忆和精神家园。今天我们研究中医药，如果只注重医疗技术和药物的研究，而忽视了文化的研究，就会像一个人空有身体的躯壳而没有灵魂。光辉灿烂的中医药文化是中华文明孕育的瑰宝，经过几千年的历史积淀，中医药文化在中华的沃土中生根开花、发展壮大，逐渐在九州大地兴旺发达，一直传到五湖四海，为华夏文明增添了绚丽的色彩，为人类的健康作出了杰出的贡献。作为后人，作为中医药文化的传承者，我们要像习近平在《致中国中医科学院成立 60 周年贺信》中指出的：“切实把中医药这一祖先留给我们的宝贵财富继承好、发展好、利用好，在建设健康中国、实现中国梦的伟大征程中谱写新的篇章。”

第二章　中医药文化与传统文化

中华文明是世界上唯一没有中断、延续发展至今的文明。中医药学包含着中华民族几千年的健康养生理念及其实践经验，是中华民族的伟大创造和中国古代科学的瑰宝。中医药的强大生命力，源自中华民族对自然深刻的观察和思考，来自对人精神意念的独特探索。中医药在发展之初就是医学技术和文化的共同体，具有自然科学和人文科学的双重属性。找寻中医药文化和中国传统文化的共同契合点，就是在用中国传统文化阐释中医药学，从中医药学的角度理解中国传统文化。中医药之所以延续数千年，一是其实用性，二是其思想兼容并蓄，博采儒、道、佛之长，为我所用。论其本原，中国传统文化讲究阴、阳、中和。从阴阳角度来说，中国传统文化中的儒家思想强调自强不息、刚健有为、积极入世的人生态度，趋向于阳；道家思想强调贵柔崇阴、自然无为、致虚守静的处事风格，趋向于阴。佛家思想强调慈悲、平等、普度众人的待人原则，趋向于善，讲究功法。而中医药学注重“阴阳和合”，阴阳并重，兼收儒道两家之核心精髓，注重养生功法，讲究调理和治疗相结合。所以，中医药文化是由中华传统文化——儒道佛决定的，以人为核心，深入探讨人与人、人与社会、人与自然的关系，是一种遵循自然、敬重生命、关怀健康的生命哲学。

第一节　中医药文化与儒家思想

儒家思想是中国传统文化的重要组成部分，长期居于中国文化价值体系的核心地位。儒家思想强调自强不息、刚健有为、积极入世的人生态度，有强烈的历史责任感和社会使命感。“天人合一”观点是中国传统文化的逻辑起点，规定了中国人认识世界和观察世界的思维样态。仁爱思想奠定了中医药文化的伦理观基础，充分体现于“医乃仁术”。“医乃仁术”彰显了儒家对生命的尊重，对社会责任和历史使命的自觉承担，凸显了医学伦理观与人生价值观的统一。内圣外王的人生追求和修身治国的家国情怀塑造了自我与社会双重价值实现的中医药文化人生观。中庸思想作为中医药学的方法论，强调阴阳平衡即为身体健康。

一、“天人合一”与中医药文化整体观

“天人合一”思想蕴含在中华民族的血脉深处，渗透在中华民族的思维习惯和心理结构之中，展露在中国传统文化和中国古代科技发展进程之中，在中国古代哲学思想体系中始终占据着主导地位。季羡林先生曾高度评价这一思想，他说，“天人合一”是代表中国古代哲学主要基调的思想，是一个非常伟大的、含义异常深远的思想。“天人合一”阐释的是天人关系问题，是中国哲学中最基本和最重要的问题。“中国哲学中‘天人合一’观点有复杂的含义，主要包括两层意义。第一层意义是，人是天地生成的，人的生活服从自然界的普遍规律。第二层意义是，自然界的普遍规律和人类道德的最高原则是一而二、二而一的……中国哲学家认为肯定‘天人合一’才达到人的自觉，这可谓高一级的自觉。把人与自然界区别开，是人的初步自觉；认识到人与自然界既有区别也有统一的关系，才是高度的自觉。”（张岱年《文化与哲学》）这两层含义精确地阐述了“天人合一”思想的精髓。中国古代哲学把探究天人关系放在首位，崇尚“天人合一”的境界，这是西方哲学未曾关注到的领域。

1.“天人合一”观点是中国古代哲学的逻辑起点

“天人合一”确证了人生于天地间，存在于宇宙中。“天地生君子，君子理天地。”（《荀子·王制》）从天地的角度来看待人和万物，是中国古代哲学的基本起点。

在天地之间，人和万物是平等的，人与自然界当中的任何事物都无高低贵贱之分，都是自然界的组成部分。宋明理学时期，在天地之间，人与万物平等之思想得到进一步完善。张载提出：“乾称父，坤称母；予兹藐焉，乃混然中处。故天地之塞，吾其体；天地之帅，吾其性。民吾同胞，物吾与也。”张载认识到，自然只具有与人一样的自然生命，不具有精神生命，但人类仍然要以仁爱之心对待自然。程颢也强调“仁者以天地万物为一体”（《孟子·梁惠王》）。这样，“天人合一”观点在提升自然界价值的同时，“天地之间人与万物平等”也成为中国古代哲学的基本共识。

2.“天人合一”的观点规定了中国人认识世界和观察世界的思维样态

《易传·系辞下》所谓“仰则观象于天，俯则观法于地，观鸟兽之文，与地之宜，近取诸身，远取诸物”，这是古人认识自然和利用自然的基本方式。人与万物不仅受到自然的呵护与滋养，还要遵循事物自然发展的法则。“天生烝民，有物有则”（《诗经·大雅·烝民》）。儒家子思认为，“能尽人之性，则能尽物之性；能尽物之性，则可以赞天地之化育；可以赞天地之化育，则可以与天地参矣”（《中庸》）。孟子对天人的看法，继承了子思的观点，“尽其心者，知其性也；知其性，则知天矣”（《孟子·尽心上》）。孟子认为，“尽心”“知性”“知天”要做到涵养性情，寡欲养心，存养浩然之气，提升自己的道德水平和精神境界。汉代，儒家成为唯一的官方学派，儒学思想得到发展壮大。人类效法天地的生存之道被董仲舒发展为天人相似和天人感应的概念。《春秋繁露·人副天数》有云：“人有三百六十节，偶天之数也；形体骨肉，偶地之厚也。上有耳目聪明，日月之象也；体有空窍理脉，川谷之象也。”《春秋繁露·阴阳义》有云：“天亦有喜怒之气，哀乐之心，与人相副，以类合之，天人一也。”因而人与万物都要遵循天地之自然规律。“天人合一”将天、人、万物视为一个整体，牵一发而动全身。

“天人合一”规定了中国传统文化的认识方式是主客不分，其思维方式以整体思维和取象比类的思维方法为主。整体性就是完整性和统一性，贯穿于中医学生理、病理、诊法、辨证、治疗的各个环节。中医学能够正确看待人体与人体内部各部分之间的关系，以及自然与人之间的关系，是因为中医学把人体内脏和体表各部组织、器官之间看成是一个有机的整体，同时认为四时气候、地土方宜、周围环境等因素对人体的生理、病理有着不同程度的影响，既强调人体内部的统一性，又重视机体与外部环境的统一性，这就是中医学整体观念的主要内容。

首先，在中医学看来，人体是个统一的整体。人体各部分之间存在密切的联系，无论是在功能、结构还是病理方面各部分都相互影响、相互制约、相互协调。人的整体活动是以五脏为主体，配合六腑，经过经络的内部联系，外联肢节，进而连成身体，上下贯通。这样人体可使气血津液畅通无阻，各个器官活动协调。

其次，中医学重视自然与人之间的整体与部分的关系。人体健康与周围的环境密切相关，人与自然是个有机整体。人体可受到地理位置带来的气候特点影响、地球自转带来的昼夜变化影响、地球公转带来的季节变化影响。这些影响因素有的可直接影响人体健康，有的则间接影响人体健康。比如人体的脉象呈现出的节律性变化与四季变化相适应，春夏秋冬的温热燥寒都会在脉象上有所体现。“春弦，夏洪，秋毛，冬石，四季和缓，是谓平脉”（《濒湖脉学·四言举要》）。而《素问·八正神明论》则讲述了气候对气血的影响，“天温日明，则人血淖液而卫气浮；天寒日阴，则人血凝泣而卫气沉”。

最后，中医学的整体思维体现在论述疾病之间的关系时，认为人体的某一局部发生病变，会对人的整个身体产生影响。中医学并不仅仅聚焦于患病时的治疗，还包括人处于健康状态下对于疾病的认知、预防和患病后康复这一整个病前、病中、病后的健康变化过程。而且中医调理体质时不仅采取药物的方式，还会采取调整饮食、生活习惯的方式。同样，中医诊断不局限于治疗某一症状，而是运用整体思维找到病根。如患者得了肝炎，中医辨证属肝胆湿热，患者不仅有口苦、黄疸、肋胀痛的肝胆症状，也可出现厌食、泄泻、恶心等脾胃症状，还可出现腰酸、膝软、倦怠等肝肾不足的症状。

取象比类的思维方法是指运用带有感性、形象、直观的概念、符号表达对象世界的抽象意义，通过类比、象征方式把握对象世界联系的思维方法，又称为“意象”思维。具体而言，取“象”是为了归类或比类，即根据未知对象与已知对象在某些方面的相同或相似，推理出两者在其他方面的相同或相似。只要两者的功能关系和动态属性一致，取象范围就很广泛，不单单是某一具体的物象、事象，类推和类比可以一直进行。《周易·系辞传》有云：“易者，象也。象也者，像也。”《内经》在总结临床经验，构建中医理论体系时，明显地受到《周易》取象比类思维方法的影响，用自然之理来揭示人体生命之理。在“天人一体”的指导思想下，人体被视为小宇宙，用外在事物比类、比推人体各部分。着眼整体，并未对人体内部展开抽丝剥茧般细致的分析，既未分析天人为何合一，也未分析天人如何合一，只在意外在事物与人体内部在“象”方面的分类、比类和推类。比如《灵枢·邪客》有云：“愿闻人之肢节以应天地奈何？伯高答曰：天圆地方，人头圆足方以应之。天有日月，人有两目。地有九州，人有九窍。天有风雨，人有喜怒，天有雷电，人有声音。天有四时，人有四肢，天有五音，人有五脏。天有六律，人有六腑。一岁有三百六十五日，人有三百六十节。地有高山，人有肩膝。”头圆似天圆，足方似地方，双目似日月，九窍似九州，喜怒如雷电，四肢似四时，五脏似五音，六腑似六律，这些天人相似之处都启发中医学探索人体的运行规律。中医学把天的运行变化与人体的血气运动相比较，用阴阳五行之理类比脏腑精气之行。由此可见，“天人合一”思想在中医学萌芽时期就发挥了重要作用，推动了中医学从整体上把握人体变化规律。中医学运用取象比类的思维模式，把来自临床实践的医学原理纳入阴阳对立统一、五行生克制化的模式中，使医学原理“模式化”，促进了中医阴阳五行理论的广泛应用。马伯英在《中国医学文化史》中论述了五行与按摩、热熨和导引三法的关系。

二、仁爱思想与中医药文化伦理观

“仁”是以孔子为代表的儒家思想的基本内核之一。“樊迟问仁。子曰:‘爱人’”（《论语·颜渊》）。何谓“仁”呢？“仁者，即人之性情之真的及合礼的流露，而即本同情心以推己及人者也”（《论语·学而》）。据此，“仁”的最基本含义是爱人。孔子及历代儒者都把“仁”视为道德底线，因而达到“仁”并非不可为。“我欲仁，斯仁至矣”（《论语·述而》）。

首先，在协调自我与他人关系时，“仁”爱的前提是做到“忠恕之道”。“忠”是“己欲立而立人，己欲达而达人”（《论语·雍也》）；“恕”则是“己所不欲，勿施于人”。

其次，“仁”与“知”相联系。“未知，焉得仁”？知是一种理性品格，正所谓“博学而笃志，切问而近思，仁在其中矣”。“博学”“切问”“近思”属于“致知”范畴，“笃志”则属于实践范畴，把二者结合起来，就是求“仁”的过程与方法。从这个意义上讲，“仁”是知行合一的产物。“仁”代表着历代儒家学者对于个人美德、家庭美德和社会美德的最高行为规范。仁作为道德准则具有丰富的内涵，既包含恭、宽、信、敏、惠五个方面，又包括智勇、孝悌、忠恕、爱人等一系列优秀道德品质。儒家仁学思想体系深深影响了中国人的生活习惯、生活方式、社会风俗和思维方式。儒家通过推己及人、爱人的方式而达到个人与群体乃至社会关系的平衡。“仁”着眼于人的社会属性，合理解决自我与他人、自然之间的矛盾冲突。“仁”爱不同于墨家的爱无差等，两者立场不同。“仁”爱要在维护阶级秩序的前提下根据亲疏远近，按照由人到物、由亲人到他人的次序逐步展开。仁者爱人是一个由己及人、由亲至疏、推己及人的动态发展过程。该过程最初体现在人的血缘亲情上。“人之令德为仁，仁之基本为爱，爱之源泉，在亲子之间，而尤以爱亲之情之发于孩提者为最早。故孔子以孝统摄诸行”（蔡元培《中国伦理学史》）。“孝弟也者，其为仁之本与”（《论语·学而》）！对父母孝顺、兄长恭敬是“仁”的根本。“出则弟，谨而信，泛爱众”（《论语·学而》），由家庭伦理扩展为社会伦理，设身处地为他人着想，将个体的生命价值的实现与他人紧密联系在一起，共同发展，以建立“四海之内皆兄弟”的和谐、友好的人际关系。孔子的爱是有差等的、超功利的、无条件的，是以现实的氏族血缘为基础扩展至社会。

孔子的“仁者爱人”基础是出自人本性的血缘亲情，并与现实紧密相连，从而实现伦理的合理性与道德的可能性相协调，使孔子的“仁”获得了强大的生命力。孝悌之道同样适用于政治领域。“孔子之言政治，亦以道德为根本”（蔡元培《中国伦理学史》）。或谓孔子曰：“自奚不为政？”子曰：“书云：‘孝乎惟孝，友于兄弟，施于有政。’是亦为政，奚其为为政”（《论语·为政》）？贤明君主“为政以德，譬如北辰，居其所而众星共之”（《论语·为政》）。仁者爱人由家而族，由族而国，不断丰富、扩充其外延，从而构成了其发展中的三个层次，即家庭伦理、政治伦理、社会伦理。儒家关注现实生活，倡导积极入世的人生态度，修身也是以社会价值和自我价值的一致为起点的。

儒家仁爱思想奠定了中医药文化伦理观基础，最能体现的就是“医乃仁术”。明代医学家叶文龄在综合性医书《医学统旨》中指出，医是仁术，是爱之道。清代喻昌也认为“医，仁术也。仁人君子必笃于情。笃于情，则视人犹已，问其所苦，自无不到之处”（《医门法律·问病论》）。所谓“医乃仁术”就是指医术是一种爱人之术，是一种救人之术，是一种帮助人解除疾病痛苦之术。“医乃仁术”是对中医药学本质最简要的概括与说明，规定了中医药学包括仁与术两个最基本方面。

仁与术的关系是一种体与用的关系。一方面，仁与术密不可分，相辅相成。仁通过术表现出来，多样的术背后反映出的都是仁。另一方面，在中医药文化和儒家思想中，仁与术的地位不同，仁是内心的道德律，更为根本；术则表现为外在行为，注重实用。离开了仁的术就可能沦为害群之马，难以长久存续。离开了术的仁同样有心无力，难以为继。清代医家王士雄从天道的角度理解“医乃仁术”的内涵。《言医选评》有云：“医何以乃仁术称？仁即天之理，生之源，通物我于无间也。”医就是“天地之大德曰生”在人生命中的体现，医道贯通于天道与人道。“无伤也，是乃仁术”（《孟子·滕文公上》）。只有术而无仁是没有意义的。由此可见，仁是术的内驱力，术的学习与运用需要情感来推动。在术的产生和发展中，仁具有先决性的作用，但是术在中医实践中仍具有不可忽视的价值。“医乃仁术”的医学伦理观与作为内在道德准则的儒家仁爱思想同本同根，都以一己的仁爱之心担负起对于他人的责任，体现出历史使命自觉和社会责任自觉。推己及人的伦理观是儒家思想最鲜明的特质。

医学植根于人性。在医者看来，不论患者是怎样的人，或善或恶，因为生命都是可贵的，所以医者都有救治的责任。“上以治民，下以治身，使百姓无病，上下和亲，德泽下流，子孙无忧，传于后世，无有终时”（《灵枢·师传》）。这种待患若亲、不抛弃、恩泽于民的品格，成为医者道德修养的准则。孟子指出，“古之人所以大过人者，无他焉，善推其所为而已矣”（《孟子·梁惠王上》）。这是人间之大善。大善根源于每个人与生俱来的同情心、同理心。医生同样具有恻隐之心，但是要保持住这颗同情患者和敬畏生命的本心，不因司空见惯而变得冷漠，就要压制住私欲的诱惑，从尊重和爱护病人的角度思考治疗方案，真正做到待患若亲。

三、内圣外王与中医药文化人生观

内圣外王是在长期以儒家思想为正统思想的封建社会中，士大夫穷其一生想实现的人生目标。历来认为，内圣外王思想的雏形源自《论语·宪问》中记载的子路与孔子关于君子要做到三个“修己”的对话。这三个“修己”分别是“修己以敬”“修己以安人”“修己以安百姓”。儒者不断追求直至达到内圣外王之路，正是不断实现自我价值与社会价值相统一之路。儒家一直追问生命的意义。社会的发展离不开每个人自我价值的彰显。每个人自我价值的实现离不开他人的帮助。“人生不能无群”（《荀子·王制》）。这种豁达、谦逊、互助、刚健有为的人生态度，使儒家学者始终胸怀家国天下，既立志高远，又着眼当下，在面对艰难抉择时能做出无愧于心的选择。

君子形象代表着儒家在道德水平和道德追求方面的目标。君子的立身处世之本是修身，《礼记·大学篇》指出：“自天子以至于庶人，壹是皆以修身为本。”“欲修其身者，先正其心；欲正其心者，先诚其意；欲诚其意者，先致其知；致知在格物。物格而后知至，知至而后意诚，意诚而后心正，心正而后身修，身修而后家齐，家齐而后国治，国治而后天下平。”修身看似是指向内心的行为，实则需要内外互动而成，先由内而外，再经过外在的纠正重归于内。具体来说，先要正心诚意，明确人生目标和前进方向，再要致知、格物，洞悉自然和宇宙的规律，不断学习和探索新知，最终成为极具修养的人。

君子不仅要做到修身，更要做到“外王”，以国泰安邦为己任，辅佐君王治国理政。修身不仅只是求得自我价值，更重要的是求得社会价值，修身是以实现齐家、治国和平天下为目的的。换句话讲，“仁”作为主体的人格理想就是返身向内，达到“内圣”。“内圣”是目的，但还要向外延伸，以实现“外王”事功。就儒家的总体价值而言，“内圣”始终处于主导地位，“外王”事功不过是其逻辑的必然结果，内圣外王的最大价值则是实现自我价值与社会价值的完美统一。“仁”是为人之道，待人之道，而且是治人之道。为人、待人、治人统一，才是中国完整的“人道”结构。

内圣外王之道经过孟子持续研学，又得到进一步发展与丰富。孟子提出了内圣外王思想的内在根据——“性善论”。天子本性善良便会不忍百姓受苦，进而施行仁政，勤于国事，努力成为一代明君，达到内圣外王。士大夫受到性本善的影响则表现为勉励自身勤学苦读，为国献良策，为国泰民安贡献力量。孟子把圣人出现的原因归为“四端”，也就是四种心。“四端”也是“四德”的根本原因。恻隐之心、羞恶之心、辞让之心、是非之心分别是仁、义、礼、智的发端。孟子以水喻性，认为人性要植根于人的社会属性来理解，这也是人的本质特征的体现。孟子相信，人心向善就像水会向下流一样自然而然。我们要努力发现和守护每个人的“四心”，向圣人贤者靠近。“尽其心者，知其性也，知其性则知天矣。存其心，养其性，所以事天也。”（《孟子·尽心章句上》）。每个人都有成为君子的可能，只要保持好自己的善良本性。正如孟子所说，“圣人与我同类”（《孟子·告子上》），“人皆可以为尧舜”（《孟子·告子下》）。可见，儒家一直重视提升自我修养，讲求“内圣”。而且从孔子以来，儒家思想就体现出外王的民族大义和气节。孔孟坚持做人要遵守“仁”和“礼”，重“义”轻“利”，有气节，有自我牺牲精神，死得其所。这对于中医药文化的生命观也产生了深远的影响。要求医者无论接触何种危险的病人，都要一往无前，绝不退缩；无论出现多少种疾病，医者都要殚精竭虑，苦心钻研治疗方法。

宋代对于内圣外王思想的发展既起到了推进作用，又形成了一定阻碍。一方面，“二程”放弃了对于“外王”的追求，专注于对于“内圣”的探索，强行割裂了内圣外王思想，损害了整体性。另一方面，无论是程朱理学还是陆王心学，都力图形成一套严密系统的提升自我修养、成为圣贤君子的方法。王阳明虽反对理欲二分，主张理欲统一，想建立一种新型的理与欲的关系，但也非常重视提升自我修养。他的“知行合一”“致良知”观点被当代新儒家梁漱溟认同。梁漱溟认为要“慎独”，要注重每个人道德素质的提升。中医药文化在内圣外王的熏陶下，在中医自我修养与中医社会担当方面对于中医都提出了更高的目标和要求。内圣外王思想注重人的品德、德行，把个人的德行排在才能前面，倡导以德配天。从“内圣”方面来看，中医药讲究个人道德、职业道德和社会公德。从“外王”方面来看，中医药兼济天下，救死扶伤，有医者仁心。圣贤之道蕴含的人生态度，成为中医药文化人生观的核心要义。

内圣外王思想对于修身的要求影响了医生的职业道德，最显著的体现是医者首先要具备高尚的道德情操。唐代药王孙思邈在《大医精诚》中详细列明了医者应当具备的一系列优良道德品质。他认为，医者不仅要治病救人，还要有社会责任和担当。“古之善为医者，上医医国，中医医人，下医医病”（《备急千金要方·诊候》）。明代张景岳在《景岳全书·医非小道记》中指出，医者需“修身心于至诚，实儒家之自治”；“必有真人，而后有真知，必有真知，而后有真医。医之为道，岂易言哉！”医者的道德品质最重要。宋朝范仲淹也说过，“不为良相，则为良医”。

治理国家和治病救人的前提都是修身。医者需勤于研究，精进医术。这样才能拥有治病救人的能力，才能在国家需要之时挺身而出。只有勤于钻研，才能在理论和实践方面有所突破和创新，促进医学发展，从而救治更多的人。

医者应始终怀揣热忱之心，做到淡泊名利，胸怀天下，以治病救人为己任，在为患者恢复健康的过程中确证人生价值，努力成为“博施于民而能济众”的君子。张仲景认为，医者要“上以疗君亲之疾，下以救贫贱之厄，中以保身长全，以养其生”。

四、中庸思想与中医药文化方法论

中庸不仅是一种行为处事的依据，也成为中国人人生修养的行为准则。中庸思想是孔子立身处世的准则，也是研究万事万物运动变化规律时的基本立场，体现着辩证思维。中庸之道在于把握“中”和“和”。“喜怒哀乐之未发，谓之中；发而皆中节，谓之和。中也者，天之大本也；和也者，天下之达道也。致中和，天地位焉，万物育焉。”“万物并育而不相害，道并行而不相悖。”（《礼记·中庸》）“中”“和”在社会生活领域的表现是人们各司其职，社会安定有序。中庸作为一种辩证的智慧，反对偏执、片面，主张诸要素（特别是主要因素）的兼济、统一与平衡，表现为一个动态过程。

中庸思想由孔子首次提出，又被称为“中行”，经由子思、孟子、董仲舒、朱熹等儒家学者的继承发展，其内容日臻丰富。该词最早出现在《论语·雍也》。云：“中庸之为德也，其至矣乎！民鲜久矣。”“中”指适中、中和、不偏不倚、无过无不及的标准。“庸”有三种含义：一是“平常”；二是“不易”；三是“用”。中庸之道以“中”为基础。朱熹认为不偏和不易分别是中和庸的含义，阐明了中庸的重要性。“中者天下之正道，庸者天下之定理”。“中庸者，不偏不倚，无过不及，而平常之理，乃天命所当然，精微之极致也”。皇侃的《论语义疏》有云，中，中和也。孔子主张的“中”要求我们对于事物既不苛求，也不怠慢，恰如其分。从本质上看，孔子主张的“中”也是为了求得“和”。中庸思想是维护生活安定有序的强有力的方法和工具。

中国哲学摒弃了西方哲学主客二分的非此即彼的对立之势，在和谐中每个人都能得到符合人性的对待，万事万物都能遵从自身的客观规律生存、发展，而人与物、人与人之间则能确立起可持续发展的生存之道。中庸之道体现在人与自然的关系上，即“天人合一”，这是一种合乎自然的存在状态。中庸之道体现在思想方法上，要立足事实，以客观、理性的态度看待事物，尽量避免主观经验对于判断事物产生的影响。“子绝四：毋意、毋必、毋固、毋我”（《论语·子罕》）。在社会生活中，人与人之间相处要“克己复礼为仁”（《论语·颜渊》），礼代表社会规范，协调各种社会关系，各司其职，构建“君君、臣臣、父父、子子”的社会秩序，即“礼之用，和为贵。先王之道，斯为美；小大由之。有所不行，知和而和，不以礼节之，亦不可行也”（《论语·学而》）。在政治生活中，中庸之道也尤为重要，能取得良好成效的政策便是适合的政策，而政策的制定与修改要以实际情况为基础，根据实际情况的变化相应调整。正所谓：“政宽则民慢，慢则纠之以猛；猛则民残，残则施之以宽。宽以济猛，猛以济宽，政是以和。”（《左传·昭公二十年》）“君子之于天下也，无适也，无莫也，义之与比。”（《论语·里仁》）“以道事君，不可则止……弑父与君，亦不从也”（《论语·先进》）。君子有所为，有所不为，“极高明而道中庸”（《礼记·中庸》）。

中庸思想对中医学有着深远影响，体现在阴阳平衡的理论方面。中医学认为，“人之一身，不外阴阳”；“阴阳离决，精气乃绝”。中医学从阴与阳的角度，把人体的健康归功于体内阴阳两者的平衡，把人体生病归因于体内阴阳两者的失调，阴阳之间保持着动态平衡，一方偏盛或偏衰都会失去平衡状态，从而造成病理状态。中庸思想在对待药物的态度、药量的控制、治疗和副作用关系的平衡、不同药物搭配混合的平衡中都有所体现。

阴阳平衡是生命延续的关键。《素问·宝命全形论》有云：“人以天地之气生，四时之法成。人能应四时者，天地为之父母；知万物者，谓之天子。”而一个健康的人被称为“阴阳均平，名曰平人”。平人要具备如下要素：“人之血气精神者，所以奉生而周于性命者也……是故血和，则经脉流行，营复阴阳，筋骨劲强，关节清利矣。”（《灵枢·本脏》）对个人而言，健康的关键是和，气血和指气血运行和畅，志意和指心理健康，卫气和指躯体健康，寒气和指人与外界环境相适应，天人和指人与自然和谐相处。

中医学理论将五脏与五行相配，并论述了相互间的平衡制约关系，如心与肾、肺与心、肝与肺、脾与肝、肾与脾的五行相生相克的制化关系和其外在表现。这也是中庸思想的体现。

保持人体健康之法就是中医学中的养生理论，即保持人体的阴阳动态平衡，避免出现过和不及的情况，强调和。《素问·上古天真论》可以说是中医学养生理论的总纲。“上古之人，其知道者，法于阴阳，和于术数，食饮有节，起居有常，不妄作劳。故能形与神俱，而尽终其天年，度百岁乃去。”要求人们按照自然的变化规律起居生活，根据正确的养生保健方法调养锻炼身体。饮食、起居、劳作要控制在适度的范围内，即有节、有常、不妄。该篇又说：“是以志闲而少欲，心安而不惧，形劳而不倦，气从以顺，各从其欲，皆得所愿。”这是从养心的角度来谈养生的。这是说人要有理想抱负，并心情愉悦地为之而努力，但理想抱负一定要在自身能力承受范围内。

人的健康是脆弱的，要用心呵护。而人生病归根到底是阴阳失衡，“生病起于过用”（《素问·经脉别论》）。一旦打破人体的常态、超出其限度，造成“过用”，就会致人生病。过用致病这一认识已成为普遍共识。而导致“过用”的原因，大致有外界气候的异常变化、七情太过、饮食失节、劳逸失度。《内经》治疗疾病的原则是“致和平”“以平为期”。生病的基本矛盾是阴阳失调，《素问·阴阳应象大论》有云：“阴胜则阳病，阳胜则阴病；阳胜则热，阴胜则寒。”

所以，调和阴阳，使之恢复平衡，是治疗疾病的重要原则。

第二节　中医药文化与道家思想

道家思想是秦汉以前形成的一种哲学流派，区别于汉魏以后把“道”人格化，并将老子神化的一种宗教。道家思想强调贵柔崇阴、自然无为、致虚守静的处事风格，有独特的养生理念。身重于物的观点肯定了人应对身体给予充分关注，明确了人命重于一切，治病救人是第一要务。道－气理论涵盖至宏之“道”与至微之“气”，把人体的大“道”状态归为“精”“气”“神”的充盈，表明中医药学区别于巫术，解释和治疗疾病都有客观依据。“反者道之动”的观点是古代朴素辩证法的典型代表。这种辩证思维方式被广泛运用于中医药学的各个方面。道法自然要求遵循规律、懂得知足、志存高远，形成了一套内外兼修的养生观。道家思想以老子、庄子思想为渊源，创立了一种全新的表达方式来诠释生命和自然。与儒家用“仁”来理解自然万物不同，道家用“道”来认识人。道家思想通过天地人相合来悟道和证道，从而探讨生命的本质和人体的健康之道。道家思想对中医药学的发展影响重大，指导着中医学内证体系的建立和完善。

一、身重于物与中医药文化价值观

与儒家思想看重人的社会价值不同，道家更看重人的个体价值。道家主张个体不应该被群体所抹杀。个体的生命值得尊重，不应受到仁义道德、纲常名教的束缚。无论是个体的生命价值还是精神世界都不应受到外在事物的约束，应尽情释放其生命力。个体应该勇于寻求个性解放和精神自由，不应被人生际遇所局限。道家认为，名、利等社会价值是身外之物，不值得人穷尽一生去追求。只有个体的生命得以长久保存，才是最重要和最有意义的。老子特别强调，人们所进行的一切活动都要效法自然，合乎天道。总之，道家所要达到的目标是实现个体生命永存。

老子从“重生”的基本立场出发，认为生命贵于一切，包括名和利。“名与身孰亲？身与货孰多？得与亡孰病？是故甚爱必大费，多藏必厚亡”（《老子·第四十四章》）。名利与生命相比，生命更重要。名利毕竟是身外之物，若为了名与利而丧生，就是舍本逐末。《列子·杨朱篇》记载了一段对话，以连环问的形式剖析了一部分人求名的深层原因，呈现出以追求名、富、贵为目标之人的人生图景。“人而已矣，奚以名为”？曰：“以名者为富。”既富之后，为什么还不停止？曰：“为贵。”既贵之后，为什么还不停止？曰：“为死。”人死之后，又为什么？曰：“为子孙。”列子概括为人活着“一为寿，二为名，三为位，四为货”（《列子·杨朱篇》）。这大体上描述了以追求功名利禄为其人生目标的人的生活状态。这类人活着的目的和意义就是为了追求升官发财、福寿双全、封妻荫子，进而流芳百世。

老子鄙视这种人的价值观。他认为，功利主义的人生追求造成了社会的动荡不安，百姓生活的颠沛流离。“不尚贤，使民不争；不贵难得之货，使民不为盗”（《老子·第三章》）。就个人修养而言，危害也是不容小觑。“金玉满堂，莫之能守；富贵而骄，自遗其咎”（《老子·第九章》）。“金玉满堂”可能腐蚀人的灵魂，败坏人的道德，使人生活糜烂；“金玉满堂”也可能遭到他人的嫉妒或抢夺，难以保全自身。人富贵之后，如不提高警惕，很容易滋长骄傲情绪，从而招致各种祸患。

庄子继承和发扬了老子“身重于物”的思想，并将其思想集中记载在《庄子》一书中。《庄子·让王篇》着重阐述了这一思想。庄子寓理于事，以生动鲜活、易于接受的方式把重生轻利的价值观在一段段故事中阐释出来。庄子在“身重于物”思想基础上，探索出自己对于人生意义和价值的新理解。他批判“今世俗之君子，多危身弃生以殉物”。“今世之人居高官尊爵者，皆重失之，见利轻亡其身，岂不惑哉！”他主张“能尊生者，虽贵富不以养伤身，虽贫贱不以利累形”。在庄子看来，人应成为“真人”，乐观豁达地看待外物，遵循自然规律，寻求精神自由和内心满足，把关注点从世俗价值回归于生命本身。老子、庄子归隐和不仕的人生选择，也是在践行“重生”的价值观，从而成为“独与天地精神往来”的“至人”。

道家认为人的生命最可贵，这对中医药发展产生了深远影响。《素问·宝命全形论》指出：“天覆地载，万物悉备，莫贵于人。”万物都生长于天地之中，只有人超乎万物之上，天地间万事万物相比较，人最珍贵。古人将生命视为“至贵之重器”（《吕氏春秋》），中医药学的研究对象就是人的生命。治愈疾病、保持健康、延年益寿是其使命和责任。孙思邈在《备急千金要方》中指出：“天地之性，惟人为贵，人之所贵，莫过于生。”“人命至重，有贵千斤。”所以，“夫医药为用，性命所系”（《脉经》）。

二、“道－气”理论与中医药文化生命观

作为先秦道论的滥觞，道家思想的整个理论体系是围绕“道”这个概念展开的。“道”并非老子首创，但老子第一次将它确立为一个哲学的最高范畴，统摄宇宙和人生的本体。“有物混成，先天地生。寂兮寥兮，独立而不改，周行而不殆，可以为天下母。吾不知其名，字之曰‘道’，强为之名曰‘大’。大曰逝，逝曰远，远曰反”（《老子·第二十五章》）。老子说，有一种物先于天地浑然生成，人感知不到它的声音和形体。它不依赖任何外物存在，也不发生任何变化，无所不在的运行，永不止息。我不知这种“物”的名字，勉强称之为“道”，取名叫“大”，或者叫“逝”，或者叫“远”，或者叫“反”。“道，可道，非常道；名，可名，非常名。无名，天地之始；有名，万物之母”（《老子·第一章》）。“道生一，一生二，二生三，三生万物”（《老子·第四十二章》）。“天下万物生于有，有生于无”。道是万物之母，统帅一切。

道作为超感知、超经验的一种存在物，用世俗经验的语言和名词概念都不能表达这个存在物。老子认为，万物遵循着相反相成、互含互化的存在法则，而“道”的无形体性、无依存的自生性、不停息的运动性和无处不在的特性，决定了道与天地万物的关系：无形体、无依存、无生灭的道包容着、生养着、作用着和左右着天地万物，但道对天地万物的包容、生养、作用、左右没有形成世俗的占有、逞能、主宰等互动关系，而是“万物恃之以生而不辞，功成而不有”（《老子·第三十四章》），即“生而不有，为而不恃，长而不宰”（《老子·第五十一章》）。“道”是自然之道，道是可知的。故曰：“道之为物，惟恍惟惚。惚兮恍兮，其中有象。恍兮惚兮，其中有物；窈兮冥兮，其中有精。其精甚真，其中有信。”（《老子·第二十一章》）道是无形的，却可以通过显现出来的象，知其有物、有精，具有相对的确定性，并不虚无缥缈。老子找到的中介体是“气”。其谓“道生一，一生二，二生三，三生万物。万物负阴而抱阳，冲气以为和”（《老子·第四十二章》）。“气”让老子的道找到了依托。庄子将其发展为气论。《庄子·知北游》提出：“人之生，气之聚也；聚则为生，散则为死……故曰：‘通天下一气耳’。”认为气是天地万物的根本，也是人生命的根本。“道”即世界万物的本源及其运行规律，“气”把“道”与客观物质世界联系在一起。“气”被医家用来衡量生命状态，解释人体健康与否的外因。

古代道家在论及生命活动时，尚有精、神等名称。《管子·内业》有云“精也者，气之精者也”，即精属于气。“人所生者神也……神离则死……神者生之本也”（《史记·太史公自序》），是说神是生命的根本。以上从生命活动的角度来看，道家认为道就是气，就是精或神。

这对中医药文化的发展产生了深远的影响。至今，中医学仍认为气是维持人的生命活动的基本物质，神是气的别名。精包括禀受于父母的精气（先天之精）和由饮食所化的精气（后天之精）。人出生之后，先天之精要依赖后天之精的补充，才能维持生命活动。由此可见，精与气的功能均维持人体的生命活动，即在中医学内，精、气、神的生理作用均可用气来概括。《素问·阴阳应象大论》有云：“阴阳者，天地之道也，万物之纲纪，变化之父母，生杀之本始，神明之府也。治病必求其本。”把阴阳当作天地万物与生命之本，用以解释疾病的发生与诊疗疾病。这点明了中医药学赖以存在的哲学基础，并从此与巫术医学划清了界限。

万物之精华、万物之运动皆在于精气，人体同样如此。人由精气所生，从而得到健康：“凡人之生也，天出其精，地出其形，合此以为人。和乃生，不和不生。”“精存自生，其外安荣。内藏以为泉原，浩然和平，以为气渊；渊之不涸，四体乃固；泉之不竭，九窍遂通……人能正静，皮肤裕宽，耳目聪明，筋信而骨强……”（《管子·内业》）。“有气则生，无气则死。生者以其气”（《管子·枢言》）。“心者，五脏之主也，所以制使四肢，流行血气”（《管子·慎子》）。保持健康非常重要的就是保持血气畅通，否则人会生病，呈现病态，“形不动则精不流，精不流则气郁”（《吕氏春秋·尽数》）。《庄子·在宥》有云：“人大喜邪？毗于阳；大怒邪？毗于阴。阴阳并毗，四时不至，寒暑之和不成，其反伤人之形乎！”总之，外为六气，内为血气，人体的健康与疾病，根结均在于“气”，而中医学理论以“气”为本。所有致病之气被称为“邪气”；所有保持健康的生命之气，被称为“正气”，治疗疾病的过程即“扶正祛邪”。《管子·形势》有云：“邪气袭内，正色乃衰。”《吕氏春秋·先己》有云：“凡事之本，必先治身，啬其大宝。用其新，弃其陈，腠理遂通，精气日新，邪气尽去，及其天年。”

三、“反者道之动”与中医药文化辩证法

“反者道之动”（《老子·第四十章》）是道家一个极为重要的命题。

就其本体而言，道是绝对的，因而是静止的，但就其与万物的关系而言，万物得道而为万物，道外化为万物的过程就是道的运动过程，老子称为“德”。由道入德的运动就是“反者道之动”。老子说“道”无形、无状、无象、无名、无为、不言、不争、不仁、不德，等等，目的是通过一步步地否定，来否定道的具体性、有限性，以最终肯定道的整体性、无限性和超越性。

“反者道之动”是道家朴素辩证思想的代表。道家朴素辩证思想强调事物矛盾的双方相互依存，可以相互转化。转化过程还要经历从量变到质变。这些辩证思想都被医家所吸收。《内经》记录了人体内阴阳的变化。张仲景提出辨证论治。众所周知，人体的疾病也是发乎于微。

“反者道之动”含义有两层：其一，“反”为“相反”，道的运动是向相反方向的运动。“万物负阴而抱阳”（《老子·第四十二章》），矛盾是普遍存在的，既对立又统一，相反相成。矛盾的对立面总要相互否定，向相反的方向转化，因此，万物都要向自己的对立面转化，这是“道”的运动。“故有无相生，难易相成，长短相较，高下相倾，音声相和，前后相随，恒也”（《老子·第二章》）。

其二，“反”为“返”“复”，道的运动归根结底是一种返回到最初的原始状态，即向作为本体的“无”的复归过程。老子承认矛盾，但矛盾存在于世间万物之中，而最原初状态的“道”是没有矛盾的，是混沌淳朴的“无”，因而是最理想的状态。老子认为，“复归于无物”是道的运动目的，也是万物的归宿。这正是道家贵柔的原因。刚强离不开柔弱，没有柔弱就没有刚强，柔弱在一定条件下又可以转化为刚强。这是道家对事物存在方式的独特认知，也是道家最珍贵的价值所在。“人之生也柔弱，其死也坚强。草木之生也柔脆，其死也枯槁。故坚强者死之徒，柔弱者生之徒。是以兵强则灭，木强则折。强大处下，柔弱处上”（《老子·第七十六章》）。更重要的是，老子认为“无”较之“有”更具有根本性的意义。正是事物空无的方面，才是事物最富有生机和活力的地方。“天地之间，其犹橐籥乎？虚而不屈，动而愈出”（《老子·第五章》）。天地之间就像一个风箱，不发动而万籁寂静，一发动起来则生生不息。总之，道的运动，走的是一个始终合一的循环往复的圆圈，起点和终点都是“无”。

老子的辩证法否认世间万物自身矛盾的存在，并主张道通过否定性运动复归于无矛盾的本体状态，具有明显的不彻底性，这是老子辩证法的一个重要缺陷，但这不能否定老子辩证法对中医药文化的深远影响。这种矛盾观应用于中医药，使中医药文化充满了对立的内容，如阴与阳、寒与热、表与里、虚与实、上与下等。这些内容是中医诊断与治病的主要依据。如寒者热之，对于寒病，要用热药使之不寒；实则泻之，对于实病，要用泻药使之不实等。医者若不能正确辨认这些对立的情况，就会出现“大实有羸状，误补益疾，至虚有盛候，反泻含冤”的不良后果，犯了实其实、虚其虚的大忌。再者，事物都有两面性，矛盾也会向相反的方面转化，“祸兮，福之所倚；福兮，祸之所伏”（《老子·第五十八章》）。这应用于中医学中，就形成了“寒极生热，热极生寒”的理论。

四、“道法自然”与中医药文化养生观

“道”是老子思想最重要的一个概念，老子崇尚自然无为，追求质朴本真，反对人为造作。老子所开创的道家以虚无为本，以柔弱为用，主张“无为而无不为”。这些也深深影响了庄子。庄子主张顺从天道，逍遥自得，进而与天地万物相通，对“道法自然”思想做了展开。

在老子看来，“道法自然”要求人要养形、养神、养气，实现形、神、气兼养。老子指出，“是以圣人之治，虚其心，实其腹，弱其志，强其骨”（《老子·第三章》）。从道的生成和演变轨迹看，人与万物并无本质上的差别，都是由道演化出的阴阳二气构成。人体内部各部分能够正常运行与气的调节作用密不可分。人体的健康正是体内阴阳二者相互协调、相互作用的结果。可见，人体是形与神的统一体，保持人体的健康也需要从性与命两方面入手。这就要求人们既要关注精神、意识境界的提升，做到修心养性，又要关注形体的健康，做到强身健体。道家养生认为，修命必须先修性。修命是指各种延长寿命的方法，修性是思想修养、道德修养和人格修养等，即“修得一分性，保得一分命”。中医药学的“形神合一”论精准地概括了身体与精神的关系，强调保养人的“精”“气”“神”，从形、神、气多方面养生。

1. 养形要道法自然

老子认为，“道”及其由它而派生的天地万物按其本性来说都是自然而然的，并非人为如此的。人与自然要保持和谐，力求达到“天人合一”的境界。唯有如此，才能保持人的身体健康。如果人与自然失去平衡，就可能衰老，甚至生病。所以，老子在养生上极力主张“人法地，地法天，天法道，道法

自然”（《老子·第二十五章》）。按照道法自然的原则，只要在生活起居和自然饮食诸方面顺应自然，按自然本性办事，就可以达到养生之目的。

在生活起居方面，只有起居有常，方能长寿。《素问·上古天真论》指出：“起居有常……起居无节，故半百而衰也。”起居有节要求按照自然环境和生理要求按时作息。一年四季中，春温、夏热、秋燥、冬寒是气候规律，人的活动应顺应此规律安排生活。《素问·四气调神大论》提出：“夫四时阴阳者，万物之根本也。所以圣人春夏养阳，秋冬养阴，以从其根……逆之则灾害生，从之则苛疾不起，是谓得道。”同样的，顺应自然还包括主动采取措施来适应一日之内的昼夜晨昏、日月的阴晴圆缺，以及人所处的地域环境。

起居有节不仅要求生活有规律，还要生活有节制。陶弘景在《养性延命录》中指出：“养性之道，莫久行、久坐、久卧、久视、久听，莫强食饮，莫大沉醉，莫大愁忧，莫大哀思，此所谓能中和。能中和者，必久寿也。”其将节制作为养生的指导原则。久视伤精，因为目得血方能视，精由血化，久视耗精，继而伤精；久听伤身，因为神源自精，精来自肾，肾开窍于耳，久听耗精，继而影响到神；久卧伤气，因为卧时张口散气，闭口壅气，故伤气；久立伤骨，因为站立以骨为用，久立则伤骨等。

2. 养神要道法自然

目、耳、口、心是人的基本器官，当然不容废弃，但过度的色、音、味刺激，过分地驰骋畋猎和追求稀有货品，或者一味地追求名声和利益，都将激发人的私欲，从而与“生而不有，为而不恃，长而不宰”的“玄德”相背离。因此，老子提倡“贵身”和“爱身”，体悟把握宇宙人生，不断作“减法”。自然之道的本质是无为，道家要求人做到无知、无争、无扰，无私、无欲，从而“同于道”。人们要去其私欲，关键就是要杜绝外界诱惑，做到“少私寡欲，见素抱朴”（《老子·第十九章》）。“少私寡欲”是养生的秘诀。为了维持人的生命需要，欲望总是需要的。在此基础上，老子反对纵欲，也反对禁欲，主张“圣人欲不欲，不贵难得之货”（《老子·第六十四章》）。“不欲”就是“少私寡欲”。“甘其食，美其服，安其居，乐其俗”（《老子·第八十章》）。“鹪鹩巢于深林，不过一枝；偃鼠饮河，不过满腹”（《庄子·逍遥游》）。这是道家“无欲”的具体写照。声色犬马，饮食男女，本是人的生理需要，但过分追求，非但无益，反而有害。“五色令人目盲，五音令人耳聋，五味令人口爽，驰骋畋猎，令人心发狂”（《老子·第十二章》）。而过分追求名利财物，不但不利于贵生，还会行伤德坏，身败名裂，即“难得之货，令人行妨”。

根据少私寡欲的原则，老子提出了四条重要的处世之道。

一是节俭。《老子·第五十九章》有云：“治人事天莫若啬。夫唯啬，是谓早服。早服谓之重积德；重积德则无不克；无不克则莫知其极；莫知其极，可以有国；有国之母，可以长久。是谓深根固柢，长生久视之道。”俭德可以“重积德”，是治人的根本大道，有利于“事天”，也是“养生”的重要方法。老子主张“去甚，去奢，去泰”（《老子·第二十九章》），即在贪淫声色、服饰饮食和宫室台榭等方面除去奢侈，真正做到“崇俭”，这样可保证身免灾祸，使人的精神情绪处于良性状态，从而达到长寿之目的。

二是“知足不辱，知止不殆”（《老子·第四十四章》）。只有“知足”才能“不辱”，只有“知止”才能“不殆”。在老子看来，社会上的一切纷争，都起源于人的“不知足”。如果人“不知足”，就会自招祸患，“祸莫大于不知足，咎莫大于欲得”（《老子·第四十六章》）。

三是“上德若谷”。这是一种高贵品德，为人处世宽宏大量，能包容、善待世间万物。老子认为，作为宇宙本体的“道”是以“无”为体，“大盈若冲，其用不穷”（《老子·第四十五章》），空虚不实，所以它的作用是无穷无尽的。因此体道的圣人也应当“致虚极，守静笃”（《老子·第十六章》）。人的心灵本来就是虚明宁静的、无私无欲的，大门热门往往为私欲所蔽，使人昏昧紊乱，多有差错。只有达到“虚极”“静笃”的境界，人才能真正做到“旷兮其若谷”（《老子·第十五章》）。为人处世豁达大度，就好像幽深的山谷一样，能够包容世间的一切。最重要的是要做到两点，即宠辱不惊和自知之明。在世人心中，“宠为上，辱为下，得之若惊，失之若惊”（《老子·第十三章》），这叫“宠辱若惊”，是老子反对的。“宠辱不惊”是老子提倡的。人贵有自知之明。“知人者智，自知者明”（《老子·第三十三章》）。善于识别他人的品行和才能的人是最明智的；能够正确地认识自己缺点的人，才是最聪明的。前者容易做到，后者不容易做到，所以更可贵。人只有正确地估计自己，不自作聪明，不自命不凡，不盛气凌人，才能不断地进步。

形神兼养。如果能使精神和形体不离，则形神相依，健康长寿，百病不侵。河上公在注释老子的“载营魄抱一”时指出：“营魄，魂魄也。人载魂魄之上得以生，当爱养之。喜怒亡魂，卒惊伤魄。魂在肝，魄在肺，美酒甘肴，腐人肝肺，故魂静志道不乱，魄安得寿延年也。”(《老子河上公章句·能为》)“人能养神则不死也”。（《老子河上公章句·成象》）根据道家的“养神”原则，中医学认为精神情绪的异常变化，能够影响人的身体健康。《吕氏春秋》提出，“长也者，非短而续之也，毕其数也。毕数之务，在乎去害。何谓去害……大喜、大怒、大忧、大恐、大哀，五者接神则生害矣”，主张情志变化能够影响寿命，因而情绪不宜过分激动，以免减寿。

根据当今的生物－心理－社会医学模式，以及道家的形神合一思想，精神情绪的异常变化，必定影响内脏功能，缩短寿命。使精神情绪处于安静、乐观、没有过分欲望的状态，叫作保养精神，亦称养性。它源于老子的“少私寡欲”思想，成为中医养生学的重要内容。《素问·上古天真论》提出，要想长寿，在精神方面应做到“恬惔虚无……志闲而少欲，心安而不惧……是以嗜欲不能劳其目，淫邪不能惑其心”。《素问·阴阳应象大论》指出：“是以圣人为无为之事，乐恬惔之能，从欲快志于虚无之守，故寿命无穷。”《太上老君养生诀》指出：“夫善摄生者，要先除六害，然后可以保性命延驻百年。何者是也？一者薄名利，二者禁声色，三者廉货财，四者损滋味，五者除佞妄，六者去妒忌。”以静养神，《素问·生气通天论》有云：“静则神藏，躁则消亡。”《淮南子·原道训》有云：“夫精神气志者，静而日充者以壮，躁而日耗者以老。”这都说明了以静养神的道理和必要性。

3. 养气要道法自然

养生不但主张要养神、养形，还要善于养气，才能延年益寿。老子认为，致极虚，就要守静笃。追求自然之道时会体会到“静”的精神境界。道家养气渊源已久。老子指出：“玄牝之门，是谓天地根。绵绵若存，用之不勤。”（《老子·第六章》）这讲的是呼吸气功。人的口与鼻是天地之气相通的门户，要求呼吸元气时应做到匀、细、深、长，绵绵不断。元代吴澄在解释老子的“塞其兑”“闭其门”时指出：“塞其兑谓杜口不言，使气不自口出。门者，气所出入之门谓鼻也。先塞兑而后可闭门，由不言而渐调息减息，以至无息也。如此则气专于内，终身不因劳而正耗矣。”（《老子河上公章句》）所谓“塞兑、闭门”，讲的是气功问题。这对后世气功发展有较大影响。

庄子传承了老子对于气的认识，并进一步探索出气息运动的规律。他在《庄子·刻意》篇中提出“吐故纳新”之术，“吹响呼吸，吐故纳新，熊经鸟申，为寿而已矣”。自此，气功导引之术逐渐形成，愈加成为修身养性、强身健体的主要方式。《圣济总录·一百九十九卷》有云："人之五脏六腑，百骸九窍，皆一气之所通。气流则形和，气壅则形病。导引之法，所以行血气，利关节，辟除外邪，使不能入也。传曰：'户枢不蠹，流水不腐'。人之形体，其亦由是。故修真之士，以导引为先。"这种以气为生命之根本的思想完全反映了老子的养气思想。气功导引包括通过练静功以养神和练动功以养形两个方面。练功者在身心方面进行锻炼，使全身气血流畅，脏腑功能正常，从而延长生命。

4. 柔弱胜刚强与崇阴贵柔

老子首先将柔弱比作生，将刚强比作死，二者的关系是矛盾对立的。首先，就人与物的自然属性来看，"人之生也柔弱，其死也坚强；万物草木之生也柔脆，其死也枯槁"（《老子·第七十六章》）。其次，老子指出两者的地位不是平等的，并提出"贵柔"、以柔克刚的思想。《老子·第四十三章》云："天下之至柔，驰骋天下之至坚。"老子运用常见的生活实例阐述了柔的重要性。婴儿和风分别代表最柔弱的人与现象。虽然婴儿和风是最柔弱的，却依然具有充沛的活力和强大的能量。老子认为，水是其典型代表。"上善若水。水善利万物而不争，处众人之所恶，故几于道矣。居善地，心善渊，与善人，言善信，政善治，事善能，动善时。夫唯不争，故无尤"（《老子·第八章》）。上述"七善"是不争之德的具体表现，其最终目的是"以其不争，故天下莫能与之争"（《老子·第六十六章》）。"不争之德"并非单纯消极的处世之道，是寓积极于消极之中，做到无为而治，其目的是无为而无不为。

"弱者，道之用"（《老子·第四十章》）。自然界的普遍现象是壮盛者为衰亡之先驱，刚强者为死亡之前奏。人之生命也是如此，所以中医重阴贵柔。"万物负阴而抱阳"。"负"有守护不使丢失之意，也就是守护在内之阴。《素问·阴阳应象大论》的"阴在内，阳之守也"，正是老子所谓的"万物负阴"，以"阴"之贵而不宜有失的意思。《黄帝内经》也强调阴精的重要。《素问·五常政大论》云"阴精所奉其人寿"，《素问·阴阳应象大论》云"年四十，而阴气自半也"，《灵枢·本神》曰"五脏，主藏精者也，不可伤，伤则失守而阴虚，阴虚则无气"。这些都说明人若能保住自身的阴气，也就可以长寿。针灸、太极拳、气功这些中医特色疗法的出现也离不开道家思想对于养气的重视。这都是道家崇阴思想对中医养生理论的重要构建，对后世医家重肾、重元阴真阴、重元精等养生理论具有启蒙作用。

第三节 中医药文化与佛家思想

与土生土长的儒家、道家思想不同，佛家思想是一种外来品。但佛家思想自传入中国后，由于受到中国古代经济、政治、文化的影响，逐步走上了中国化的道路。隋唐时期，佛家思想吸纳了中国哲人的智慧，特别是儒家、道家思想，达到鼎盛时期。宋明以后，佛家真正与中国文化融为一体，出现了儒、释、道三教合流的局面。但因佛家思想东渐之时，中医药理论体系已比较完整，所以佛家思想并没有进入中医药理论体系形成的过程之中，反而作为建立在众多学科基础之上的中医药学却汲取了佛家思想的精华，为己所用。“四大”这一佛家用语融入中医药文化后，在与阴阳学说碰撞的过程中含义发生了变化，四大不调与阴阳五行学说共同用来探究人体病因学说。佛家“三学”与中医药文化有些相似之处，都运用多种方式帮助人体保持长久的健康状态。佛家慈悲是佛家道德的出发点，医者仁心是医道的出发点。

一、佛家“四大”与中医药文化病因说

随着佛家思想的传入与广泛传播，中医药文化在用语用词方面也潜移默化地受到了影响，这也体现了中医药文化的兼容并蓄，开放包容，与时俱进。佛家强调的价值理念和生活习惯也被医学批判吸收。针对中医用药出现了生命是否可以被用为药的争论，有的人认为有生命的东西不应该被当作药。大部分人认为万物都是灵药，这种争论之所以会出现正是受到佛家思想的影响。在回答争论的过程中，中医药学也守住了特色和根基，几千种中草药被发现，常用中草药就有几百种，中草药的应用更为普遍，中医药学迎来了新的发展。

佛家认为，地、水、火、风被称为“四大”，是构成世界的基本元素，包括人的身体。世界是物质的，但一切事物和现象都是短暂的，不能永远存在，人类只是大自然的一个组成部分，并且人类的生存和发展与大自然息息相关，因此大自然的变化一定会影响人的生理。人的生命由地、水、火、风的坚、湿、暖、动等特性构成，若“四大”不调，就会破坏人身体内在机制的平衡，就会生病，所谓“四大分散”。而“四大”处于平衡状态，人就是健康的。《佛说佛医经》阐述了“百一理论”：“人身中本有四病，一者地，二者水，三者火，四者风。风增气起，火增热起，水增寒起，土增力盛。本从是四病，起四百四病，土属身，水属口，火属眼，风属耳。”《法苑珠林》载《五王经》有云：“地大不调，

举身沉重；水大不调，举身膖肿；火大不调，举身蒸热；风大不调，举身掘强，百节苦痛。”“四大”各有一百一病，地与火可发热病二百二，水与风可发寒病二百二，合为四百四病。

这些理论反映了佛家对人体生理和病理的基本认识，与中医以阴阳五行学说为其认识论的病因说有相似之处。佛教传入中国之时，中医基本理论框架已经构建，但在佛教鼎盛时期，佛家四大学说确实对中医学产生了积极影响。客观而言，阴阳五行学说比佛家“四大”高级、成熟，不但能说明其客观性，还能说明其相生相克的关系。

唐代医学家孙思邈在其代表作《备急千金要方》中糅合阴阳五行和四大学说，“地水火风，和合成人。凡人火气不调，举身蒸热；风气不调，全身僵直，诸毛孔闭塞；水气不调，身体浮肿，气满喘粗；土气不调，四肢不举，言无音声。火去则身冷，风止则气绝，水竭则无血，土散则身裂。然愚医不思脉道，反治其病，使脏中五行共相克切，如火炽燃，重加其油，不可不慎。凡四气和德，四神安和。一气不调，百一病生。四神动作，四百四病同时俱发。又云：一百一病，不治自愈；一百一病，须治而愈；一百一病，难治难愈；一百一病，真死不治。”“四百四病”只是虚指，事实上佛经中记载的病名多达一千多种。

对于生病的原因，佛家有多重说法。《佛说佛医经》指出患病的十种原因，就是十因缘，分别为“一者久坐不饭，二者食无贷，三者忧愁，四者疲极，五者淫泆，六者嗔恚，七者忍大便，八者忍小便，九者制上风，十者制下风”。智者大师认为有三种得病因缘：一者四大五脏增损得病，二者鬼神所作得病，三者业报得病。《中华大藏经》有云：“云何为病？病谓四大毒蛇互不调适，亦有二种，一者身病，二者心病。身病有五：一者因水，二者因风，三者因热，四者杂病，五者客病。客病有四：一者非分强作，二者忌误堕落，三者刀杖瓦石，四者鬼魅所著。心病亦有四种：一者踊跃，二者恐怖，三者忧愁，四者愚痴。”针对以上致病成因，其相应的治疗方法必须遵循的治疗原则如下：“一疗被刺针法，二疗破伤法；三疗身疾；四鬼损；五中毒药；六疗孩童；七延年；八养生。”这些论述与中医的病因病机理论是基本一致的。

佛家将饮食结构与身体健康相联系，认为不当的饮食结构有损身体健康，还将行善作为康复的一种手段，自发地将情绪与身体健康相联系，这对于中医病因说的发展起到了一定的启发作用。中医将病因归为三类：内因、外因、不内外因。疾病与所处时代的社会经济发展水平、科学技术发展水平、文学艺术发展水平、人们从事的生产活动都有联系。烹饪方式、饮食习惯、居住环境、大气污染、水污染、土地污染、食材营养成分等都可成为疾病发生的直接或间接原因。

二、佛家“三学”与中医药文化调养观

佛家强调的戒、定、慧，归纳起来就是虚、空、静，这与中医药文化调养观有许多相似之处，素食修身养性、静心养生和静功养生。戒、定、慧是学佛者必须修行的三种基本学业，它构成了佛学的基础。由戒入定，由定入慧，这构成了佛学的内部联系。

戒，指戒律，即防止行为、语言、思想三方面的过失。它是佛祖释迦牟尼为其弟子制定的戒规，既是佛门弟子必须遵守的日常行为规范和准则，也是佛家伦理观的重要体现。佛家五戒是指不杀生、不偷盗、不邪淫、不妄语、不饮酒。戒除杀生要求信众既不能伤害人的生命，也不能故意伤害动物的生命。佛教存在戒律，医学同样存在不可逾越的红线。如明代陈实功提出医家五戒十要，清代张璐把五戒扩展成十戒，清初三大名医喻昌更是把戒上升为医门法律的高度。为了鼓励医学弟子，老师经常奖励弟子雨伞、灯笼，从正面给予其激励。

定，指禅定，即摒除一切欲望和烦恼，摒除所有杂念，专心致志，以观悟四谛，从而进入正审思虑、入定修持的境界。佛家认为，参悟四谛是获得正确认识和智慧的先决条件。“禅”是静虑、思维维持的意思，其修行方法就属于“定”的内容。

慧，是宗教意义的智慧，是通过宗教修炼，通过内向体验和证悟而获得的佛家智慧，即宇宙的最高和终极真理。这就是有厌、无欲、见真，是通晓“四谛”“十二因缘”等佛家义理，把一切事物，包括人生，皆视为假象，进而不执着、不追求、无烦恼而解脱，以窥见真法而获得智慧，达到彻悟的涅槃境界。“四谛”作为佛家的基本教义之一，包括苦谛、集谛、灭谛、道谛四条真理。谛是真理之义。苦是痛苦，苦谛指人生充满生老病死、爱恨离别、得失取予等痛苦；集是原因，集谛指贪、嗔、痴——不明人生为幻影之无知，不懂佛教真理之无明，这就是人生痛苦的原因；灭是寂灭，灭谛指人灭圆寂是反倒解脱的最高境界；道是途径、方法，道谛指解脱烦恼的方法、途径。

佛家尊重一切生命，倡导素食。僧侣们在寺院中自炊素食，在家的信众也多数素食。素食的目的，在于培养慈悲之心。中国传统哲学认为，天地之大德曰生，世人之大恶曰杀生。佛家认为“万法唯心造”，心是世间万物创造的源头。当心念导正时，世间万物才可能被导正。而素食反映出的慈悲信念，正是最强能量、最大正念。所以通过修行来养心、通过养心来正念是极其重要的。

素食能调适身心。中医学认为，高明的医生能“治未病”，防患于未然。佛家深信因果报应之说，故修行者“畏因”，强调消除业障，避免出现恶果，注重饮食清淡，并常保“慈悲喜舍”之心，即行善施舍，在心上下功夫。这也是调适身心的方法。所以，一个修行人，应当将心态调整好，即使有业障呈现眼前，也能从容面对。现代科学已证明，心理状态对人体的健康有着极其重要的影响。中医理论也认为情志是患病的一个重要原因。佛家素食不仅有益于戒除害人之心，而且常以一颗澄明、清静之心待人接物，将有助于人心理健康，帮助人们祛除疾病。《摩诃止观》中论述修习养性应具五缘、弃五盖、调五事。“具五缘”是指持戒清净，衣食俱足，闲居静处，息诸缘劳，近善知识；“弃五盖”是指弃贪欲盖，弃嗔恚盖，弃睡眠盖，弃掉悔盖，弃疑盖；“调五事”是指调食，调睡眠，调身，调息，调心。这与中医养生八要诀异曲同工，即“悦情志、戒私欲、远房室、适四时、节饮食、常运动、顺性情、服药饵”。所以中医提倡培养积极的人生态度，提高心理承受力，淡泊宁静，知足常乐。

中医在饮食方面提倡饮食清淡、多食素、少吃肥甘厚味，而非禁止肉食。可见，饮食清淡是中医药文化与佛家思想的相似之处。《素问·异法方宜论》有云“西方者，金玉之域，沙石之处，天地之所收引也。其民陵居而多风，水土刚强，其民不衣而褐荐，其民华食而脂肥，故邪不能伤其形体，其病生于内”，指出西北人多食肉类，体盛脂肥，虽外邪不易侵入，然中满易滞，故病多生于内。生于内之病常较外邪所致之病更为沉重。唐代孙思邈《备急千金要方·道林养性》有云：“故每学淡食。”“每食不用重肉，喜生百病，常须少食肉，多食饭。”明代万全《养生四要》有云：“五味稍薄，则能养人，令人神爽；稍厚随其脏腑，各有所伤。”可见，中医学一直倡导饮食清淡自然，如此则补益之功卓著，厚味甘肥则易于偏伤脏腑。

茶在中医中非常受重视，茶在佛家饮食中也占有重要地位。由于佛教寺院多位于名山大川，较适于种茶、饮茶，而茶的本性清淡淳雅，具有镇静清心、醒脑宁神的功效，故种茶不仅成为僧人们体力劳动、调节日常单调生活的重要内容，也成了培养他们对自然、生命热爱之情的重要手段，而饮茶成为历代僧侣们青灯下面壁参禅、悟心见性的重要方式。《本草纲目》指出："茶苦而寒，最能降火……火降则上清矣。"《遵生八笺》有云："每食已，辄以浓茶漱口，烦腻顿去，而脾胃自清。凡肉之在齿间者，得茶漱涤之，乃尽消缩，不觉脱去，不烦刺挑也。"总之，饮茶有多种益处，上清头目，中消食滞，下利二便。

佛家讲禅定，就是在讲静，提出摒除杂念，专心致志。《圆觉经》有云："由静力故，永断烦恼。""定着对镜无心，八风不能动。"《昭德新篇》有云："水静极则形象明，心静极则智慧生。"佛家信众通过参禅打坐，入静止观，调理气息，参悟佛法，最后把自身从尘世中解脱出来。《金刚经》记载了获得清净心的前提。只有不沉迷于"六尘"才可能有清净心。"六尘"是色、声、香、味、触、法。佛家与道家都强调少私欲、节制，这与《黄帝内经》的养生宗旨颇为接近。《素问·上古天真论》云："恬惔虚无，真气从之，精神内守，病安从来。"

以"坐禅"为修炼的方法，实际上是一种静功。坐禅配合调息，"因息修禅，疾得禅定"，是一种对身心极为有益的静气功，有利于健康长寿和对慢性病的恢复。佛家认为，不善调心、调息、调身之三事，用心失所，内外有违，则有病患。得病不但影响练功，甚至还会危及生命，故一要识病之源，二要知治之法。佛家禅定调息之法对中医气功有着一定影响。

三、佛家慈悲与中医药文化医德观

慈悲是佛法的根本，佛家慈悲也体现在佛能医治很多疾病，其中有身体疾病，更多的是心灵之病。佛家追求的快乐，是内心的自我满足，有"常乐我净"四大特征。《杂阿含经》《法华经》都把佛比喻成大医王。佛法要求人们改变不良生活习惯，摒弃各种恶习，不说恶言，不做坏事，尤其要去掉的就是"贪、嗔、痴、慢、疑"这五毒。佛家将疾病之苦列为人生八大痛苦之一，因此佛典中有众多治疗疾病的思想与方法。

佛教以拯救众生脱离苦海为己任，要求佛教徒布施得福，给病患提供力所能及的帮助。对病患袖手旁观，对佛教徒而言是犯戒行为。佛教徒应该像对待佛祖那样对待一切有病之人。因此，佛教寺院格外重视施行善行，把僧人施药、施食、照顾病人这类行为纳入寺院规定。

同时，佛典要求僧侣学习治疗疾病的相关知识，医方明也是僧人的修行方式。佛经《佛说医喻经》有云："如世良医，知病识药，有其四种，若具足者，得名医王。何等为四？一者识知某病应用某药；二者知病所起随起用药；三者已生诸病治令病出；四者断除病源令后不生，是为四种。"具体而言，一个优秀的医生应具备四种能力和素质。一是能确诊某种疾病而用某药，要求医者不仅能辨证，还要能对症下药，这既需要广博的医学知识，更需要丰富的临床经验；二是能辨识疾病的萌芽阶段而随之用药，这是"早诊断，早治疗"，不但能减少患者的病痛，也能降低治疗成本；三是对已产生的各种疾病经治疗能够使病邪外出，对于较复杂的疑难杂症也能给出有效的治疗方案和措施，治愈疾病；四是能够断除疾病的根源，使之以后不再复发，强调治病要标本兼治，不仅治标，更能治本，祛除疾病产生的源头。

佛家不仅要求佛教徒有一定的医术来治疗疾病，更提出了医德要求，充分体现其慈悲为怀、生命至重的人文情怀。可见，佛法与医道共存共荣，济世救人、仁爱为怀是其追求的永恒价值。这与中医传统中的"医乃仁术"有异曲同工之妙。《黄帝内经》阐明医学的使命是"拯黎元于仁寿，济羸劣以获安者"。医者需兼具高水平和高素质，杨泉在《物理论》中指出："夫医者，非仁爱之士，不可托也，非聪明理达，不可任也，非廉洁淳良，不可信也。"医学不仅是医疗技术的应用，更应赋予尊重生命、敬畏生命的道德属性。

佛法慈悲精神与医者治病救人的理念不谋而合，这一点从医学典籍的书名、方剂名和草药名中都有所体现。如医学典籍中提到"慈""惠""普济""普救"，方剂中有慈惠方、慈济方、普济方、普救回生草等。佛法为求普度众生，不惜牺牲自己的生命，需要长期的修炼，不放弃每个生命。医者也为了能治愈更多的患者，苦心研究治疗方式，丰富医学理论，提升医术水平，为救助每个患者不遗余力。

佛家思想中积极的东西，经过历代医家的消化、吸收，已改变了它特有的宗教内涵，逐渐被纳入我国传统的伦理道德体系之中。佛家的慈悲思想对中医药文化中的医德影响深远。虽然众多中医名家各有专长，但他们都具有一颗济世怜生的慈悲心。佛学虽然不是医者的必修课，但仍有医者因慈悲心与佛家结缘，这些医者中最著名的就是孙思邈。孙思邈嗜好佛典，与名僧过从甚密，他撰写的《千金方》，其医学内容不仅吸收了佛教相关的医方，还包含着佛教医学理论的成分。特别是其在《大医精诚》和《大医习业》中，较为全面地论述了学医的目的、责任、理念、品德修养等医德问题。

孙思邈的医德思想主要表现在以下方面：一是大慈恻隐的人文情怀。他在《备急千金要方·序》中指出："人命至重，有贵千斤，一方济之，德逾于此。"他眼中的人命贵重至极，学医就在于救人。"凡大医治病，必当安神定志，无欲无求，先发大慈恻隐之心，誓愿普救含灵之苦"，对待病人应"见彼苦恼，若己有之"，怀着同情心来全力救治病人。二是"一心赴救"的职业责任。他强调在救治病人时"深心凄怆，勿避险巇，昼夜寒暑，饥渴疲劳，一心赴救，无作功夫形迹之心"，"不得瞻前顾后，自虑吉凶，护惜身命"。三是"普同一等"。这就要求医者对病人做到一视同仁，无差别的倾心救治。既不嫌弃地位低微、容貌丑陋的病人，也不对身处高位的病人提要求。"若有疾厄来求救者，不得问其贵贱贫富，长幼妍媸，怨亲善友，华夷愚智，普同一等，皆如至亲之想"。四是"博极医源，精勤不倦"的钻研精神。孙思邈指出，学医除了应当通读《内经》等医学经典及本草方书之外，还要涉猎群书，"若不读五经，不知有仁义之道；不读三史，不知有古今之事；不读诸子，睹事则不能默而识之；不读《内经》，则不知有慈悲喜舍之德；不读《老》《庄》，不能任真体运"。五是"以礼敬人"。孙思邈针对医生的职业特点，提出医生应加强个人修养。医生的言行举止要庄重大方，不卑不亢。到病人家中，"纵绮罗满目，勿左右顾眄；丝竹凑耳，无得似有所娱；珍馐迭荐，食如无味；醽醁兼陈，看有若无"。不可在患者家中"安然欢娱，傲然自得"，要体恤"病人苦楚，不离斯须"。同时，要尽可能给予患者温暖。在患者家人因患者的痛苦而闷闷不乐时，作为医生，应从人道主义出发，想患者之所想，急患者之所急，全身心地为患者解除痛苦。

第三章　中医药文化与中医药学

中医学是在中华民族传统文化的土壤中萌生、成长的，历史悠久、博大精深，其浩如烟海的著作，是中国优秀传统文化的重要组成部分。传统的中医药学著作是一个巨大的宝库，其数不胜数的医药学古籍，无论是医学理论或者临床经验，都是以文字的形式保留下来的，都值得去溯源。因此，要深入挖掘和研究中医药文化的宝贵遗产，就要从中医经典和中医药名家入手，并要以此为基础，进一步探索中医药文化研究的脉络，以更好地把握中医药文化与中医药学之间的联系。

第一节　中医药文化与医药经典

从中医药学发展的历史轨迹来看，自秦汉以来，历代医家的学术主张和理论体系，几乎都没有离开《黄帝内经》《神农本草经》《伤寒杂病论》《金匮要略》等几部医药典范著作。因此这几部医学巨著，已被公认为中医理论体系的确立之作，被奉为中医的经典著作，它们对后世中医学的发展有着极其广泛而深远的影响。

一、中医药文化与《黄帝内经》

春秋战国秦汉时期，我国传统文化的发展出现了第一次高峰，相应地，中医学也出现了发展的第一次高峰——《黄帝内经》《伤寒杂病论》等伟大著述相继问世，由此可以看出，中医学的发展与中国的传统文化是“同步演进”的。

《黄帝内经》是先秦自然哲学、医学理论的最终研究成果，是中医学基础理论的奠基之作。全书分为《素问》《灵枢》两部十八卷，共一百六十二篇。它是一部以生命科学为主体的赋有集成性质的巨作，汇集了汉代以前中国古代文化与科学研究的成就，运用了哲学、天文学、地理学、气象学、心理学、社会学等多种方法来揭示和探索生命规律，并同时赋予、探究了这些学科以医学的内涵及意义。

1. 阴阳之道是《内经》整体理论的统帅

阴阳在中国传统哲学中占有举足轻重的地位，是其中非常重要的一个概念，并且它也是《黄帝内经》的理论灵魂。纵观全书，离不开阴阳二字。《内经》在“生之本，本于阴阳”的理论引导下，运用其独特的阴阳理论，全面而广泛地解释了人体功能、结构、生理、病理等方面的原因，并以此为据进行诊断与治疗。其中，《素问·生气通天论》指明，“阴平阳秘，精神乃治”。阴阳只有处于一种平衡状态，阳气才会固密而不泄，这是一种理想的、和谐的和生命得以生存的方式。如果“阴平阳秘”的和谐状态失常，则疾病随之产生。《素问·至真要大论》云：“谨察阴阳所在，而调之，以平为期。”这是医师临床治疗疾病过程中施行辨证论治的最根本原则。因此，张景岳在《景岳全书·传忠录》中云：“医道虽繁，而可以一言以蔽之者，曰阴阳而已。”

《内经》指出，人身体的各部分、内外可以与阴阳相结合，其将人体看作一个宏观上联系的整体。《素问·宝命全形论》曰：“人生有形，不离阴阳。”人之生命，是由阴阳相感而产生的，人的五脏六腑等也都是根据阴阳来划分的。《素问·金匮真言论》曰：“夫言人之阴阳，则外为阳，内为阴。言人身之阴阳，则背为阳，腹为阴。言人身之脏腑中阴阳，则脏者为阴，腑者为阳……此皆阴阳、表里、内外、雌雄相输应也，故以应天之阴阳也。”这些都是人体中阴阳、内外等相对应的关系，都合于自然界的阴阳变化。

对于疾病的治疗，《内经》以阴阳来归纳药物的性味，并据此指导临床实践。《素问·至真要大论》曰：“辛甘发散为阳，酸苦涌泄为阴，咸味涌泄为阴，淡味渗泄为阳。”由此看来，具有温、热性质的药属于阳，具有寒、凉性质的药属于阴；味道尝起来有辛、甘、淡的属于阳；味道尝起来有酸、苦、咸的属于阴；有着发散、升浮功效的属于阳；有着收敛、沉降功效的属于阴。在临床诊治中，根据疾病的属性可分为阴病、阳病，由此明确治疗的总体思路，然后依据药物的阴阳特性，采取“热者寒之”“寒者热之”等不同的办法，再相应地用药。这样关乎人之身体的生理、病理、诊断、治疗的规律和基本原则就被纳入《内经》的阴阳理论之中。

2. 气化理论是中医学理论体系的基础和核心

《内经》以阴阳、五行、八风、运气等理论为基础，对气化学说进行了论述和完善，并对关乎中医学方面的诊病观、人体观、自然观、养生观等进行了较全面的阐述。《内经》继承并发展了老子“道生万物”和庄子“通天下一气”的思想，认为气充塞着整个“太虚”，是世界的本原，万事万物都是以气为始基。《素问·宝命全形论》曰：“天地合气，别为九野，分为四时。月有小大，日有短长，万物并至，不可胜量。”天地之气相合之后，生成了万事万物。《素问·五常政大论》曰：“气始而生化，气散而有形。”万物之象都受到气的影响。《素问·六节藏象论》曰：“气合而有形，因变以正名。”并且天地之气化合成形体，又根据不同的形态变化而确定万物的名称。

如此，一切都是由气组成的，包括人。《庄子·知北游》有这样一种主张：“人之生死乃一气之聚散。”《内经》赞同此主张，《素问·宝命全形论》曰：“人以天地之气生，四时之法成。”并指出，人是靠着天地元气得以存在的，是按照四时的法则而生长的。“夫人生于地，悬命于天，天地合气，命之曰人。人能应四时者，天地为之父母……能经天地阴阳之化者，不失四时”。人与一切事物是一样的，都是天地元气遵循法则、规律所化，就连人的思维、感官等精神现象，也都是从身体中产生的一种气的运动行为，不是什么神秘的东西。但不同的是，人在万物中最为宝贵，因为人“能应四时”“知万物”，能够效法天地阴阳的变化，不会违背四时的规律，并且能够去了解万物。

根据“气一元论”的观点，宇宙中的一切事物都是相互感应、联系及主客融合的整体。天气的变化对人体的影响是不可避免的，而“气”则为联系的媒介。这就从本质上决定了人自身与万物之间的内在整体性与关联性。人体生命过程中的现象、功能、状态都是“气”生化演变的结果，疾病的发生与“气”的状态有着必然的联系。《内经》把身体的抵抗力和保持身体健康的能力叫作“正气”，提出“正气存内，邪不可干”。《灵枢·本脏》曰：“卫气者，所以温分肉，充皮肤，肥腠理，司开阖者也。”人的正气可以温养肌肉，充养皮肤，管理皮肤腠理的开阖。正气还可分为几大类。《灵枢·决气》曰：“人有精、气、津、液、血、脉，余意以为一气耳，乃辨为六名。”并对构成人体的这“六气”进行了深入说明。因此，《内经》在“气”的帮助下，形成了独特的有关人之生命的论述。

《内经》主张，人体内由天地元气所化的有形之物，可以同无形之气进行转换，这种无形之气的运转，便是“神”诞生的先决条件。《素问·六节藏象论》曰：“天食人以五气，地食人以五味。五气入鼻……以养五气。气和而生，津液相成，神乃自生。”“盖虚极自能生神，神生气，气生精，精又生形，此由先天虚心以复后天，即返还之道也”（余国佩《医理》）。精、气、神三种形态的转换，是人的生命活动的最高形态。

3. 养生中的重“和”思想

《内经》在构建医学理论体系的过程中，受到中国古代哲学和中国传统文化中贵“和”思想的影响，在养生、防病和具体治疗过程中都体现并应用了重“和”思想。

首先，人与自然要“和”。《灵枢·岁露论》曰：“人与天地相参也，与日月相应也。”人生于自然之间，与自然气化息息相通，自然界的各种变化都会直接或间接地影响人体，从而产生相应的生理或病理反应。因此，人必须掌握和了解自然环境的特点，要顺应自然规律，顺从和效法自然界的阴阳规律，以达到养生的目的。

其次，人与社会要“和”。《素问·上古天真论》曰：“处天地之和，从八风之理，适嗜欲于世俗之间，无恚嗔之心。”人生在世要有达观、平和的心境，要顺应人世间的阴阳规律办事，这样才能养生长寿。

再次，人与人要“和”。在社会的大环境中、在实际的生活中，我们总要与他人进行交往，并由此形成各种社会关系。因为每个人的经历、性格、价值观等不同，故交往的时候就会发生一些不如意的事情，小则带来情绪的困扰，大则影响身体健康。正如《素问·上古天真论》所云：“行不欲离于世……举不欲观于俗……形体不敝，精神不散，亦可以百数。”如此方可心平气和，心胸豁达，延年益寿。

最后，人的心与身、形与神要“和”。心与身、形与神密不可分，彼此影响。《素问·上古天真论》曰：“食饮有节，起居有常，不妄作劳，故能形与神俱，而尽终其天年，度百岁乃去。”只有身心和谐，形神和谐，方可健康、长命百岁。“恬惔虚无，真气从之，精神内守，病安从来？”思想上没有过多的负担和欲望，真气深藏顺从，精神持守于内而不耗散，如此疾病便无处躲藏。

4. 对鬼神持否定态度

《内经》告诫人们不要相信鬼神迷信，而要相信医学。《素问·五脏别论》云：“拘于鬼神者，不可与言至德。”被鬼神迷信观念所束缚的人，不能同他讨论高明的医学理论。《素问·宝命全形论》曰：“道无鬼神，独来独往。”真正的医者，可以将自己的医术自如地发挥到炉火纯青的地步，这背后并不是什么神秘的东西在支配，而是伴随着时间的推移和锻炼，其医术变得越来越好。由此在医术和理论上彻底地否认神灵的存在。但是《内经》虽然对鬼神迷信持否定态度，却并非绝然、毫无保留地否定巫术。《灵枢·贼风》云："黄帝曰：'今夫子之所言者，皆病人之所自知也。其毋所遇邪气，又毋怵惕所志，卒然而病者，其故何也？唯有因鬼神之事乎？'岐伯曰：'此亦有故邪留而未发，因而志有所恶……故似鬼神。'黄帝曰：'其祝而已者，其故何也？'岐伯曰：'先巫者，因知百病之胜，先知其病之所从生者，可祝而已也。'"那些突然发作却没有明显病因的患者，并不是由于鬼神作祟，而是先有宿邪留在体内而未发作，经情绪刺激后而血气不和，以致突然发作，此病因极为微妙。巫医之所以能将病治好，是因为懂得各种疾病之间相互制约的关系，掌握了疾病发生的由来。《素问·移精变气论》曰："古之治病，惟其移精变气，可祝由而已。"指出"祝由"治病的原理为移精变气，通过思想意识的调控来改善患者的精神状态，从而治愈疾病。

《内经》在阐述医学思想的同时，也对当时哲学领域的某些问题，例如阴阳、五行等进行了深入探讨，体现了丰富的哲学内涵。虽然由于时代的局限，不可避免地存在一些模糊、直观等缺陷，但其中所蕴含的科学与人文精神，是我们的先辈在非常艰难的环境中对人之生命的不懈探索的结果，这一精神至今仍有继续学习和发扬的价值。

二、中医药文化与《神农本草经》

《神农本草经》是中药学科学体系发生的源头，是中医药学理论体系形成的四个最显著的标志之一。它总结了汉代以前的药物学成就，为中药学的学科建立奠定了坚实基础。全书共收载了365种药物，详细介绍了每味药的产地、性味、采集时间、入药部位和主治病证。这些药物的品种数正好与一年的365天相合。这并非巧合，而是作者有意为之。从实际情况看，当时认识和掌握的药材数量远远超过这个数字，但因受术数观念的影响，只选择了365种。"法三百六十五度，一度应一日，以成一岁"（马继兴《神农本草经辑注》）。

1. 开创了药物分类之先河

为了生存，人类在采摘、食用植物和狩猎动物的同时，逐渐认识到植物和动物给人体带来的正面或负面影响。《神农本草经》是我国现存最早的中药学专门著述，所涉及的365种药物都是从与疾病的抗争中获得的。因此，它的作用和治疗效果是真实可信的，而且绝大多数今天仍在使用。另外，此书还特意将所收集到的药物进行汇总和归类，将365种药物分为上、中、下三大类，也就是所谓的“三品分类法”，它的分类是根据药物的性质和用途而定的。具体而言，有120种药被称为“上药”，“主养命，以应天”（马继兴《神农本草经辑注》），无毒，长期服用，不会伤害人体，就像大枣、甘草、人参等；有120种药被称为“中药”，“主养性，以应人”（马继兴《神农本草经辑注》），如龙眼、白芷、黄连、百合等；有125种药被划为“下药”，“主治病，以应地”（马继兴《神农本草经辑注》），大多毒性较强，不宜长期服用，如巴豆、乌头、大黄等。其分类依据明晰，虽然并非完美无瑕，但是其中的药物分类研究思路对后世有重要的启迪作用。

2. 记载了药物的产地及采制

有关中药的产地、采集、贮存，尤其是炮制加工是否适宜，每个环节都对药材的质量有着重要影响。药材的产地、分布与生产都在很大程度上依赖于特定的自然环境。但是由于我国地域辽阔，地理条件、气候条件复杂，不同地区的水土、气候、生物分布等环境上都有很大的差别，这些都会对药材的品质和药效产生影响。

《神农本草经》从实践出发，首次告诫人们药物的功用与其生长环境有关，为后世中药“道地药材”理论的发展奠定了基础。在药物采集方面，《神农本草经·序录》记载，“阴干、曝干，采造时月生熟，土地所出，真伪陈新，并各有法”，指出药物采集的时间与疗效密切相关，要遵循时间去采集药材。在制药方面，书中指出药有阴干、曝干之分，以及“宜丸者，宜散者，宜水煮者，宜酒渍者，宜膏煎者”，可以看出，在那个时代，药物的炮制已经有了一定的规范。

3. 蕴含丰富而深刻的药物理论

《神农本草经》集前人之大成，首次完整地提出四气五味的药性理论，奠定了药性理论的基础。《神农本草经·序录》曰：“药有酸、咸、甘、苦、辛五味，又有寒、热、温、凉四气，及有毒、无毒。”事实上，药材真正的味道并不是仅有五种。出于对五行属性分类的考虑和受其影响，所以自古以来，所有药材的味道都被纳入这五味的大类里，而涩味划归为酸，淡味划归为甘。这里提出的有关四气五味、有毒无毒等药性理论，成为后世临床用药的基本依据。

该书在药物配伍方面，主张君臣佐使的组方原则。君臣佐使为社会各阶层的成员，地位和职能都不一样，借此比喻药材在配伍中的作用。上药为君，中药为臣，下药为佐使。组方时，在充分考虑药物特性的情况下，可以依据一君、二臣、三佐、五使，或一君、三臣、九佐使的原则。书中还根据药物配伍过程中两种或两种以上药物放在一个方剂中产生的不同反应归纳出七种关系，“有单行者，有相须者，有相使者，有相畏者，有相恶者，有相反者，有相杀者”，并提出“合和视之”，即“七情合和”的药材配伍法则。

4. 重视服药时间与疗效的关系

《神农本草经·序录》曰：“病在胸膈以上者，先食后服药。病在心腹以下者，先服药而后食。病在四肢血脉者，宜空腹而在旦。病在骨髓者，宜饱满而在夜。”提出用药期间要针对不同的病证，选择不同的时机，以获得最好的疗效。这里所说的早晨和晚上的饭前或饭后服药原则是经过深思熟虑和对病灶的仔细辨认，并根据病情、病位的不同而确定的。这种根据情况而定的不同服药时间的理论被称作“时间疗法学”。

《神农本草经·序录》曰：“凡欲治病，先察其源，候其病机，五脏未虚，六腑未竭，血脉未乱，精神未散，服药必活。若病已成，可得半愈。病势已过，命将难全。”提出对病证的治疗要掌握病情发展的走向，准确判断病情的预后，有病必须及早治疗、及早用药。这是治病救人、“防患于未然”的先进思想。

《神农本草经》作为中医药学的经典著作，贡献是多方面的。尤其是对于药物学来说，从基础的本草学知识、理论到编纂体例、内容编排等方面都具有创新性，其中大多数药物仍是中医学的研究对象。

三、中医药文化与《伤寒杂病论》

《伤寒杂病论》为“医圣”张仲景所著，是我国医学史上影响最大的古典医著之一，也是我国第一部临床治疗学方面的巨作。书中对东汉及之前的医术成果进行了汇总，并把理论与实际紧密地联系在一起，是中国第一部集理、法、方、药于一体的医学经典，开拓了中医学热病、杂病辨病、辨证论治的新局面，堪称“方书之祖”。该书于东汉末年问世后，因战乱而散佚，经西晋王叔和与北宋林亿等收集、整理后，以《伤寒论》和《金匮要略》两部书先后问世，济世惠民。

1. 确立了中医辨证论治基本法则

《周易》是先秦的代表作，包含着大量的哲理，其中以朴素的唯物论和辩证法为代表。其后产生的阴阳五行学说、以简驭繁的思维方式，对张仲景影响很大。

张仲景将辨病与辨证融为一体，创立了伤寒与杂病的诊治原则。他把疾病发生发展过程中的种种证候，从病邪入侵经络、脏腑的深浅状态，患者体质，病情的进退以及是否有慢性病等进行全面分析，从中找出规律所在，继而制定相应的治疗方案。他富有创新性地将外感热性病分为六大证候群及八大辨证纲领，从六经（太阳、少阳、阳明、太阴、少阴、厥阴）和八纲（阴阳、表里、寒热、虚实）对疾病的病位、属性、邪正消长等进行总结，找出其发展演变规律，为后世提供了根本性指导原则。

《伤寒杂病论》以六经统病证，周详而实用。除介绍各经病证的典型特点外，还述及一些非典型情况，如恶寒、脉浮、头痛、发热等是表证，太阳病。但同样是太阳病，也有是否有汗和脉象缓急的区别。无汗、脉浮紧为麻黄汤证，属太阳病伤寒表证；有汗、脉浮缓为桂枝汤证，属太阳病中风表证；无汗、脉紧而增烦躁则为大青龙汤证。如此精细的辨证及选方用药法则，使医家可执简驭繁，应对各类复杂证候。

张仲景十分强调辨证论治的灵活运用，如“舍脉从证”和“舍证从脉”，强调辨证必须望、闻、问、切四诊合参，如果出现脉证不符的情况，应根据实际病情，摒除假象或次要矛盾，抓住证情本质，或者“舍脉从证”，或者“舍证从脉”。证实脉虚，其实质是证有余而脉不足，当舍证从脉而救里；而阴证见阳脉，提示病邪有向表趋势，里证见浮脉，多提示表证未尽解。证虚脉实，则宜“舍脉从证”。这无疑为医者厘清临床复杂证候提供了思路。

2. 对治则和方药的贡献突出

《伤寒杂病论》是一部论述外感病与内科杂病为主要内容的医学典籍，其中包含完备的治则理论，对后世的医学发展产生了深远影响。治则是治疗疾病时所必须遵循的法则，又称“治之大则”。治则是在整体观念和辨证论治理论指导下，根据四诊（望、闻、问、切）所获得的客观资料，在对疾病进行全面地分析、整理综合与判断的基础上，而制定出来的对临床立法、处方、遣药具有普遍指导意义的治疗规律。治则指治疗疾病的总原则，《素问·移精变气论》原称“治之大则”。治则是从整体观点出发，进行辨证施治，把原则性与灵活性结合起来。首先着重于治病求本，寻找致病原因，重视人体发病的内在因素，注意正气与邪气之间的辩证关系。同时分析具体情况，分清缓急，区别主次，抓住主要矛盾，施行治疗。治则中既重视疾病的早期治疗，亦寓有防患于未然的要求。

该书的治则可归纳为"治未病"、治病求本、扶正驱邪、正治反治、标本缓急、调和阴阳、三因制宜等。"治未病"包括养生保健、预防疾病和及早发现疾病、及早治疗两个层面。防患于未然是根本准则。治病求本是每个病证都要遵循"审证求因"这一准绳，将辨证与辨病相结合，并总结出一套治疗方法，探寻其规律性所在。扶正驱邪强调驱邪的时候不要忘记扶正，扶正的时候不要忘记驱邪。正治反治指所用药物性质的寒热、补泻效用与疾病本质和现象之间的逆从关系而言，故说"逆者正治，从者反治"。正治指采用与其疾病证候性质相反的方药进行治疗的原则，又称"逆治"，包括寒者热之、热者寒之、虚则补之、实则泻之等原则。反治指顺从病证的外在假象而治的原则，又称"从治"，其实质是在治病求本原则指导下针对疾病本质而进行的治疗，主要有热因热用、寒因寒用、塞因塞用和通因通用。标本缓急是中医治病的重要原则，中医治病一般按照"急则治其标，缓则治其本，标本俱急者，标本同治"的原则进行治疗。调和阴阳是通过药物或其他方法，调整人体阴阳的偏盛或偏衰，使二者协调合和，恢复其相对平衡的状态，如寒热温清、虚实补泻、解表攻里以及调和营卫、调理气血等。三因制宜即在辨证论治的过程中，要考虑人、时、地等因素，因人、因时、因地制宜，这也是中医个体化治疗的特点表现。

在以整体观念为指导的治则基础上，张仲景创立了一系列卓有成效的方剂。据统计，《伤寒论》载方 113 首，《金匮要略》载方 262 首，去掉交叉重复的部分，实际上两本著述收载方剂共 269 首。这些方剂均有严密而精妙的配伍，例如桂枝与芍药配伍，若用量相同（各三两），即为桂枝汤；若加桂枝三两，则可治奔豚气上冲；若倍芍药，即成治疗腹中急痛的小建中汤。若桂枝汤加附子、葛根、人参、大黄、茯苓等则可衍化出几十个方剂。这之中变化的巧妙，效果之好，令人不由赞叹。尤其是该书对于后世方剂学的发展，诸如药物配伍及加减变化的原则等都有着深远影响，并一直为后世医家所遵循。其中许多著名方剂在现代人的保健中仍然发挥着巨大作用。在剂型上此书也勇于创新，其种类之多，已大大超过了汉代以前的各种方书，计有洗剂、熏剂、灌鼻剂、灌肠剂、酒剂、丸剂、汤剂等。此外，对各种剂型的制法记载也十分详细，对汤剂的煎法、服法也交代颇细。所以后世称张仲景的《伤寒杂病论》为“方书之祖”，称该书所列方剂为“经方”。

另外，此书对针刺、灸烙、温熨、药摩等治疗方法也有许多阐述，并且对许多急救方法也有所收集，如对自缢、食物中毒等的救治就颇有特色。尤其是关于自缢的处理解决方法，与现在采用的人工呼吸办法很像。这些都是祖国医学中的宝贵资料。

《伤寒杂病论》对中医学科的发展起到了很大的促进作用，而且伴随时代的发展，它的科学性所在也愈发地凸显出来，成为后世研究医学之人必看的医学经典之一。此书伴随着在海外的传播，也受到了各国医学界的重视，成为许多医学工作者学习的经典书籍。值得一提的是，越南、新加坡、朝鲜等国的医学发展也一定程度地受到了它的影响和促进。目前，《伤寒论》《金匮要略》仍然是我国中医药院校所开设的重要基础课程之一。

四、中医药文化与《金匮要略》

《金匮要略》为东汉时期张仲景所著，属原撰写于《伤寒杂病论》十六卷中的“杂病”部分。全书 25 篇，262 首方剂，并列出 60 多种病证，主要以内科杂病为主，兼及一些妇产科、外科等病证。历代医家称其为“医方之经”，是治疗杂病的范例。“金匮”有重要性、宝贵的意思；“要略”有简洁的意思，是说该书内容精粹，有很高的价值，非常珍稀，需要谨慎地保存和使用。

1. 脉诊是辨证施治的重要环节

脉诊在张仲景的学术思想中占据着举足轻重的位置，它与中医理论、治疗法则、药材、方剂等都存在着密切关系。《金匮要略》以脉诊为重要辨证依据，确立了脉证合参、辨证施治的原则，可广泛用于鉴别疾病、确定治法、解释病机和判断预后，对于临床治疗内、外、妇、儿各科病证均具有指导作用。张仲景的脉学思想以阴阳学说为指导，将脉象分为阴阳两大类。他的诊脉方法以《难经》中独取寸口诊脉法为主，并进行了进一步完善，发展为寸口的三部九候诊脉法。他还结合不同病证诊察趺阳、寸口、少阴、少阳等诊脉部位，但更多的是运用寸口脉法。观察三部脉象可以推测肾气盛衰及胃气的存亡情况，为判断病情的吉凶逆顺提供可靠依据。张仲景将脉法与临证紧密结合，因人辨脉、辨病，主张脉、证、治并举，即以脉象与表证相联系，从脉象和表证进行辨证、判断病情、诊断和治疗。张仲景的著作虽然不是脉学专著，但是对中医的脉诊方法的改进和脉证结合研究有着很大的贡献。

2. 杂病辨证论治对后世医家的重要影响

《金匮要略》继承了《内经》和《难经》的理论体系和方法论，对杂病的辨证论治进行了系统阐述，对后人关于杂病的诊断和治疗产生了很大影响。后世医者，凡是论及杂病治疗的都将其奉为范例去认真钻研。该书提出的杂病辨证论治对后世医家的影响，可以归纳为以下六个方面：一是书中的整体观念和“治未病”思想被后世医家奉为诊治杂病的圭臬。二是“三因”学说，为后人对杂病病因的思考和分类奠定了基础。三是以病为纲、以证为目的的主张，为后世医家杂病辨证的范例。四是以脏腑辨证为主的杂症辨证方法被后世所尊崇。五是关于杂病的治则和治法是后世医家治疗杂症的原则。六是关于各种杂病，尤其是对内科、妇科疾病的施用药物和处理办法，给后人在治疗杂病方面带来了极大的启发，并为此纷纷效法。后世在中医内科学方面的发展无不根源于此，其所确立的基本理论和方法仍是当今中医内科学的核心和基石，其所采用的脏腑经络以及八纲辨证方法仍是现今中医内科学最基本和重要的辨证方法，其所确定的治未病、标本缓急、扶正祛邪及脏腑补泻的基本治则仍是现今中医内科的基本治则。

总之，《金匮要略》作为中医四大经典著作之一，不但是一部珍贵的历史文献，而且有很高的科学价值，至今仍有着指导临床的现实意义，故为国内外医家和史学家所重视。其对杂症的理法方药、辨证论治，为后人提供了科学依据。在此基础上，后世医者也进行了进一步发展和探索，使杂病的诊断和治疗更加完善、更加成熟。

第二节 中医药文化与医药名家

在漫长的历史岁月中，中医药护佑着华夏子孙一代代健康成长，有着非凡的成就。在中医药文化中，那些有名或无名的医学家，以出色的胆识探索试验，以高超的医术救死扶伤，以高尚的医德悬壶济世，赢得了人们的尊敬与爱戴。中国古代有“不为良相，便为良医”之说，认为治国和治病是人世间最值得做的两件事，这反映了社会对医家的高度尊崇。在无数医家中，一些医术医德特别杰出的名医，他们的事迹和医学思想通过著述、传说等流芳百世，深入民心。

一、脉学之宗——扁鹊

《史记》记载:“扁鹊言医,为方者宗,守数精明;后世修序,弗能易也。”“至今天下言脉者，由扁鹊也。”由此可知，扁鹊是精通方技、术数和脉学的人。他不仅医术高明，妙手回春，而且在长期的行医过程中总结形成了早期的中医学理论，创立了中医诊疗方法，可称为脉学的倡导者、脉学之宗，对中医学的发展影响深远。

1.“扁鹊”的得名

扁鹊是历史上首位有记载的医者。司马迁在《史记・扁鹊仓公列传》中对其事迹有所记载。

关于“扁鹊”的名、字、号,众说纷纭,大致有几种观点。第一种观点认为“扁鹊”是周秦间良医的公名。如《史记・扁鹊仓公列传》记载的视赵简子之疾、治虢太子之疾、望齐桓侯之疾、入咸阳等，所涉时间跨度达三百余年，显然一个人的寿命是不可能那么长的。书中记载：“扁鹊名闻天下。过邯郸，闻贵妇人,即为带下医……来入咸阳,闻秦人爱小儿,即为小儿医;随俗为变。”“为医或在齐，或在赵。”可以看出，扁鹊遍访河北、陕西等地，就当时的历史环境而言，作为一名医家能有这么大范围的行动轨迹，且生平跨越时间如此之长,综合考虑,“扁鹊”并非专指一人,而是对一些具有高超医术医家的总称。

第二种观点认为,“越人”是名,“扁鹊”是号。《史记·扁鹊仓公列传》曰:“扁鹊者,勃海郡郑人也,姓秦氏,名越人……为医或在齐,或在赵。在赵者名扁鹊。”司马迁认为，扁鹊姓“秦”，名“越人”，在赵行医时被称为“扁鹊”。《史记·正义》说他出生在卢国,也就是今天的山东长清一带,所以又叫他“卢医”。杨玄操在隋唐时期就认为黄帝时期曾有一名被称为“扁鹊”的神医，由于秦越人的医术高超，与轩辕时期的“扁鹊”可得以齐名，故被奉为“扁鹊”。

2. 发明四诊之法

扁鹊四处行医，在实践中逐渐摸索出一套有效的诊断手法，形成了比较完整的诊疗体系。这就是后来中医总结的四诊法，当时扁鹊称为望色、听声、写形和切脉。四诊中，望诊是首要和重点环节。人们往往都有这样的经验，生病时脸色、皮肤会发生变化，医生在询问患者症状时，也会观察其气色，从而判断疾病的病因和轻重。望诊需要很深的功底。扁鹊就是一位精于望色的医生，被收入中学课本的《扁鹊见蔡桓公》就是对他出神入化的望诊技术最真切的写照。除了望诊，扁鹊的切诊也有相当高的水平。司马迁认为，扁鹊是最早把切脉诊断用于临床的医生。扁鹊为赵简子切脉又快又准，是因为他发明了独特的寸口诊法。这是扁鹊对中医诊疗手法作出的贡献之一。望诊和切脉扁鹊运用得也极为纯熟。他经常综合运用四诊法诊治患者。

3. 传授生徒，创齐派医学

从《史记·扁鹊仓公列传》中能够发现，扁鹊是有徒弟跟随的。在扁鹊给虢太子看病时，有两个徒弟跟着进行操作。据有关记载，扁鹊门下有徒弟七人，都是精通医术、出类拔萃之人。扁鹊招收徒弟，不仅教授医学理论，还治病救人，由此形成了齐派医学。他们主要行医轨迹在齐、周、秦等地。齐派医学发展到汉代，以淳于意为代表。淳于意的医术特点也反映出该流派在脉学上的造诣。淳于意是公乘阳庆的弟子，公乘阳庆给他的医书中包括五色诊、阴阳、黄帝、扁鹊之脉书等，这使他日后成为一名脉学的集大成者。齐派医学为中医学的形成和发展作出了重要贡献。

4. 主要医学思想

扁鹊在长期的医疗实践中形成了自己的医学思想，其中许多医德要求和诊疗原则时至今日仍有借鉴意义。《汉书·艺文志》记载，扁鹊曾著有《扁鹊内经》《扁鹊外经》，但都已绝迹。现存《难经》系后人托名扁鹊之作。扁鹊医德高尚，为人谦逊，不以功劳为荣。治好虢太子的尸厥后，人们称赞他有起死回生的妙手，他却实事求是地说，病人并没有死，自己只是消除其重病而已，称不上起死回生。他秉持医学的科学精神，厌恶巫术，坚信医学与巫术是不可调和的。《史记》将其行医准则概括为“六不治”：一是自恃权势、骄横跋扈之人不治；二是贪图钱财、不顾性命之人不治；三是暴饮暴食、饮食不规律之人不治；四是病入膏肓、不及时求医之人不治；五是身体孱弱、无力吃药之人不治；六是信邪不信医之人不治。这体现了他坚持真理、反对强权的精神。

扁鹊认为治病需及早，要防患于未然，尤其注重未病先防。“蔡桓公讳疾忌医”一事中充分反映了他的这一思想。他从浅到深，从四个阶段对病证的发展进行剖析，并提出了不同的治疗方案，展现了他早治防变、防微杜渐的主张。

扁鹊在行医的同时也依当地需求，为患者进行针对性治疗。到了邯郸，听说本地人对女性很尊敬，他便去做妇产科大夫；到了洛阳，他听说当地人很尊敬老人，便专门看一些老年病；到了咸阳，听说当地人非常爱护儿童，他便做治疗小儿疾病的医生。这也反映出他精通各科疾病的治疗。据记载，扁鹊还精于外科手术，而且能用药物麻醉进行手术，是我国最早施行全身麻醉者。在具体的医疗实践中，他不仅运用四诊之法，还采用综合治疗之法，救治虢太子就采用了针刺法、热熨法和服汤药等综合疗法。

二、外科鼻祖——华佗

华佗，字元化，一名旉，沛国谯县人，与董奉、张仲景共被尊为“建安三神医”，是东汉末年著名医家。华佗专攻医学，精通内、外、小儿、妇科等，尤以外科见长，更是独创“麻沸散”辅助外科，被誉为“外科圣手”“外科鼻祖”。他还创制“五禽戏”，发展医疗体育。华佗著有多部医书，但都已散佚，然而他医术高超的声名则世代流传。时至今日，我们称赞一个人妙手回春时常常称其为“华佗再世”。

1. 钻研不辍，杏林楷模

华佗的医术，没有名师指点，他的主要精力都放在了前人的医学成果，也就是各种医学典籍之上，进而他在实践中始终都保有进取之心和不懈钻研的精神。当时的中医学已经取得了一定成就，《黄帝内经》《黄帝八十一难经》《神农本草经》等医书也都已出现，望、闻、问、切四诊法和药物、针灸等治疗手法基本确立并得到广泛运用，更有扁鹊、仓公淳于意这样医术高明、以医济世、不慕名利的名医事迹。这不仅促进了华佗的医术精进，还陶冶了他的情操，使他成为医术高妙的杏林圣手。他自少年时代就踏上了学医之路，在此过程中，他不仅刻苦钻研，“兼通数经”，而且谦虚求知，“游学徐土”，志愿为天下苍生服务。华佗刻苦努力的精神意志，再加上他不断汲取前人在医学方面的成功经验、不断在自己行医过程中累积的实践经验，这就为他在医学上的成绩打下了坚实的基础，他独特且精确的治疗和诊断办法、高超的外科手术技术，逐渐使他成为后人的医学楷模。

2. 医术高超，通晓多面

华佗是汉魏之际一位杰出全能名医。他在医术上是多面手，并且每一面都达到了相当精湛的境界。在长期的医疗实践中，他逐步认识到预防疾病的重要性，并继承了《黄帝内经》“不治已病治未病”的学术思想，在“治未病”

方面有着卓越的成就。他倡导人们要适量进行锻炼，以减少疾病，预防疾病。他的“治未病”的思想和实践的主要成果，即创五禽戏，强身健身。他主张“人体欲得劳动，但不当使极尔。动摇则谷气得消，血脉流通，病不得生，譬犹户枢不朽是也。”根据这样的理论，他借鉴前人“熊经鸱顾，引挽腰体，动诸关节，以求难老”的“导引”之法，发明了“五禽戏”，“体中不快，起作一禽之戏。沾濡汗出，身体轻便，腹中欲食”。（陈寿《三国志》）

在食疗保健上，他研制出“漆叶青黏散”。此散剂，“久服去三虫，利五脏，轻体，使人头不白”。正因为华佗通晓养生保健之术，其虽年至耄耋仍身体健壮。“时人以为年且百岁而貌有壮容”。他的两个弟子广陵吴普、彭城樊阿从他那里学得养生之术，也至高寿。吴普坚持练“五禽戏”，“年九十余，耳目聪明，牙齿完坚”。樊阿坚持服食“漆叶青黏散”，“寿百余岁”。可以说，华佗在保健养生方面的造诣，不但达到了那个时代的高水平，至今对人们在强身健体、延年益寿等方面仍然具有一定的指导意义。

在运用方药和针灸上，他也十分擅长。“其疗疾，合汤不过数种，心解分剂，不复称量，煮熟便饮，语其节度，舍去辄愈。若当灸，不过一两处，每处不过七八壮，病亦应除。若当针，亦不过一两处，下针言‘当引某许，若至，语人’，病者言‘已到’，应便拔针，病亦行瘥”。（陈寿《三国志》）他以对病理、药理、医理、经络学、针灸学、诊断学的精通为前提，使用方药、针灸对不同疾病的诊治都达到了十分高超的水平。

他还曾熟练地将“酒服麻沸散”用于外科手术中，并且获得了很好的麻醉效果，他的手术技艺也是较为精妙。“若病结积在内，针药所不能及，当须刳割者，便饮其麻沸散，须臾便如醉死无所知，因破取。病若在肠中，便断肠湔洗，缝腹膏摩，四五日瘥，不痛，人亦不自寤，一月之间，即平复矣”。（陈寿《三国志》）像这种手术，即便放于今日，也是一项规模不小的手术，而且手术的切口在四五天内就会痊愈不痛，这和现在的外科无菌操作下的情况是一样的，说明当时的手术清洁度很高，使用的膏剂也是一种很好的消炎药剂。华佗所进行全麻手术，在国内和国外的医学史上都是罕见的，在世界范围内的麻醉学、外科手术历史中都占有举足轻重的位置。

3. 服务大众，治病救人

华佗精通前代典籍，通读经书，医术精湛，性格豪爽，不慕名利，为人正直刚强。他不愿为官，并且多次谢绝举荐，甘愿做一名普通的大夫，用自己的医术治病救人。据史料记载，曹操对华佗的医术很感兴趣，他得了一种“头风”的顽疾，请很多大夫治过，均收效甚微。于是他找华佗诊治，很快就见效了。但这病无法彻底治愈，一想到要与曹操在一起很长一段时间，华佗不愿意，于是便托故回乡。这之后，曹操多次召见，华佗都以妻子身体不适为由拒绝，惹得曹操大怒。由此可见，华佗甘愿为百姓看病，而不愿为权势所倾倒，所以他很受民众的欢迎和拥护。根据历史记载，他的一生中救过很多人，但他从来不以自己的医术才能向病人索要财物，相反地，清贫一世的他直至逝世前，全身也只有一本“可以活人”的典籍而已。他只求技艺，却落得如此清贫，让后辈们都为之震惊。他的仁心仁术为中医技术的传承和华佗文化的传播起到了巨大的推动作用，与此同时，他所奉行的“服务大众，治病救人”的宗旨也为后世医者所尊崇。

华佗在医术上的造诣不是无源之水，而是他对中国传统文化吸收和合理利用的结果。他的医学理论是从《内经》中得来的，但并非仅仅出自于其中。他所提出的养生理念、“贵阳论”，与《易经》的八卦、阴阳等思想相吻合，足可以看出，他是中华优秀传统文化的继承者。

总之，华佗在医学上的学术思想是非常有价值且丰厚的，他的学术才华已经化作了一颗颗璀璨的辰星，照耀着中医学之路的发展，指引着后人。华佗在中国医学史乃至整个历史上的影响都是很大的，他身上铸就的是一座象征着中华传统文化的丰碑。

三、传奇药王——孙思邈

著名的医药学家孙思邈自幼聪颖好学，通晓老庄及诸子百家之说，他既精通儒道思想，又对佛经深有研究，学识非常渊博。幼时体弱多病的经历促使他后来立志学医。他屡次拒绝征召，不慕荣利，一心钻研医术，手不释卷，医学造诣很深。他著有《备急千金要方》和《千金翼方》，这两部书被后世合称为《千金方》，被誉为我国历史上第一部临床医学百科全书。

1. 大医精诚

对于普通人来说，要远离疾病，保持身体健康；对于医者来说，就要急病人之所急，全力以赴地救治。《备急千金要方》把“大医精诚”的医德规范放在首卷，可见对它的重视程度，而且还十分罕见地用整整一卷的篇幅对“医为仁术”的精神进行具体论说。所谓“医为仁术”，是说医者一定要态度认真，秉持恻隐之心，把治病救人当作自己的事来做，绝不能轻视之。在施救过程中绝不能分心，就是绮罗满目、丝竹盈耳、美食飘香也不能转移注意力，否则稍有差池就可能葬送病人性命。

孙思邈主张，不管病人贵贱贫富、长幼男女、怨亲善友、华夷愚智，医者都要把他们当成自己的至亲一样善待。作为医者，不能瞻前顾后，总是考虑自己，必须以病人的利益为出发点，不避险恶，不顾辛劳，不贪图钱财，一心救治。同时还要谦虚谨慎，博学好问。唯有如此，才能称为苍生大医。他还认为，要成为良医，就必须大胆设想，谨慎诊治，遇事圆机活法，不拘泥成规，不贪图名利，坦荡做人。这既是对医者的要求，也是任何有担当、有气度的人应做到的。他非常重视医德，不仅这样要求所有行医之人，而且自己首先以身作则。他既给王侯将相看病，也不避贩夫走卒，在他眼中，病人没有社会地位的差异。孙思邈既有高超的医术，又以德养身，因此备受历代人民的尊崇。

2. 善于创新与养生

孙思邈是一个善于探索、善于创新的人，他发明了导尿术，《备急千金要方》记载了下面这个故事：有一天，一个面色苍白、精神萎靡的病人来请孙思邈看病，但他外出行医去了，家里只有他的弟子。病人陈述了一下自己的症状，说是无法排尿。弟子一听，想当然地判断为癃闭，也就是西医说的尿潴留病。弟子便按照这个病的一般治法，又是给病人扎丹田穴，又是让其服用五苓散，但均不见效。眼见病人喝了药，肚子更胀了，弟子们只好让他第二天再来找孙思邈。次日，这个病人再次上门求医，看到病人憋得难受的样子，孙思邈心想吃药已经来不及了，如果想办法用根管子插进尿道，尿液或许会流出来。这时，他看到了邻家的小孩正在吹一支葱管子，那管子很尖、很细，并且很柔软，所以他想试试。他挑了一支合适的葱管，放在火堆上稍稍加热，削掉尖头，小心地插入患者的尿道，接着用力一吹，很快便有一股尿液从葱管中流出。这就是世界上有记载的最早一例导尿术。从这个故事可以看出，孙思邈在掌握丰富的医理的基础上善于创新，创造出新的治疗方法来提高疗效。值得一提的是，他还有一个贡献，就是最早提出了“阿是穴”的概念。我们有过这样的经验，有时候感觉整个肢体疼痛，可是上下左右按过却都不痛，只有一个点痛，按到就会疼得大叫，这就是阿是穴。阿是穴往往不是穴位，而且不固定，找到它再施治才有效。《千金方》中记载了不少这样卓有成效的独创疗法，为后世带来了极大的启迪。

孙思邈的医学思想中还富有养生文化，他在实践中总结出一套简单易行的科学养生方法，对于如何调理身体，他提出了许多原则。比如食疗，首先就要节制饮食，控制分寸；还要注意节气的变化和食物营养的不同，不能随便乱吃；吃的时候要细嚼慢咽，千万不能囫囵吞枣；此外还要注意饮食的搭配，尽量不要饮酒，这样才能通过饮食达到养身的目的。又比如睡觉，孙思邈认为人最好采用蜷缩的姿势，因为人的脊髓不是直的，所以直挺挺地躺着不符合人体力学原理。他还讲究睡眠时头南脚北。在个人卫生方面他还特别重视沐浴、熏香、漱口和洁齿等。他从衣食住行、个人卫生等方面，对保健的原则、方法、意义作了较为系统的阐述。他开创了大量的用于健康保健的养生方法，内容极多，涉及的范围也比较广，是古人长久以来的实践经验和总结，意义非凡，至今仍然值得我们学习和借鉴。

3.《千金方》的历史贡献

孙思邈广泛搜集东汉至唐代的医论、验方以及用药、针灸经验，总结前代医学理论和自己数十年的临床治疗经验，兼及服饵、食疗、导引、按摩等养生方法，写成了我国医学发展史上具有重要学术价值的两部医学巨作——《备急千金要方》和《千金翼方》。这两部书被后世合称为《千金方》，为中医学的发展及临床应用提供了极大的理论启发，是我国古代中医药学的瑰宝。

《备急千金要方》共三十卷，分二百三十二门，与现代临床医学的分类法十分相近。全书载方、论五千三百首，既包括诊法、证候等医学理论，又有内、外、妇、儿等各科的临床经验；既涉及解毒、急救、养生、食疗，又涵纳针灸、按摩、导引、吐纳，而且第一次完整提出了以脏腑寒热虚实为中心的杂病分类辨治法。这部书从理论基础到临床各科，理、法、方、药齐备，是对唐以前医学发展的一次总结，并对后世医学特别是方剂学的发展作出了杰出贡献。

《千金翼方》共三十卷，分一百八十九门，含方、论、法两千九百余首，记载药物八百多种，其中包含伤寒、色脉、妇人、小儿、本草、益气、杂症等，其为《备急千金要方》多方面的补充。《千金翼方》的一大贡献是整理和收录了散佚的《伤寒论》条文，使其得以部分保存和流传，并富有开创性地从方、证、治三个方面对《伤寒杂病论》进行了深入的探究。孙思邈的这些思考和研究是唐代仅有的对《伤寒杂病论》的研究，也开启了后世以方类证的先河。

《备急千金要方》特别突出的贡献是把儒家、道家和外来古印度佛家的养生思想与中医学的养生理论相结合，提出了许多养生、食疗、节情、养形、精神内守等方面的原则和具体方法。其中收录了许多实用的保健养生方法及其相应的方剂，分类清楚、详细，时至今日仍然具有重要的理论指导和实用意义。孙思邈之所以能够活到上百岁，跟他善于养生并持之以恒地身体力行有很大关系。

孙思邈一生著作甚多，除了现存的《备急千金要方》和《千金翼方》，还有《摄生真录》《福禄论》《太清丹经要诀》《枕中方》等，可惜大多散佚。孙思邈的高超医术和高尚医德赢得了人民的尊敬和爱戴，人们尊称他为“药王”“药圣”。他去世后，人们感念他的恩德，把他隐居过的“五台山”改名为“药王山”，还在山上建庙塑像，树碑立传，以此纪念他对中国医学作出的杰出贡献。

四、明代神农——李时珍

李时珍，字东璧，湖北蕲州人，是我国古代著名的医学家和药学家。《本草纲目》是他几十年来费尽心血的结晶，是国内外医学史上的重要典籍，被达尔文誉为“中国古代的百科全书”。

1. 以身试药，重修本草

在行医和研究药物的过程中李时珍发现，古代的本草著作中有大量错误，有的将几种药物混为一种，如党参、人参疗效不同却混为一谈；有的把一种药物误分为几种，如不同地区产的同种药物外观不同，便会被误以为是好几种药；甚至很多有效用的药材都尚未记录完全，有的只记录了名称而已，有的记混了药物的性质和效果；还有的图文背离。他想到，这种情况若不及时加以改正，医生按照错误的医书来开方子的话，就会把病人的性命置于非常危险的境地，因此他发下宏愿，要不惜一切地重修本草。

为了重修本草，李时珍做了大量准备，付出了很多的精力。有书籍记载，明宗室武昌楚王听说李时珍医术精湛，便聘请他到王府主管祭祀礼仪和医务，其间李时珍治好了世子的抽风顽疾，被楚王举荐给朝廷担任太医院医官。太医院藏有大量外界罕见的珍贵医书和药物标本，在那里他得以研读大量医学典籍，努力吸取前人遗留的医学精髓，仔细观察、比较、鉴别药材，摘抄和绘制药物图形，记录药材的形态、特性、产地，为重修本草打下了深厚坚实的基础。

要纠正旧医书中的错误，就必须行万里路，亲身实践，实地考察。而太医院的环境让淡泊名利的他十分厌恶，也无法实现专心修本草的志愿。为此他毅然辞职，远涉深山旷野，遍访名医，搜求民间验方，观察和收集药物标本，并对收集到的每一种草药都进行了认真核实。在此期间，他走遍了安徽、湖北、江苏、河南、江西等地，还有著名的太和山、摄山、牛首山等，他把亲自调查、虚心求教和临床诊断相结合，对药物学有了更全面深入的认识。

李时珍认为，要对药物的性状有准确的描述，就一定得亲自观察试验，所以他经常以身试药，力求掌握第一手资料。例如，为了判明曼陀罗花究竟有没有传说中的麻醉迷幻功能，他到处寻找，终于在武当山发现了一种被当地人叫作“风茄儿”的花，它就是曼陀罗。为了弄清它的性状，他又冒着生命危险亲口尝试，证实了它的麻醉作用。李时珍就这样不顾自身安危一次次试验药物的功用，为求真理不惧艰险。

李时珍特别注重汲取民众智慧，搜集民间验方，他每到一地都会虚心求教当地民众。例如芸薹是治病常用药，但究竟长什么样，古书中语焉不详。李时珍在一位种菜老人的指点下考察实物，才知道芸薹就是油菜。芸薹这种迷惑了许多医生的药物，终于在《本草纲目》中被解释清楚了。

在四处考察药物的同时，他也沿路行医，解除了无数病人的苦痛。直到今天，在李时珍行医所经之处，他扶危济困的高尚医德和起死回生的神奇医术，还被人们津津乐道、口口相传。在野外考察和行医的过程中，李时珍不仅活人无数，而且积累了丰富的临床经验，在实践检验中也对药物的性状、功用有了更确切的认识，为写作《本草纲目》储备了充足而有效的材料。经过十八年野外考察和十年写作增删，李时珍终于在公元 1578 年编成了医学巨著《本草纲目》，完成了自己重修本草的心愿。

2.《本草纲目》的历史贡献

《本草纲目》全书约两百万字，五十二卷，载药 1892 种，载方 11096 个，附图 1100 多幅，是我国药物学前所未有的巨著。面对如此大量繁杂的药、方，如何便于查阅，李时珍创造性地发明了以纲挈目的科学分类法。

他摒弃了《神农本草经》以来沿袭了上千年的上、中、下三品分类法，而是按照经济用途以及体态、习性和内含物的不同，把药物划分为十六部，即水、火、土、金石、草、谷、菜、果、木、器服、虫、鳞、介、禽、兽、人。每部包括若干类，每类再分为若干种，形成了以纲挈目、以目括种的层级分类体系。《本草纲目》首创的分类法使得整部书体例严谨，层次分明，不仅解决了检索问题，而且体现了他对于药物分类的新见解。他还通过纲目之间的层级关系揭示了植物之间的亲缘关系，这是他对生物进化方面思考研究的成果。这一科学分类法是《本草纲目》的一大贡献，受到后来科学界的一致推崇。

作为一部总结性的药物学巨著，《本草纲目》的贡献还体现在对药物知识广泛详尽的记录上。书中详细记载了药物的历史、产地、形态、气味、功能、方剂，而且注重补阙纠误，包罗万象。同时，李时珍没有止步于对前代本草学的总结和补遗，他通过实地考察研究和临床应用，发现了三百七十四种新药，这是非常惊人的成就。例如我们今天常用的藏红花、三七等之前并不被人们视为药物，正是李时珍发现了它们的药用功能，从而大大丰富了我国本草学知识的宝库。

《本草纲目》还推动了方剂学的进一步发展。书中收载各类附方11096首，涉及内科、外科、妇科、儿科、五官科等临床各科，治疗范围以常见病、多发病为主，丸散膏丹各类剂型俱全。其中有些方子是李时珍从民间收集的珍贵秘方，也有些是他经过临床检验研制的新方，收录完备，种类繁多，堪称“方剂大全”。《本草纲目》还有一个特点，就是把药学与方剂学结合了起来，结合药物去研究药方，每一味药物之后都有附方。这就对药物的功用性能有了更直观的展示，也揭示了方剂的作用原理，既科学又实用。

《本草纲目》的价值远不止于此，比如李时珍还在书中首次提出大脑为思维器官的观点，推翻了几千年来以心为精神之主的错误观念，是对中医学理论的重大贡献。此外，其中还涵盖了农学、天文学、矿物学等诸多学科的知识。因此，该著作既是中华民族数千年传承昌盛的发展历史和实践积累，也是我国药学史上的重要里程碑。遗憾的是，李时珍没能亲眼看到自己倾注一生心力的巨著——《本草纲目》的出版就溘然辞世了，直至他逝世三年后，该书才得以面世。

李时珍一生医学成果卓著，推动了我国中医药事业的发展，被尊称为“药圣”。不仅高超的医术和救死扶伤、与人为善的医德使他备受爱戴，而且敢于质疑权威的勇气、一丝不苟的实证态度和勇于探索的创新精神，同样是他留给后人的宝贵财富。李时珍不仅是中华民族的骄傲，也是公认的世界文化名人，这是对这位伟大的医药学家的最高赞誉。

第三节　中医药文化研究脉络

中医药文化是中国几千年优秀传统文化不可或缺的一部分，是中医药学的根脉，是中医药学术创新的源泉，是中医药事业持续稳定发展的内在动力。随着国家对中医药的扶持力度不断加强，中医药事业发展越来越受到广泛关注，“十一五”“十二五”“十三五”以及“十四五”中医药发展规划的制定，使中医药的地位、影响力显著提升。中医药作为我国特有的卫生资源、拥有极大潜力的经济资源、十分优秀且丰厚的文化资源、保有原创优越性所在的科技资源，以及重要的生态资源，在社会发展中所占的地位和发挥的作用愈发凸显。近些年，中医药文化及其相关事业在各个层次上都有了较大的发展，其内涵也越来越丰富。中医药文化在发展过程中，党和国家给予了高度重视与大力支持，专家们提出了更多建设性意见。回顾中医药文化发展脉络、研究方向、研究方法、研究成果，对其进行梳理和分析，无疑对中医药文化事业的未来发展具有重要意义。

一、中医药文化研究现状

（一）中医药文化建设取得的成就

在经济、社会迅速发展，人民健康意识不断增强的环境下，与之相随的是中医药文化建设也取得了显著成果。“十一五”期间，中医药文化建设首次纳入中医药工作重点任务之中并得到快速发展，“十二五”时期是中医药发展进程中极具历史意义的五年，中医药发展被列为国家战略，相关事业发展迅速，基本形成了中医药科研、教育、保健、医疗、文化、产业全面发展的新格局，其对于促进和保护人民健康的作用日益凸显，对于推动经济和社会发展的作用日益显现，所取得的成就非常之多，中医药非物质文化遗产申报工作向纵深发展，“中医中药中国行”活动促进了中医药文化的广泛传播，中医药知识被纳入义务教育课程体系，中医药科学研究取得积极进展，中医药国际影响力显著提升。目前中医药发展正处于能力提升期、健康服务拓展期、完善政策体系期以及参与医改攻坚阶段，仍然存在一些新的问题。中医药文化的发展现状与人民群众的需求仍存在差距，中医药服务体系、模式和机制还不能完全与人民群众的需求相适应，改革的任务仍十分艰巨。“十三五”期间，继续探究中医药文化发展规律与特征，充实与其相关的专业队伍，并不断提高学术水平和素养。中医药存在的发展不平衡的问题，以及创新不足、继承不够的问题，都需要得到进一步解决。

（二）相关科研成果

中医学自身发展的迫切要求是中医药文化研究的根本动力，中医药文化集中体现了中医药学的本质与特色，其实践和表述具有深深的文化烙印。近年来，中医界出现了“中医药文化”的热潮，并取得了一系列成果。

我国早期有关中医药文化的文献是贵阳中医学院（现贵州中医药大学）王筑民于1992年所撰写的《关于深入研究中医药学与中国文化关系问题的浅见》。他在文中谈到，中国文化是一个庞大的体系，是一个不断演变和发展的体系。中医药学是在中国文化这样的背景下产生和发展的，是其中的一个部分，因此，它一定会同这一大体系下的其他部分相互产生影响，并且会受到大体系也就是中国传统文化的特性和特点影响。因此，他主张要以横向（不同的文化部分）、纵向（历时性研究）的角度去把握两者的关系，如此才能避免故步自封和弃置民族文化两种错误倾向。2009 ~ 2013年相关文献虽有所增加，但数量仍然偏少，多以“中医药文化之合理性”为主题。2009年，北京中医药大学张其成等共同撰写了《近十年来中医药文化发展回顾》，强调中医药文化是中医药学的根本和灵魂，并对近十年来中医药文化发展的轨迹、研究方法和成果等进行了系统梳理，为我国中医药文化的发展提供了有益借鉴。2012年，北京中医药大学中医药文化研究与传播中心毛嘉陵的《从文化角度定义中医——与中医文化有关的三个不是问题的问题》则对什么是文化、什么是中医文化、什么是中医进行了系统阐明。

随着近几年中医热潮的兴起，特别是党中央、国务院高度重视中医药文化的传承与发展，中医药文化研究进入了迅速发展阶段。特别是中医药发展“十二五”和“十三五”规划以来，中医药文化研究逐渐深入。其中有中医药文化传承、文化自信软实力、传播与创新发展等诸多方面的内容，关注的焦点多为教育、媒介渠道、国际化、传播路径、产业化等，对象多为中医院、中医药院校等机构或大学生群体。

1. 继续对中医药文化与传统文化的关系进行探索

中医药从广义上讲，属自然科学，因其置身于深厚的中华传统文化的沃土之中，因而既有自然科学的属性，又有人文科学的内涵。中医药文化的内涵与中国传统文化密不可分。胡真等人的《中医药文化的内涵与外延》一文，从三大关系、五大特点、五大要素和四个层面界定了中医药文化的内涵、外延。付可尘的《近十年来中医文化发展研究述略》，对中医药文化的内涵、外延、核心价值、传播路径等进行了综述。吉文辉的《试论中医药文化内涵的界定》，更是从中医药思维方式、精神内涵、行为规范等方面界定了中医药文化和中医药文化属性。曲黎敏的《中医与传统文化》一书，通过层层分析，厘清了中医药与传统文化的脉络，指出中医学的发生发展与古代传统文化有着密切的关系，继而剖析了传统文化对中医学的影响。由郑洪新、吉文辉主编的《中医药文化基础》更是列入了普通高等教育“十一五”国家级规划教材。书中阐述了中医药学文化内涵，将中国传统文化基础与中医药学理论与实践有机结合，进行了融会贯通与再创造，推动了中医药文化的建设与发展。毛嘉陵主编的《中国中医药文化发展报告（2020）》从热点、教育传承、文化传播、社会医疗等方面进行了较为全面的调研和分析，对于中医药参与抗疫全过程、临床效果、社会影响等方面进行了梳理，对其成功背后的文化动力进行了剖析，对未来中医药发展提出了系统思考，并提出中医药发展要重树文化自信、重塑医学形象、重新构建话语平台、重新评估临床效果、重建生存环境五项新任务。

2. 在新世纪如何传承、传播、创新并发展中医药文化

徐桢等人的《中医药文化传播路径分析及对策研究》，从中医学和传播学的角度，梳理了中医药文化传播路径的现状，探寻拓展这一传播路径的策略，并提供了一些建设性意见，例如推进中医药立法与标准化建设、加强人才队伍建设、加强渗透教育等。申俊龙等人的《中医药文化核心价值传承与创新的互动和演化逻辑》一文，从多元主体、健康社区、创新协调、市场资源配置等角度对中医药文化传承创新进行了研究。李玫姬的《“一带一路”战略背景下中医药文化国际传播的机遇、挑战与对策》指出，我国“一带一路”倡议的实施为中医药文化的国际传播提供了有利的契机，但同时也遇到了一些困难与挑战，应对的方法是坚持以国家利益为导向，遵循市场经济规律，选用企业跟进、舆论先行、科研夯基、政府统筹与护航的基本路径。2014 年，由北京中医药大学中医药文化研究与传播中心组织，毛嘉陵主编的全国第一本中医药文化传播类教材新世纪全国高等中医药院校创新教材《中医文化传播学》出版，意义非凡。而后申俊龙、曾智编著的《中医药文化传承与传播的价值实现》，从中医药知识的隐性化特征入手，梳理了自古以来的中医药知识传承与传播方式，明确了中医药知识传承与创新的当代使命，从注疏学、诠释学角度，结合西方的新科学主义思想，对中医药知识的继承创新进行了科学探索，并提出了中医走向国际化的途径。申俊龙、曾智主编的《中医药文化传承与传播的哲学智慧》是在整理中医学、哲学、社会学、心理学、文化学和管理学等资料的基础上，结合调研所获得的感悟和心得而编写的。该书对中医学的人文精神、哲学思维方式进行挖掘，对以道御术的中医及其文化智慧进行了思考，并探讨了中医药传承与传播过程中的诸多问题。

二、中医药文化研究进展

1. 中医药文化内涵研究

对于中医药文化内涵的研究，包括深入探讨其内涵、价值观念及核心理念，以及中医药核心价值体系的构建和途径。自“九五”以来，部分学者开始对中医药文化的内涵、研究范围及意义等进行探讨。中医药文化开始作为一门学科出现。2005 年 8 月，第八届全国中医药文化研讨会上，第一次明确提出了“中医药文化”的定义，指出它是中国优秀传统文化中精神文明和物质文明的总和，反映了中医药的本质和特色。中医药文化研究是以中国哲学、史学、文学为依据，以中医典籍、文物、名医为研究对象，探讨中医理论、临证规律、名家学术思想、道德观念、价值取向，以促进中华民族文化复兴，促进中医药院校、中医医院、中医药企业的文化建设，为中医药文化的国际交流和传播服务，推动中医药事业的进一步发展。科学界定中医药文化内涵，对于正确理解和掌握这一文化至关重要。如果内涵太宽泛，就不能充分反映其特点，内涵太窄则会影响其发展，进而影响中医药理论体系的建构。因此，中医药文化内涵的界定，应最大限度地反映其本质和特色，以助于其传承、创新和传播，促进专业人才的培养和中医药事业的发展，并促进相关理论体系的建构，尽量避免产生定义过于狭隘或笼统的情况。

中医药文化的核心价值观是经过数千年的发展而形成的，它有别于其他医药文化，它是基于中医认知观念的基本价值观，如生命、疾病等。因此，需要以中医生命观、健康观、行为方式、思维模式、道德追求等概括其核心价值观。当前，关于中医药文化的核心价值观众说纷纭，有诸多提法，主要包括大医精诚、以人为本、“天人合一”、医乃仁术等，其中最具权威性的是2009年国家中医药管理局发布的《中医医院中医药文化建设指南》提到的，中医药文化的核心价值可以凝练为“仁、和、精、诚”。这四个字体现了中医药文化的核心价值，是中医精神理念、价值取向、道德观念的统一体，并且反映出中医药学的天人观、养生观、疾病观、生命观、诊疗观，这应作为中医者、中医药院校、中医学生所共同遵循的精神信仰。这一核心价值观的形成需要经过漫长的历史发展，既要有历史文献的作为基础，也要保证简洁明了。

2. 中医药文化与传统文化关系的研究

中国的传统文化深深地影响着中医药文化，中医药文化是中国几千年来与疾病不懈斗争所积累的宝贵成果，它不断汲取中国历史上佛学、儒学、哲学及诸多大家的思想精髓，并与自身相融合。因此，中医药文化建设既是对传统文化的传承和发展，也是推动传统文化在新时期向前发展的重要手段。在中医药文化形成、发展并与传统文化相互融合的过程中，两者之间的联系越来越密切，可以说，在中医药文化中大多能探寻到传统文化的影子。

作为传统文化的重要组成部分和重要载体，中医药文化至今仍具有举足轻重的地位，是有着重要影响的中国传统文化。在发展的过程中，它吸收了当时历史、天文、文学、哲学等诸多学科的营养，并融入中国传统文化的血液里，成为中国传统文化的一部分。中医药文化是在中国传统文化中萌芽、形成和发展的，在这样的环境影响下，它得以自然而然地传播开来，从帝王将相到贩夫走卒，每个阶层的人都有一定的医学常识，至于转行从医者更是数不胜数。“秀才学医，笼中捉鸡”，一方面，生动反映了受过传统文化熏陶的人学习中医相对容易，另一方面，也表明了中医药与传统文化的紧密联系。如果没有中国传统文化的教育和传播，中医药从业者仅仅学习中医方剂、诊断、药性等最终是无法成为大家的，中药也很难维持和发展道地药材、传统炮制工艺以及与中医药文化相关的产品，且这些产品也很难形成长久的市场。同时，没有文学、历史、哲学等文化滋润，中医药学的理论也很难保持良好、持久的发展。

3. 中医药发展战略研究

在世纪之交，围绕中医发展战略问题展开了一场较大范围的论争。中医现代化已成为一个悖论，就是中医要现代化就要先科学化，要抛弃自身的特色；如果不现代化，在现代科学技术面前则难以保持自己的特色。另一种观点认为应重视西医的学习，正确掌握研究的切入点，建构中医形态学，并要重新构建自己的理论体系，真正把现代科学包括西医学纳入中医理论体系中。这两种观点的争论，促进了中医药发展战略研究。由贾谦研究员领衔的中国科技信息研究所课题组成员深入中医药临床、科研、教学第一线，搜集信息，掌握了大量的第一手资料，以这些信息为依据，在客观反映中医药医、教、研问题的基础上，分析问题产生的原因，对中医药的优势和特色进行了具体阐述。由中国中医科学院中医现代化发展战略研究项目组承担的国家中医药管理局重点项目"中医现代化发展战略研究"，从现状分析、发展机遇分析、发展思路与战略目标、战略重点与主要任务、保障措施五个方面阐述了中医现代化发展战略。

新形势下，我国医疗事业正处于"调结构、转方式、惠民生"的阶段，中医药在社会、经济、生态、文化等领域的作用日益凸显，不容小觑。因此，如何加强中医药相关工作，充分发挥其应有的功能已成为党和国家的重大战略思考。习近平总书记指出，"中医药学是中华古代科学的瑰宝，也是打开中华文明宝库的钥匙。中医药振兴发展'迎来天时、地利、人和的大好时机'，要切实把中医药这一宝贵财富'继承好、发展好、利用好'"。党和政府对发展中医药事业给予了极大关注，并多次作出重要批示，这在中医药发展史上是从未有过的。在此背景下，《中医药发展战略规划纲要（2016—2030年）》（以下简称《纲要》）应运而生。这是党和国家对中医药工作的高度重视，是贯彻落实中央领导对中医药工作批示的体现，是中医药工作列入国家战略的重要标志。《纲要》从国家和民族的角度出发，确立了中医药事业发展的指导思想、基本原则和主要任务，是新时期我国进行中医药工作的纲领性文件，是中医药事业发展的里程碑，对于促进中医药事业发展、加快医药卫生体制改革、建立中国特色的医药卫生体系、完善医疗保障制度、推动健康中国建设、实现中华民族伟大复兴都有着重大的现实意义和深远的历史意义。

三、中医药文化研究面临的问题

1. 中医药文化理论研究尚需进一步深化

目前，中医药愈发受到世人的关注，其疗效和独特的诊治方法吸引了越来越多的患者，但是人们对于中医药文化的认识尚浮于表面的“治未病”、调养保健，忽视了中医药人文精神和对其本源的深层次挖掘，并且缺少对中医药在职业观、价值观和生命观等层面的精神追求和成果的把握。同时，对于中医药文化的定义、内涵等关键概念知识不清，在一定程度上成为人们认识、研究甚至传播这一文化的阻碍。

2. 中医药人才队伍建设尚需进一步加强

近十年来，中医药专业技术人员培养取得了长足进步，但在培养的质量、规模等方面还存在一定问题，与时代对医学人才的要求还存在一定差距，在人才培养和队伍建设上还需进一步加强。与综合性医院相比，基层医疗机构的中医药人才短缺问题尤为突出，不少中医药院校毕业生因待遇问题不愿到基层医疗机构工作。即使到了基层医疗机构，往往因环境、待遇等情况离职，人才流失严重。特别是乡镇一级的医疗机构，中医人员数量偏少，学历偏低，对新知识接受度不高且更新缓慢。加之对中医药文化宣传的重要性、方法等认识不足，难以满足百姓对中医药文化的需求。当前，中医药文化宣传者多为“兼职”，在宣传角度、专业背景、宣传方法等方面都有待提升，中医药文化宣传的任务仍很艰巨。

3. 中医药文化传播途径尚需进一步拓宽

一是中医药文化的认同危机仍然存在。尽管中医药在世界范围内的认可度日益提高，但仍有人对中医药文化持怀疑甚至否定态度。二是中医药文化传播途径比较单一，传播途径主要是以政府为导向的单向传播，缺少多元主体的交互作用。三是中医药文化传播的内容良莠不齐，难以辨别。有些别有用心之人以百姓对健康的关注和对中医的好奇散布虚假信息，从中牟利。该类信息一旦为百姓所相信、所接受，不仅会极大地影响其身心健康，还会影响对中医保健知识的信任和好感。

四、中医药文化研究发展方向

1. 加强理论研究，全面梳理中医药文化

要认识中医药文化的战略价值，解释中医药文化所蕴含的深刻实质，就

要在把握中国史学、文学、哲学的基础上，以中医历史、名医名家、医学典籍等为主要对象，从中医思维的角度出发，探究中医理论、价值取向、名家学术思想等。只有将中医药文化的研究成果与中医医疗、教育、科研结合起来，才能充分挖掘其文化内涵。同时，要在现代语境下，探究古老的中医理论如何与现代科学及技术对接，传递原汁原味的中医药文化，实现中医药现代化，这样才能使中医药发展获得新的活力。作为一名优秀的中医药文化传播者，必须立足于实现民族复兴、建设文化强国的高度，充分认识中医药在健康养生、"治未病"中的主导作用，在疾病治疗、康复中的独特作用，以及传承的重要性所在，与时代特点相结合，讲好中医药故事。

2. 加强队伍建设，构建中医药人才培养新模式

在高等教育方面，应围绕建设"世界一流大学、一流学科"的总目标，强化相关中医药专业建设，大力发展中医"治未病"、老年学、保健学等多个交叉学科，助推中医药多学科交叉发展。中医药院校要从办学理念、课程设置、培养目标等方面进行"中医化"改革，遵循中医药教育规律，探寻传统文化与现代科学思维的契合点、师承教育与院校教育的结合点，加大中医药文化和传统文化的教育和宣传广度，增加两者的课程比例，注重培养医学生的中医思维。要加强中医药学科建设、人才成长规律研究，加快以新型知识体系为基础的研究型人才培养。在"一带一路"倡议的大背景下，中医药要抓住机遇，选择优质项目与丝绸之路经济带、21 世纪海上丝绸之路沿线国家等开展中医药人才交流与合作，鼓励中医药人才"走出去"，对外普及中医药文化；也鼓励被中医药文化所吸引的人们"走进来"，了解和学习中医药健康保健知识。

3. 加大宣传力度，探索中医药健康文化传播新路径

要想建立健全中医药文化传播体系，需改变政府单独主导的局面，应建立由政府组织、监督，社会各方配合、协调，民众普遍参与的立体化、多元化中医药文化传播机制。应针对不同知识水平、不同地域、不同收入水平和不同年龄的人群制定不同且富有特点的宣传计划。例如，针对老年群体，宣传的主题应围绕如何正确、科学地掌握中医药知识，识别不实广告，防止自身权益受到损害等。要利用中医药的品牌影响力，将中医药文化推向全世界。例如，北京的同仁堂是 1669 年创建的，迄今已有 300 多年的历史，在国内外享有盛名。要发挥好中医药的品牌作用，就必须以市场需求为导向，增强民众对中医的认同，构建一条中医药文化产业链，提升消费者的接受度和消费水平，让中医药文化深入人心和百姓的日常生活。要充分发挥新媒体的优势，宣传中医药正能量，正视互联网智能化给人们学习和生活带来的巨变，把握机会，以图像、文字、视频等多种形式传递中医药文化知识及养生保健技能，推动中医药文化逐渐成为中华文化软实力、文化强国的重要力量。

中篇

中医药文化的理论体系

中医药学凝聚着深邃的哲学智慧和中华民族几千年的康养理念和实践智慧，是中国古代科学的瑰宝，也是中华优秀传统文化的重要组成部分。中医药学是指与中医学科相关的理论和医疗实践活动，是包括宇宙、自然、人类、社会等发展规律及其之间相互联系的学说，体现了中国古代哲学的思维方式和特点，蕴含着丰富的哲学意蕴。由此可见，中医药学是以自然科学为主体，与人文社会科学等多学科相融合的综合性医学科学体系，不仅研究物质运动变化发展的规律，还研究社会现象、环境等变化对人生理和心理所产生的影响。由于中医药学科的综合性、复杂性与独特性，需要确立能够支撑中医药发展的理论体系，这种理论体系的确立必须要从支撑中医药发展的中医药文化入手，按照中医药应有的规律发展，就需要探寻中医药文化的核心价值，运用中医药文化的思维方式，发挥中医药文化的社会功能，将其合理运用，发扬光大。

第四章　中医药文化的核心价值

21世纪以来，尤其是中国特色社会主义进入新时代以来，党中央、国务院高度重视中医药文化发展。2021年6月，《中医药文化传播行动实施方案（2021—2025年）》提出，要以习近平新时代中国特色社会主义思想为指导，全面贯彻党的十九大和十九届二中、三中、四中、五中全会精神，深化落实《中共中央 国务院关于促进中医药传承创新发展的意见》和全国中医药大会精神，深入挖掘中医药文化内涵和时代价值，充分发挥其中华文明宝库"钥匙"的传导功能，要以习近平关于传承弘扬中华优秀传统文化的重要论述为遵循，弘扬社会主义核心价值观，培育民族精神和时代精神，充分发挥中医药文化特色优势，推动新时代中国特色社会主义文化繁荣兴盛。为此，我们应对中医药文化的内涵、核心理念、价值观念等进行挖掘、整理和研究，深入探讨中医药核心价值体系的建设内容和方法，开展中医药文化内涵和原创思维的挖掘、整理，从物质、精神、行为三个层面提炼中医药文化的核心价值和精神实质，将中医药文化研究落实到核心价值层面。

第一节　核心价值的发展演变

中医药文化是中国传统文化的重要组成部分，其发展经历了漫长的过程。从在传统文化中孕育产生，到现实实践中指导应用，再到对传统文化的丰富提升，不同时期，中医药文化在彰显独特魅力的同时，其核心价值的内容也得到了不同程度的完善。

一、概念的厘清

研究中医药文化核心价值必须要厘清价值、价值观、核心价值观、核心价值体系及中医药文化核心价值的概念、彼此之间所存在的关系等。

（一）价值

价值是人们日常会经常提到的一个词汇，本身包含着丰富的内容。不同学科对于价值概念的界定有所不同。由于中医药文化与哲学的密切关系，使二者无法割裂，因此我们可以从哲学的角度对它进行界定。作为哲学概念的“价值”，是指主体与客体间的一种特殊关系。“价值”概念所肯定的内容，是指客体的存在、作用以及其变化对一定主体需要及其发展的某种适合或接近。在看似晦涩的定义中要重点明确几层含义：第一，如何界定价值概念中的主体和客体。为此必须认识到任何层面上的主客体都具有相对性。比如在研究“人的价值”问题上，“人”本身作为价值对象，在主客体的价值关系中，“人”既是主体也是客体，是主客体的统一。正是在这样的统一中，“人”这一特殊的对象物，才能显示出本身的价值。人是价值的主体，具有主观的能动性与创造性，在现实社会中，人创造价值的质和量，取决于他自由而全面发展的程度，人享用价值的质和量，也取决于人自由而全面发展的水平。人生的最终目的在于不断扩展其自由而全面发展的程度，所以人的价值在于它的自由而全面发展。第二，主客体之间哪些特殊关系。首先是需要关系。价值是人类生活中一种普遍的主客体关系，即客体的存在、属性和变化与主体需要之间的关系。价值的本质，诚如马克思所说，是从人们对待满足他们需要的外界物的关系中产生的。价值是主体与客体之间的一种基本关系。一方面没有人的世界就是没有价值的世界，价值离不开人和人的需要；另一方面，价值更离不开客体，客体及其自然属性均是价值的承担者，客体对主体的作用是价值关系的客观基础。其次是意义关系。客体相对于主体的价值就是客体对主体的意义关系。人们寻求意义的存在，不仅是在寻求自身的意义，也在寻求一切事物的意义以及创造存在的意义。人类世代活动后的产物，一方面以物质的形式流传后代，另一方面以意义的方式昭示后人，后人也正是在理解把握这些意义的基础上继续实践活动，最终促进人类历史的发展进步。总之，“价值”概念体现的是主客体关系中客体主体化的过程，突出的是人的自觉意识。

（二）价值观

对于价值观的概念解读，学界存在不同的理解。狭义的“价值观”与“价值观念”等同，是指人们头脑中有关价值追求的观念。具体而言，价值观是人们关于某类事物的价值的基本看法、总的观念，表现为人们对该类事物相对稳定的信念、信仰、理想，是人们对该类事物的价值取舍模式和指导主体行为的价值追求模式。由此狭义的价值观可概括为具有一定价值导向及价值追求的价值目标和价值模式的总称。广义的价值观与哲学理论中的“价值论”相对称，与自然观、历史观相类似，是以价值为特定对象的理论学说系统，涉及范围广。无论从哪个角度看，价值观本质上都属于意识形态范畴，是一定社会意识形态的组成部分，在体现意识形态本质特征的同时必然受到社会意识形态的制约和影响。因此，从此种角度对价值观进行概括，可以得出以下结论：价值观是一定的社会文化、意识形态的表现形式，是人们对于人的价值的基本观点，即人生观、世界观、理想、信念等思想观念的总和。价值观既具有相对稳定性又会随环境而发生改变。伴随着时代与社会的进步，传统价值观会受到新价值观的挑战，产生价值冲突的结果一般是新价值观取代传统价值观，由此促进社会进步，同时也是对原有价值观的升华。

（三）核心价值观

根据价值观在价值观体系中的地位和作用，可将价值观分为两类，一是核心价值观，二是非核心价值观。顾名思义，核心价值观是指在价值观体系中处于核心地位、体现着价值观体系的基本价值取向、统摄和支配其他处于从属地位的价值观，是一种社会制度长期普遍遵循的基本价值原则，是一种文化区别于另一种文化的基本价值观念。不同的历史时期，不同的社会性质会存在不同的核心价值观。与非核心价值观相比，核心价值观具有以下特征。

1. 核心价值观具有阶级性

在阶级社会中，核心价值观与统治阶级的意识形态基本一致，都是统治阶级意志的表现，是通过法律、舆论、宣传、教育等方式渗透到生活的各个领域。

2. 核心价值观具有主导性

由于其处于价值体系的核心部分，并反映了时代要求和社会的总体性质，具有强大的感召力，因此必然会对周围乃至非核心价值观起到主导、引领和支配作用。

3. 核心价值观具有认同性

核心价值观是社会普遍认同的价值理想、价值尺度和价值原则的反映，并在长时间的发展中内化为人们共同的价值追求和向往。只有得到社会成员普遍认可的核心价值，才能最终成为核心价值观，才能引领社会成员朝着共同的目标和方向前进。

4. 核心价值观具有相对稳定性

核心价值观是民族文化中最深层的部分，是经过长期历史发展凝聚而成的最终内化为社会成员思想深处共同遵循和维护的基本行为规则。

（四）核心价值体系

核心价值体系是以核心价值观为内核而形成的一种相对稳定的信念系统和基本价值观念系统。它的外延要远大于核心价值观。核心价值观的内涵特征是以核心价值体系为基础，是核心价值体系的浓缩与提升。核心价值观与核心价值体系是反映价值观本身的不同方面，两者既存在联系又有区别，应在核心价值体系中深刻理解核心价值观，同时用核心价值观进一步构建更趋合理的核心价值体系。

（五）中医药文化的核心价值

中医药文化的核心价值体系是中医药文化的集中体现，是中华文明的瑰宝，是世界优秀传统文化的精华。自党的十九大以来，党中央多次通过文件形式倡导加强中医药文化核心价值体系建设。这不仅给中医药文化发展带来了极大动力，也为加强中医药文化核心价值发展提供了有力保证。构建中医药文化核心价值体系是一项系统工程，任务艰巨而复杂，其中中医药文化的核心价值建设是灵魂、关键和核心。

国家中医药管理局在2009年《中医医院中医药文化建设指南》中提出了中医药文化的核心价值概念，主要表现为以人为本、医乃仁术、“天人合一”、调和致中、大医精诚等理念，其可用“仁”“和”“精”“诚”四个字来归纳。这四个字是对中医药文化核心价值作为中医精神理念、价值取向、道德观念的凝练和总结，综合体现出中医药学的疾病观、诊疗观、养生观、生命观、身体观和天人观，是中医学、中医人和中医药院校应共同信奉和遵循的。然而，中医药文化核心价值不是在短期内便可形成的，必须经过长期的发展过程，既要有文献依据，又必须简明精练。

“仁”“和”“精”“诚”四个字，可以说每个字都代表一个层面，每个层面都无法取代。医者之“仁”是通过医者行为而体现的，是中医药从业人员的伦理道德和行为规范，既表现为尊重生命、敬畏生命、爱护生命的“仁心”，也表现为行医过程、进药炮制过程中的“至诚”行为。医道之“和”体现出中医崇尚和谐统一，表现为阴阳平和的健康观、“天人合一”的整体观、调和致中的治疗观以及医患互信、同道谦和的道德观。医术之“精”体现在医者对医道的孜孜探索和治病能力的不断提升，体现在精勤治学、精研医道和医术精湛。医品之“诚”为中医人格修养的最高境界，表现在为人处事、科研、治学、诊疗、著述等诸多方面，要求心怀感恩诚挚之心，言行谨小慎微。

二、影响中医药文化核心价值内容的因素

与文化所包含的其他内容相似，中医药文化核心价值的确立也经历了一个发展和完善的过程。中医药从诞生之日起就担负着使中华民族繁衍生息、世代相传的重任，其最初或许带有某些神秘色彩，但经过发展，不断完善，逐渐走向科学。在理论作用于实践、实践又提升理论的过程中，中医药文化核心价值的内容逐渐丰富。影响中医药文化核心价值内容的因素包括正反两个方面。

1. 对中医药文化核心价值内容起促进作用的因素

（1）经典文献作为理论支撑。中华民族是一个历史悠久的民族，早在远古时代，先民们就创造了灿烂的中国传统文化，中医药文化也就此被孕育产生。中医药文化是中国传统文化的重要组成部分，也是继承和创新中医药理论与实践的源泉。从“神农尝百草，始有医药”的传说，到以“四大经典”为标志的中医药学术体系的基本确立，直至明清时期温病学说出现后中医药学术体系达到高度完善与成熟，中医药学术理论的每个发展阶段都不同程度地对中医药文化核心价值理论起到影响和丰富作用。与此同时，中国传统文化对于中医药文化核心价值理论的影响也是显而易见的，甚至其中的核心内容都能够在优秀传统文化中找到理论根源。比如，道家思想中“道法自然、和合共生”的核心思想，在《老子·第七十七章》云：“天之道，其犹张弓与。高者抑之，下者举之，有余者损之，不足者补之。天之道，损有余而补不足。”道法自然中阴阳消长所实现的大自然的和谐与中医药文化核心价值中的“调和致中”内容不谋而合。再比如，中医药文化核心价值提出的“医乃仁术”的思想，与儒家思想提倡的“仁道”观相互关联。

总之，无论是中医药类经典著作抑或是中国优秀传统文化著作都可以称得上孕育中医药文化核心价值内容的沃土，而核心价值就如同这片广袤沃土上盛开的花朵，花虽美但离土必凋。

（2）社会环境的外在影响因素。文化孕育在社会的土壤中。1871 年，英

国文化人类学家泰勒在《原始文化》一书中首次对文化下定义："文化或文明，就其广泛的民族学意义来说，是包括全部的知识、信仰、艺术、道德、法律、风俗以及作为社会成员的人所掌握和接受的任何其他的才能和习惯的复合体。"从定义中可以得出这样的结论：相应文化的产生是与之对应社会发展的必然结果。中医药文化源起于哲学，而哲学又是社会意识的具体存在和表现形式，是一门社会科学，因此，中医药文化的核心价值与社会的关系毋庸置疑。中医药文化从诞生到走向成熟，每个发展的黄金时期，都有相应和谐、稳定的社会环境，有较高的经济水平，以及相对清廉公正的政治环境作为依托。其核心价值的丰富与发展与上述因素关系同样密不可分。良好的社会环境，是国家良性发展的基础，随之产生的意识形态的进步能够促进国家与社会的良性发展。

总之，属于意识形态的中医药文化核心价值从某种角度上可以是中国优秀传统文化的浓缩，更是中国漫长发展历史的一种印证。

（3）客体受众（患者）的内在需求。中医药学是一种实用医学，中医药文化属于科学文化与人文文化水乳交融的知识体系。中医药文化的发展必然要以中医药看病防病的实践功能为依托，而接受中医药诊治的客体无形中成为促进中医药发展的外在推动力。"以人为本"的观念不仅仅是中医药文化核心价值的内容，更是中医药能够保持五千年发展而历久弥新的基本原则。尤其是晋唐之后，在中医药文化体系基本完善后，大力发展应用医学成为中医药继续发展的不二之选。在此之后，所有的中医药创新都是在理、法、方、药的基础上产生的。患者的基本需求成为广大中医药人研究和发展中医药的基本方向。

总之，在中医药发展过程中，中医药文化核心价值的理念一方面对中医药本身发展起到了引导作用，另一方面中医药本身的发展和进步又丰富了核心价值的基本内涵。

2. 对中医药文化核心价值内容起制约作用的因素

（1）社会制度的制约。在原始社会中医药文化就已诞生，"神农尝百草"便是中华民族开始使用自然植物作为药材的开始。春秋战国时期，我国医学宝库中现存最早的一部医学典籍《黄帝内经》标志着中医理论基本形成，以及"阴阳五行学说""脉象学说""藏象学说"等的建立。随着社会的发展，中医药文化的内涵不断丰富。但由于受封建社会意识形态的影响，"三纲五常"

的束缚，尤其是清朝末年西方列强的入侵以及西医学的涌入，中国逐渐被沦为半殖民地半封建社会，中医药文化受到了巨大冲击。民国时期的“废除中医案”，以及延续至今的“中医存废论”都对中医药文化核心价值的确立形成制约。中华人民共和国成立后，党和政府大力支持中医药事业，中医药文化也逐渐走出困境。特别是经历了新冠肺炎疫情后，人们再次将目光转向中医药，中医药养生也不断受到重视。2011 年，《中医药事业发展“十二五”规划》（以下简称《规划》）出台，“支持中医药发展”被纳入国家发展规划，充分彰显出中医药的重要地位和作用。《规划》强调，要充分发挥中医药优势，发展中医预防保健。如今中医药文化在迎来历史机遇的同时，更应将重点放在如何传承与创新发展中医药文化上。

（2）文化观念的冲突。中医药文化在中华民族优秀传统文化的土壤中萌生、成长，不断汲取哲学、文学、数学、历史、地理、天文等多学科的营养，又融入传统文化的血脉之中，成为传统文化不可分割的重要组成部分。“西学东渐”，先是对中医是否科学产生质疑，后是中西医之间关于整体观、自然观、实践观及思维观形成冲突，导致对中医药文化核心价值的误读，其自身魅力遭到削弱。

总之，如张其成教授曾指出的那样，有四种人用四种形式在取消中医，那就是“有人以科学的名义取消中医；有人以文化的名义取消中医；有人用政治权力取消中医；有人用医学自身名义取消中医”。中医药文化核心价值的未来发展必然要充分利用促进其发展的有利因素，尽量减少制约其发展的消极因素，在意识形态领域尽快建构合理的中医药文化价值体系，使中医药文化作为中国优秀传统文化的一部分得以传承和继续发展。

三、中医药文化核心价值的现实意义

当前，在国家高度重视中医药文化的大背景下，要充分研究和界定中医药文化核心价值。

1. 是中医药自身发展的需要。毋庸置疑，拥有几千年历史的中医药所包含的内容博大精深，无论现代社会对中医药的理解多深，中医药文化都是其发展的内核，而对中医药文化核心价值的研究更是研究内核中的关键。中医药文化是中国古代文化哲学摹写的结果，其科学传承关系到中医药顺利发展的根基，其发展创新影响到中医药体系的独特性。

2. 加强中医药文化核心价值研究，构建中医药文化核心价值体系，有助于中医药学回归人文与自然科学的双重理论体系，提升中医药自身的价值；激发其生命力、原创力，为中医药未来国内国际发展及中国文化国际化提供相关战略思考；为现代科学研究拓展新的认知方式和思维方式；在全球倡导健康理念、生活方式，同时提供健康服务；弘扬和谐的生态文明发展理念。

3. 21 世纪的医学将不再是以疾病为主要研究领域，而是以人的健康作为主要研究方向，以发展和发现人的健康能力为主要研究目标。中医药将抓住当前的需求和未来发展的机遇，将科技发展与多学科交融作为有力保障，总结提炼中药学科的特色优势，系统、完整地整理中医基础理论，充分挖掘中医药文化的核心价值，促进中医药事业健康传承创新、可持续发展，最终推动中医药文化走向世界。

第二节　核心价值的存在维度

维度最初是数学概念，是指数学中独立参数的数目。哲学中也提到并运用这一概念，从维度的视角加以分析和理解，不仅仅是指固定的数字，而是从一个事物的多方位、多角度、多层次的条件和概念出发去解释、判断、说明和评价，将维度引入中医药文化核心价值领域研究，目的是更加深入地从不同视角和层面理解其内涵与外延。

一、从时间维度思考

时间这一维度是以时间作为描述、表达变量、度量及尺度。从时间维度自身又可以分为两个维度，一个是沿着水平方向的时间，另一个是沿着垂直方向的层级。

通常习惯将沿着水平方向的维度划分为三个阶段，即过去、现在、将来。因此，从时间维度的层面把握中医药文化核心价值的内容，亦可从历史维度、现实维度和未来维度出发探寻其存在。另一个层级维度可以按照国家、社会及个人层层递进的关系探究中医药文化核心价值。

（一）时间——水平方向的维度

1. 历史维度

中医药学产生于上古时代，医学的发展体现了中国古代科技史、哲学史及人文史的特点，对社会文化也存在强烈的依赖性。中医药文化是综合了多元文化作用的产物。从历史维度分析中医药文化的存在，要抛开朝代的界限，从社会形态变更的角度进行归纳总结。

在原始社会初期，由于生产力水平低下，产品匮乏，人的需要只停留在基本生存的物质需求上，并且只能在极其低下的层次上得到满足。由于缺少对生命的清晰认识及人神概念混淆，当时的巫术等同于医术。巫医采取祝说病由的方法挽救生命，与中医的相通之处在于对“生命本体的感受”，这也成为中医药文化核心价值的中医药组成部分，即“人的医学”。奴隶社会的建立，比原始社会的生产力有了很大进步，但奴隶社会等级森严，很多人维持基本生存仍旧很难。奴隶没有获得基本的人权，只是作为劳动工具而存在。“巫”与“医”的界限还没有完全清晰，“通神”是“巫”与“医”共通点。在相对原始的环境中，将许多病源归结为一种超自然的力量，也就是“神的力量”，显示的是在蒙昧社会状态下，人类意识层面上一种特殊的文化景观。后来在中医药文化中，这种天地之“神”演化为人体自身的“神”，尽管同字但不同义，形成了“道生神，神生气，气生精，精生形”的互生过程。到了封建社会，农民的自由度逐步提升，但仍旧依附于土地之上。由于生产力低下，社会发展极为缓慢，等级制度依然制约着生产力的发展。但相对于前两个社会形态来说，封建社会的经济发展水平的确有了大幅度提高，不同朝代、不同国家的统治者在满足大部分民众的基本物质生活要求后，为了巩固自身统治，开始加大对意识形态的禁锢，形成思想意识的绝对忠诚。在促进意识形态发展的过程中，中医药文化得到了发展与提升。从周秦百家互为异同，到秦汉演变为儒、道、墨三家的独立，医与巫完成了初步分化，医巫之间甚至出现了竞争。如《史记·扁鹊仓公列传》曰：“信巫不信医，则重难治也。”随着医学理念的逐渐成熟和阴阳五行学说深入人心，医学才正式从原始的巫术中脱离出来。自身刻有文化烙印的医学，从大一统开始，便终于将多元文化全部吸收并融合于中医药文化之中，体现了丰富的多元性内涵。

2. 现实维度

对于中医药文化核心内容现实维度的探讨，不应拘泥于内容本身，而应以内容为基础，探究在当下中医药文化核心内容哪些存在，哪些被认可，哪些即将消失或哪些已经消失的现状，为之后探讨的未来维度提供可参考的内容。

随着国家对中医药学的日益重视，发展中医药文化的要求日趋紧迫，因为中医药文化是中医药学的灵魂，只有接受了中医药文化，才有可能理解中医药学。值得庆幸的是，目前对于中医药文化核心内容保留的相对较多，民众对其核心内容的认可度也相对较高。比如《素问·上古天真论》最后提出的实际上就是中医药的核心内容，也是医者的最高境界，即“治未病”。其运用的基本原则是养生理论，把养生分为“真人、至人、圣人、贤人”几个不同层次，从而揭示养生的不同阶段。现代人对中医养生的认可度非常高，这除了大众媒体（电视、报纸、广播、杂志）宣传产生的效应外，与物质生活的改善、人均寿命的增长、民众对生活质量要求的提高不无关系。

中医药文化的核心内容之一是辨证论治，标本兼治，其也得到了民众的认同。“治病求本”首见于《素问·阴阳应象大论》。其曰：“阴阳者，天地之道也……治病必求于本。”辨证论治可以说是中医药学的本质特征，突出的是以人为本，由于诊治疾病强调对症下药，随症加减，实施个性化治疗，故深得民众认可。

而同样属于中医药文化核心价值重要组成部分的“天人合一”、整体观则一度出现被民众忽视的情况。究其原因：一是其中蕴含着深刻的哲学思想，普通百姓难以理解。《黄帝内经》主张的“天人合一”，具体表现为“天人相应”。“与天地相应，与四时相副，人参天地”（《灵枢·刺节真邪》），“与天地如一”（《素问·脉要精微论》）等。对于普通民众来说，这些论述略显晦涩。二是媒体宣传的缺失。近些年，由于民众养生需求的日益提高，包括电视在内的各类养生节目层出不穷，而解读中医药文化的内容则略显不足，误认为中医药只在养生方面有作用，出现了“只见树木不见森林”的状况。

3. 未来维度

毋庸置疑，中医药未来的发展存在危机，中医药文化能否传承成为中医药能否顺利发展的关键因素。近年来，很多学者都在思考如何让中医药文化走向世界，然而让中医药文化在世界顺利传播有一个非常重要而又容易被忽视的前提就是中医药文化自身的发展，“与时俱进”应成为中医药文化发展所遵循的原则。当前，中医学发展存在诸多困扰，面临一些质疑的声音，中医存亡论、中西医结合论依然存在。其实这些危机都建立在对于中医药文化极度不信任的基础之上。中医药文化具有中国文化中明显的文化特质，它是一种“内向型”文化，体现的是人与人的和谐，人与自然的统一，突出的是社会伦理的色彩，是不能用西方文化中的纯理性来进行分析的。因此中医药文化核心内容的未来维度，必须要克服中医药发展自身危机后才能够从长计议。

（二）层级——垂直方向的维度

垂直方向的维度存在一种层层递进的关系。在分析中医药文化核心内容时，可以从国家维度、社会维度、个人维度三个不同层面来找寻中医药文化核心内容的所在。

三种角度是一种密不可分的关系。中医药文化产生于人，是人的需要激发了中医药学的产生与发展。同时当某个国家或社会能够利用发展中医药学，并将此作为一种保障民众的工具或手段，从而获取民众的支持或社会的稳定时，中医药学就起到了使三者良性发展的催化剂的作用。反之，则会民不聊生、社会动荡乃至国家被颠覆，最终在某种程度上阻碍中医药学及中医药文化的向前发展。

在中医药文化的核心内容中，有一些思想还兼具有国家、社会的维度，比如“仁”的思想。这是儒家传统思想的核心，同时它也是中医药文化核心内容的重要部分。“仁者，人也”（《中庸》）。人的本质是“仁”，汉代董仲舒发起的“罢黜百家，独尊儒术”，将儒学摆在了一个神圣不可侵犯的位置。此后，各个朝代也纷纷将“儒学”视为治国的有力工具。“仁”在中医药文化中也极具体现，从医者首先要具备“医德仁爱”的思想，一视同仁，不分贵贱，仁者爱人，赤诚救世。药王孙思邈的《大医精诚》将其体现得最为全面。此外，还有一些思想表面上看是从个人的维度出发，但对国家、社会维度同样也起到良好的促进作用，最明显的就是“和”的思想。中医药文化核心思想的精髓是“和”，如果从个人维度看，强调的是个体自身的“和谐”，比如身体内部阴阳平衡与和谐，才能够摆脱疾病的困扰。除去自身和谐之外，人与自然的和谐实际上就是社会层面的问题。而人与人的和谐相处，小则关系社会，大则关系国家。现在我国倡导的要建立“和谐社会”的理念，在此也能够找到相通之处。再比如“诚”，同样是中医药文化核心思想的精髓，从个人维度看，《大医精诚》中提出医者要“诚心救人”，身为医者要有一颗真诚的心，应当“安神定志，无欲无求”，这不仅是医者应存有之心，普通民众亦应有此之心，乃至现代社会所宣扬的“诚信”，实际上都与此有极深的渊源。因此，从垂直的角度来思考中医药文化的核心内容，要避免简单割裂地认识核心内容本身，应该用联系的观点，将三种角度联系起来整体认识，这样才有利于形成相对客观的认识维度。

二、从价值维度思考

所谓价值维度，顾名思义，是引用政治经济学的概念对中医药文化核心内容进行有效的价值考量，根据“需求、驱动、发展”的不同阶段，来思考中医药文化的存在价值和发展价值维度。

中医药已有几千年文字记载的历史。从战国到秦汉时期，以“四大经典”为标志，中医药形成了理、法、方、药学术体系，至明清时期，这一体系达到成熟。从 20 世纪 20 年代起，“废弃中医”的言论就不绝于耳，一门以巫术起源、自身带有鲜明民族精神印记、与传统文化同生同息，常被冠之“不科学”的中医药，能顺利发展到今天，特别是进入 21 世纪后，还走出国门，出现了相对繁荣发展的景象，除了与国家各类政策保护、促进、弘扬和发展有关外，“人的需求”成为中医药发展首要的内在动力。中医药文化也正是迎合了这一原则，才出现了良性互动。

（一）需求维度

人的需求是对生存、享受和发展的依附，是人自身的规定性，是促使人们更加积极从事各项活动的内在动力。其最终也会演变为衡量发展的价值维度。它主要有三方面的特性。

1. 人的需要是一种价值判断，与动物本能截然不同

人类社会自诞生以来，人的需要就指导着人的行为活动，将动物的生产与人的生产区别开来。马克思曾说过：“诚然，动物也生产。它为自己营造巢穴或住所，如蜜蜂、海狸、蚂蚁等。但是动物只生产它自己或它的幼仔所直接需要的东西。动物的生产是片面的，而人的生产是全面的。动物只是在直接的肉体需要的支配下生产，而人甚至不受肉体需要的影响也进行生产，并且只有不受这种需要的影响进行真正的生产。动物只生产自身，而人在生产整个自然界。动物的产品直接属于它的肉体，而人则自由地面对自己的产品。动物只是按照它所属的那个种的尺度和需要来建造，而人懂得按照任何一个种的尺度来进行生产，并且懂得处处都把内在的尺度运用于对象。因此，人也按照美的规律来构造。”这段话提及的“内在的尺度”是有别于动物需要的，

主要阐述为人的需要层面。

中医药学的产生是主观“需要”的结果。随着中医药学的不断发展与进步，逐渐形成的中医药文化可以看到人类“需要”的影子。比如，作为中医药文化核心价值内容之一的“简、便、廉、验”所体现的就是中医药学在发展过程中“以人为本”的原则。同时体现的也是中医药学的优势，“一根针、一把草”是这四个字的写照，得到了广大民众的认可。中医药也因此成为上至王公贵族、下到平民百姓都能接触到、能够及时挽救生命的“医人之学”。客观地说，16 世纪以前，中医药无论是在中国还是在世界都是先进的。公元 3 世纪左右，东汉时期疫病流行，甚至蔓延到欧洲，成为世界性灾难。中国当时虽然也失去了大量生命，但毕竟中医药有《伤寒论》397 法、113 方，使中华民族得以繁衍昌盛。

2. 人的需要具有多元化特点

马斯洛早年指出，人的需要可以划分为五个部分，首先是生理的需要，主要是解决温饱问题；其次是对于安全的需要，即人身安全、财产安全和就业安全；再次是社会交往的需要；之后是相互尊重的需要；最后一个层面是最高的需要，指实现人的价值。马斯洛需要理论指出，人的需要是从低级到高级依次递进产生的。如果低一级需要满足的程度越高，那么高一级需要就会越强烈。马克思的著作也对人的需要从多种角度进行了分类。从主体角度可以分为个人需要和社会需要；从作用角度可以分为生存需要、享受需要和发展需要，其中生存需要是人最基本的需要。

“人的需要”的多层次性特点在中医药文化的核心内容中也得以体现。中医药学发展本身就是以人的生存需要为基础的，由此产生的中医药文化必然不会忽视这一人类最基本的需要。道法自然、司外揣内、辨证论治、阴阳平衡、扶正祛邪等，表面上看是中医诊治疾病的手段或方法，实质上是中医药文化核心内容中针对人的生存需要而产生的内容。而“治未病”、四时养生法等除了凸显中医治病的特色与优势外，更是针对人们享受需要乃至发展需要所形成的中医药核心价值的组成部分。

3. 人的需要具有阶段性

马克思在《德意志意识形态》中指出，人们总是先满足基本的物质生存需要之后，才会在此基础上发展新的需求。马克思并没有否认或轻视人的物质需要，而是重点强调了它的前提和基础性地位。因此，人们总是在满足了低层次的需要之后，又追寻高层次的需要，新的需要被不断创造出来。人们首先应确定，一切人类生存的第一个或者历史性前提是为了能够创造历史，能够解决现实生活。要生活，就需要吃喝住穿等。在这个层面上，人的生活状态是很低的，仅仅满足了最低需求，社会也处于原始阶段。这一阶段的中医药学亦处于发展的初步阶段，中医药文化也初见端倪。随着人们需要的不断被实现，新的需求应运而生。此时人已不仅仅是为生存而活着，还需要获取工具。这个新的需要促使人在满足生活需要的同时，将目光转移到关注生存质量上，于是会努力研究和发明一些新的劳动工具和劳动方法，延展人的肌体力量。当人类可以生产出远高于所需求的产品时，其生存空间大幅提高。中医药的发展则表现在其分支不断丰富，中医药文化的核心价值内容不断充实与完善，并在一定程度上融入了伦理观念，如将中医定义为“医乃仁术”。“夫医者，非仁爱之士，不可托也；非聪明理达，不可任也；非廉洁淳良，不可信也”。这不仅体现出中医学本身的伦理要求，也体现出中医药文化核心价值的重要内容。随着生产力和生产关系的不断变化，社会不断发展，需求不断增加。同时，这种需求不仅仅是量的累积，而是多方面的。随着物质生产的发展，人的意识不断丰富。物质世界和精神世界均是人的需求，人类在自身需要的驱使下，去探索改造和创造世界，形成一定的生产力与生产关系。因此，物质系统、意识形态系统、文化系统的产生都是为了满足人的需要。

总之，中医药学虽然兼有自然科学与人文科学的属性，但归根结底，最终体现的是医学。中医药学与中医药文化密切相关，同时也与医学有着紧密的联系。其存在和发展是以“人的需要”为基本前提和动力的，从文化的角度探究中医药，是繁荣中医药的正确道路。

（二）发展维度

发展是指事物由简单到复杂、由小到大、由低级到高级的变化。中医药学的发展，客观上促进了中医药文化理论水平的提升，而中医药文化理论水平的提升又推动了中医药学的发展。当然发展也离不开需要，以需要为前提的发展才会有明确的目的性，最终才能形成有效发展。

从本质上看，无论在任何时代，人们尽管追寻的目标和产生的需要层次不同，但方向都是相同的，都是为自由、平等和人的全面发展而努力奋斗。人们产生新的需要是在螺旋式上升而接近这个目标，不同社会时代的发展变化，在中医药文化发展过程中起到的影响和作用是不同的。从原始先民对生命现象的感知而起源，到以《黄帝内经》为代表重生轻死，重养生轻治疗，顺四时而适寒暑，和喜怒而安居处，节阴阳而调刚柔，促进生命和谐发展，无不与当时社会时代变化紧密相连。梁漱溟先生在论及中国文化时说，中国社会有两大古怪点，一是历久不变的社会，二是几乎没有宗教的人生。而这两点实际是由中国特有的社会政治结构所造成的。黑格尔说，中国几千年的历史“无从发生任何变化”（《历史哲学》）。马克思也曾提到“亚洲的静止的社会状态”。他们所指的不变的社会状态大抵是指封建社会。长期不变的社会性质与政治形态，加之中国人实用主义的特质，不变的特性也同样体现在中医药发展中。“上以疗君亲之疾，下以救贫贱之厄，中以保身长全，以养其生”（《伤寒论序》）是中医药学的基本使命。

在这一理念下，中医药文化发展在不改变上述三种功能的基础上，以实用理性为原则，以社会环境为基础，以民间授徒为主要传播方式，以有限度的创新为主要目标，形成了如下特征。

1. 具有强烈的历史时代感

中医药文化就犹如灿烂悠久的中国传统文化大海中的一颗珍珠，虽历史久远却始终是熠熠生辉。至今它的一些精髓理论还不能被现代医学所破解，因而有人便得出“中医不科学”的结论，在否定了中医的同时也是对于中国传统文化的否定。中医药文化应该是一种早熟的文化，它的传承发展无不打上了强烈的历史印记。它用中国文化史上少有的连贯性和继承性书写了历史，同时每个时期历史的发展都会为中医药文化添上浓墨重彩的一笔。

2. 具有服务于人的实用理性

中医药学是人的医学，中医药文化体现的自然是人的文化。中国人讲究人与人的和谐相处，它既不是概念上的辩证法，也不是否定性质的辩证法，而是讲究处事之道、人生哲理的辩证法。在中医理论中，人既是自然的产物，又是自然的延伸。中医药文化核心思想中的“整体观”体现的就是“重人”的思想，将人看作是诊疗的主体，人源于天地之气，“人生于地，悬命于天”“天之在我者德也，地之在我者气也”。（《灵枢·本神》）人自身在宇宙中与万物相连，息息相关。个体虽渺小，但由于他与宇宙有千丝万缕的联系也必然会同宇宙共现辉煌。

3. 具有自然之道的医学特征

自然之道的核心就是“天人合一”，同样强调的是一种和谐的观念。“形而上者谓之道，形而下者谓之器”。（《易·系辞》）“道”所强调的是运动变化发展的过程，是一种切实的感受，是一种只可意会不可言传的体验。“道的医学”为我们描述的是“君主之官，神明出焉”谓之“心”，“将军之官，谋略出焉”谓之“肝”。看似抽象的表述，却在哲学的高度深刻领悟了各脏器的用途。因此，中医药文化的核心精髓应该是“道”。

4. 具有独特的语言特征

语言是文化的载体，同时自身又带有时代的特性。当它成为一种文化的表达之后，对于这种文化的理解关键就在于对语言的领悟。由于中医药学形成时间较早，汉代就已经基本形成体系，接下来在漫长的传承过程中，虽有精进，但均不是大幅度、大范围的。直到清朝温病学产生后，中医药学发展受到了严重的挑战。除了国家社会性质的改变，中国再不是一个拥有主权独立发展的国家，西医的大量涌入，也让中医药学发展举步维艰。此外，还有一个经常被人忽视的因素，就是自从1915年新文化运动爆发，提倡白话文运动，让更多的国人失去了理解传统、领悟经典的能力。而要把握中医药传统文化抑或是中医药学，关键是理解经典、解读经典。这应该是对中医传承的致命打击，此后“中医不科学论”“废除中医论”才会不绝于耳。要理解中医药文化必先过语言关，这应该是每个中医从业者、从教者深刻思考的问题。

总之，从价值维度来思考中医药文化的存在，是对中医药文化存在的本源性思考，从价值论的角度甄别中医药文化的需求与发展，是在良性循环过程中寻找中医药文化存在的客观性、必要性与必然性，皆在为中医药文化继续发展探寻新思路、新方法和新角度。

第三节　核心价值的现实需求

中医药学作为一种应用学科，与现实需求密不可分。中医药文化作为中医药学的灵魂，必然要通过现实需求的不同手段得到提升与发展，同时中医药文化核心价值也将在现实需求中得以体现。因此，思想意识层面上的内容要从理论与实践应用两个层面去印证。

一、学术的传承

关于中医药文化的核心价值是近些年来才被专家学者们所关注。由于中医药本身在中国存在的时间长，包含的内容又博大精深，所以对于中医药核心价值内容的概括，至今都没有达成一致的见解，更没有形成相对的核心价值体系，这对于中医药本身的发展是极为不利的。中医药文化作为中华民族悠久灿烂文化的重要组成部分，继承、发展和弘扬是中医药人的不二之选。但传承的道路也并非一帆风顺，目前对于中医药文化核心价值的现实需求在理论层面上存在思想认识上的不统一、教育方法的单一性、宣传手段的趋利性等问题，只有解决以上问题，才能够真正使中医药文化核心价值得以传承。

1. 思想认识上的不统一

首先，对“中医药存亡”问题的争议。目前从不同视角形成了许多学术派别，如“剥离派”，主张将中医学的复杂体系中含有巫术、非科学的成分去除，保留科学的成分。“改造派”“修补派”从中医药传统体系出发，前者试图采用现代科学的方法创建科学体系，对中医药进行“大改变”；后者则立足中医学自身，在保留原有中医传统思维方式等前提下对中医药进行“小调整”。此外还有“重认派”“重构派”，顾名思义，是对中医药重新认识和重新建构。“中西医结合派”主张中医发展的前途只有中西医结合，“现代化派”主张中医药要发展就必须现代化，等等。派别虽然较多，但归纳起来无外乎两类，一类主张保留传统，在此基础上做简单的微调；一类主张改变，甚至改变原有体系，以达到“伤筋动骨”的目的。

在历史上，“中医存亡论”始于 1929 年。身为中央卫生委员会委员的余云岫提出了史上著名的《废止旧医以扫除医事卫生之障碍案》，认为中医学是“两千年来传统的神话、古典哲学、占星术、唯心论、主观唯物论和庸俗经验论的杂货店”，中国应该效仿日本，废止中医，这样才能带来中国近代医学的兴盛。为此，他还特意著书以论证其思想的正确性。尽管这一法案后来由于全国中医药界联合请愿而被搁置，但从此中医药存亡的争论就不绝于耳，甚至影响了一些从事中医之人对中医药的否定，这可谓中医药界的极大不幸。余云岫本人也一直没有放弃这一思想，直到中华人民共和国成立后，在第一届全国卫生工作会议上，他再次提出废除中医的观点，但遭到了与会者的一致反对。

其次，对于中医科学论认识的质疑。早在 20 世纪 30 年代，中医废除论还存在争议之前，新文化运动就提出了“两个先生”的发展目标，即“德先生——民主”和“赛先生——科学”。尤其在近代中国社会的文化领域，很快掀起了一场科学化浪潮，其影响波及至今。著名教育家蔡元培就指出："欲救中国于萎靡不振中，惟有力倡科学化。""现在中国多不知科学为何物，最要先输入科学思想。" 科学家顾毓琇先生也曾撰文提倡："以科学的方法整理中国固有的文化，以科学的知识充实中国现在的社会，以科学的精神光大中国未来的生命。"中国新文化运动的主将鲁迅先生在"五四运动"前夕写的杂文《热风·随感录三十八》中说道："我希望也有一种七百零七的药，可以医治思想上的病。这药原来也已发明，就是'科学'一味。" 在这种背景下，"中医科学化"运动逐渐兴起。当时社会上很多知名的学者都用"不科学"来抨击中医药文化，梁启超就曾经说过："阴阳五行说为两千年来迷信之大本营，直至今日在社会上犹有莫大势力。今当辞而辟之。"与此相反，提倡"中医科学化"的代表是陆渊雷。他提出其目标是"不仅欲振中医于本国，且欲传中医于彼邦也。"其实质是主张"中西医结合"。而这一思想在中华人民共和国成立后不久，毛泽东就曾提出过："把中医中药的知识和西医西药的知识结合起来，创造我国统一的新医学、新药学。"在辞海中，医学根据语境不同，具有两种指向：一是"研究人类生命过程以及同疾病做斗争的一门科学体系，属于自然科学范畴"；二是"中国古代培养医药人才的学校"。药学是"研究防治病害所用药物的科学……研究药物的来源、炮制、性状、作用、用途、分析、鉴定、调配、生产、保管和寻找（包括合成）新药等"。在原有基础上，医学和药学各自突破了中西方的藩篱，实现了融合式创新发展，发展出了新医学、新药学。

再次，中医药现代化的认识实践。"中医药现代化"这一概念是由林中鹏教授在1979年率先提出的。早在20世纪初，中医界就有学者采用现代实验方法对中药进行研究，并拉开了中药实验研究的序幕。但这种对中医药现代化的解读和实践换来的只能是中医药逐渐西化，甚至最终会消亡。世界上的一切事物都是发展变化的，作为中国文化重要组成部分的中医药文化也必然存在自我的发展节奏。在整体发展的框架下，如何解读中医药的现代化是中医药人应该静心思考的问题，因为它关系着中医药未来的发展走向，甚至关系到中医药的生死存亡。

对于思想认识上存在的问题，要从思想上探寻解决的措施。首先，从事中医药之人应该对中医药学、中医药文化在整体上有全面的理解和把握，尤其是对中医药文化有深层次的解读，而不是人云亦云，在迷失自我的同时更丧失宣传中医药、发展中医药的良机。对于中医药文化核心价值的挖掘要避免模式化、空洞化和教条化，要结合当前实际与中医药文化的内在特性进行客观的浓缩提炼，在中医药界先最大限度地达成共识，然后再向外推广。其次，国家应充分发挥主导作用，高度重视中医药发展，在挖掘中医药文化核心价值的同时，在政策上予以倾斜，保护中医药文化，加大对中医药科研、临床的投入，鼓励中青年后备力量投身中医药事业，使其早日成为支撑中医药事业发展的中流砥柱。

2. 教育方法的单一性

中医药教育问题由来已久。从中医药产生开始，由特定的环境所决定，其发展要依靠两个载体，一是经典医著，二是口传身授。即使到隋唐后出现了官办学校，乃至明清，这些官办学校讲授的均以“四大经典”为基本教科书，虽历千年却不曾改变。正是由于口传身授的方法，导致一些弥足珍贵的千古药方最终失传，这不能不说是中医药发展过程中的巨大遗憾。

到了民国又出现了“教育系统漏列中医案”。1912 年北洋政府教育部颁布的《中华民国教育新法令》，医学教育部分均未涉及中医药的内容。后经中医人的反复请愿与沟通，北洋政府才最终加以补充。但至此，中医药发展的道路愈发艰难，“质疑”中医药的声音愈发不绝于耳。中华人民共和国成立初期，创建了一些西医院校和中医院校，但由于是计划经济体制，全国上下号召“一般齐”，因此在教学方式和管理模式上，中医院校与西医院校并无差异。由于两者的思维方法和本质特性不同，导致中医教育缺少中医特色，原本重临床的医学远离临床而选择课堂教学，教出来的学生缺少实践经验，更别说用中医思维方式诊治了。

中国特色社会主义进入新时代，中医药教育面临的情况更加复杂，对人才的要求更为全面。面对中医药要走出国门的理想和目标，如何进行中医药现代教育成为中医药发展的关键。

首先，必须意识中医药教育的重要性。中医药文化的发展与中医药教育有着密不可分的关系。只有通过中医药教育将中医药文化的核心价值传播出去，让每个接受中医药教育的学生从内心接受中医药文化，才能对中医药文化乃至其核心价值有所创新，而这也是弘扬中医药文化之人所乐见的。

其次，中医药教育要突破常规，找寻适合自身发展的教学方法与手段。很多中医药院校的授课教师也同时是医院的医生，如果这种双重身份能够合理利用，便可产生良性的效果。比如遴选出与教学相关的诊疗案例给学生讲授，做到“有的放矢”；或者将学生分成几组，随老师出诊等。

再次，对于教材的选用应严加甄别，针对不同程度的学生匹配不同层次的教材，培养学生的古医籍阅读能力，强调读经典原文，而非他人翻译过的作品。

最后，改革考核方法。中医药院校应结合中医药文化的特性，改变简单的试卷考试方法，采用临床诊疗的考核方式，考核学生运用知识的能力，培养出精通中医学、古典哲学、中医药文化及现代科学的优秀人才。

3. 宣传手段的趋利性

宣传是文化传播的必要手段。中医药文化核心价值的凝练与发掘，其目的一方面是帮助中医药找到继续发展的根，另一方面是以中医药文化核心价值为依托，使中医药走向世界。作为传播手段的重要载体，各种类型的媒体宣传出现了盲目趋利倾向。比如“中医养生观”是《黄帝内经》的核心内容，现代人的生活水平逐渐提高，很多人尤其是老年人将如何延年益寿作为退休生活的重要组成部分。原本追求高品质、有质量的生活是一种社会进步的表现，但将某一观点进行过分夸大宣传则有失偏颇，比如，认为“中医＝养生”在普通民众心中不在少数。在“养生观”的光环下，保健品不断热销，导致消费者盲目跟风，这种“以偏概全”的宣传目的无非是投民众所好的趋利行为，并不是真正从弘扬中医药文化、发扬中国传统文化的角度出发，由此就会引发很多的负面效应和畸形现象。这些都是值得中医药人深刻反思的。

究其原因，是由于普通民众和大众媒体对中医药知识匮乏所造成的。比如对中药成分的认识，很多人认为中药为纯植物药，是天然药物，没有毒副作用。事实上，现在服用的中药虽大部分为来源于天然，但经过各种方法炮制，不能称其为纯天然药物。因此，对中医药文化的普及、对中医药文化核心价值的提炼与宣传格外重要。

对于中医药文化及其核心价值的普及除可借助媒体宣传（如电视、广播、报纸、网络、图书、杂志等），还可利用现有资源将各地不同级别的中医医院、中医药院校作为宣传中医药文化的场所。比如，中医药院校除开设相关的中医药文化及其核心价值的课程外，可在校园努力营造中医药文化氛围。有的院校就建有独具特色的“大医之路”，校园里的每条小路都冠以具有中医韵味的名字，在凸显中医药文化特色的同时，更能让身处校园中的每个人体会到中医药的博大精深。再比如可利用中医医院的资源，向民众普及中医药基本常识，做到“润物细无声”。

二、临床的应用

中医药文化核心价值作为中医药学的灵魂，对中医临床具有明显的指导作用。

1. 辨证论治

辨证论治是中医药最具特色、最能体现中医科学性的诊疗方法，同时也是中医药文化核心内容的重要组成部分。西医看病，中医看人。在西医眼中，每位患者都是一部“机器”，同一个部位出现问题就用同一种方法予以解决。比如流行性感冒，西医普遍采用的方法是寻找导致感冒的“病毒”，进而有针对性地寻找特效药物进行治疗。一旦病毒变异，西医便会继续研制能够与之相抗衡的特效药物。与西医不同的是，在中医眼中，每位患者都是一个独立的个体，每个人的阴阳状况各不相同。中医治病的着眼点不是将病菌去除，而是通过药物提升患者体内元气，使身体内的阴阳趋于平衡，这样疾病就自然会被去除。因此，即使不同患者出现了相似症状，但方法和方药也会有所不同。服药的目的不是为了杀死体内的细菌，而是要恢复体内的元气，这也是中医药历经几千年的发展仍然屹立世界医学之林的原因。

此外，对一些原本就没有办法彻底清除的疾病，如癌症，西医的办法是手术切除后进行化疗，企图彻底杀死癌细胞。但现代研究早已证实，每个人体内都存有癌细胞，化疗只能将其部分杀死，癌细胞在体内还会有存活，这就给癌症的复发提供了机会。同时手术与化疗带给患者的痛苦是常人难以想象的。而中医治疗癌症，采用辨证论治的方法，主旨是“扶助正气”，让患者体内的阴阳实现最大限度的平衡，与癌共存，在提高患者生活质量的同时也减轻了患者的痛苦。

辨证论治既要结合患者也要结合环境。1956 年，北京地区流行乙型脑炎，死亡率很高。许多医生仿效石家庄地区治疗乙脑经验，仍用白虎汤，结果屡试无效。蒲辅周翻阅文献，通过客观仔细全面分析，认为石家庄地区发病是因久晴无雨，天暑地热，属暑温偏热，采用白虎汤治疗，可辛凉透邪，清气泄热，切中病机。而北京地区发病，乃久雨少晴，天暑地湿，势必温热交蒸。人得病虽是暑温，但应偏湿，故蒲辅周改用湿温法诊治，遣用杏仁滑石汤、三仁汤等宣畅气机、清利湿热方剂，大获神效，使许多垂危患者起死回生。因此，治病救人不仅要知晓辨证论治，更要懂得灵活运用，只有把握中医药文化核心价值的精髓，才能做到得心应手。

2. 整体观

整体观突出的是一个“和”字，这也是中医药文化核心价值的重要体现。虽然整体观不是中医学所特有的，但中西方医学中的整体观却存在极大的不同。简单地说，西医学是利用整体研究局部，是一种典型的“解构思想”。其先将人看作一个整体，然后再将人逐渐分解成一个个器官，甚至一个细胞乃至基因。中医学恰恰与之相反。中医学认为，从气到人是一个有机的内外相连的主体，彼此相互作用，某个器官出现问题必然会在身体的某一方面有所体现，比如鼻头上长了疖子，中医学认为是胃火过旺导致的。对于整体观论述颇多的就是《黄帝内经》。

《黄帝内经》中的整体观主要分为三部分。第一部分是人与自然的和谐统一，即“天人合一”思想。人首先是天地、自然的人，人的生长与自然界的动植物一样，都会受到自然环境的影响，同时也会不断适应这种影响带来的变化。例如自然界的运动变化对人身体的影响，《素问·四气调神大论》曰：“夫四时阴阳者，万物之根本也。所以圣人春夏养阳，秋冬养阴，以从其根，故与万物沉浮于生长之门。逆其根，则伐其本，坏其真矣。”《素问·阴阳应象大论》曰：“天有四时五行，以生长收藏，以生寒暑燥湿风。人有五脏，化五气，以生喜怒悲忧恐。”《素问·脉要精微论》描写了人的脉象与四季的变化。曰：“春日浮，如鱼之游在波；夏日在肤，泛泛乎万物有余；秋日下肤，蛰虫将去；冬日在骨，蛰虫周密，君子居室。”等等。

第二部分是人与社会的和谐统一。中医与社会的不可脱节性使中医药具有鲜明的特征。中医治疗的特点之一是辨证论治，有果必有因。《素问·上古天真论》曰：“恬惔虚无，真气从之，精神内守，病安从来。”《黄帝内经》中关于君臣佐使的论述也彰显了人与社会密不可分的关系。《素问·至真要大论》曰：“主病之谓君，佐君之谓臣，应臣之谓使。”“君一臣二，制之小也；君一臣三佐五，制之中也；君一臣三佐九，制之大也。”“君一臣二，奇之制也；君二臣四，偶之制也；君二臣三，奇之制也；君二臣六，偶之制也。故曰：近者奇之，远者偶之；汗者不以奇，下者不以偶；补上治上制以缓，补下治下制以急；急则气味厚，缓则气味薄，适其至所，此之谓也。”医人亦是医国，宋朝范仲淹早就发出了“不为良相，便为良医”的感慨。

第三部分是人体内部的和谐统一。可分为三个层面，第一层面是五脏六腑的整体观。《黄帝内经》所说的五脏，实际上是指以心、肝、脾、肺、肾为核心的五大系统，而不是西医所阐述的单纯器官。《灵枢·脉度》曰：“肺气通于鼻，肺和则鼻能知香臭矣；心气通于舌，心和则舌能知五味矣；肝气通于目，肝和则目能辨五色矣；脾气通于口，脾和则口能知五谷矣；肾气通于耳，肾和则耳能闻五音矣。”第二层面是阴阳整体观思想。《素问·生气通天论》曰：“生之本，本于阴阳。”生命体征形成之后，阴阳二气也存在于其中，并互为条件。如《素问·阴阳应象大论》曰：“阴在内，阳之守也；阳在外，阴之使也。”《素问·生气通天论》曰：“阴者，藏精而起亟也；阳者，卫外而为固也。”第三层面是神形统一的整体观。《灵枢·天年》云：“神气舍心，魂魄毕具，乃成为人。”《素问·上古天真论》云：“形与神俱，而尽终其天年。”《灵枢·本神》曰：“故生之来谓之精，两精相搏谓之神，随神往来者谓之魂，并精而出入者谓之魄，所以任物者谓之心，心有所忆谓之意，意之所存谓之志，因志而存变谓之思，因思而远慕谓之虑，因虑而处物谓之智。”这是唯物主义对高级神经中枢做出的解释。

此外还有“大医精诚”“医者仁心”等思想也都是中医药文化核心价值的重要组成部分，对于相对紧张的医患关系而言都有积极的现实意义。因此，对中医药文化核心价值的弘扬和发展既是中医药本身继续发展的客观要求，也是现今社会发展的现实需求，具有重要的理论和现实意义。

第五章　中医药文化的基本特色

中医药在历时几千年的发展过程中曾经面临四次“存废”的生死关头，两次发生在近代，两次发生在中华人民共和国成立后。近代关于中医药的两次大争论，主要是以中医药是否科学为焦点。与西医相比，它的存在是否具有合理性？应不应该继续保护中医药，甚至继承、发展中医药？思想的动荡必然有其客观的社会根源。如果说发生在近代的两次“存废运动”是特殊的社会性质造成的，与当时社会“思想大爆炸”也有着密切的联系，是不断“自我否定”的必然结果，那么，中华人民共和国成立后的两次对中医药的质疑又是如何发生的呢？

20世纪50年代，“中医是封建社会的产物，应随着封建社会消灭而消灭”的观点引发了中华人民共和国成立后的第一次“中医药存废”大争论。毛泽东根据中国社会主义革命和建设实际，明确提出了“中国医药学是一个伟大的宝库”“中西医结合”“创造中国统一的新医学、新药学”的战略思想。毛泽东力挽狂澜，不仅保留了中医药生存发展的必要空间，一些中医药院校的纷纷建立也为中医药发展探索了新的途径。但同时也存在一些至今仍未解决的问题，如“中西医如何结合”“新医学、新药学”建立的标准是什么，而这些问题又再次成为接下来“质疑存废”的起点。

2006年，国内有人提出“中医缺乏科学原理，违背科学精神”，应从《宪法》中删除保护和发展“我国传统医药”的条文，应“采取适当措施，让中医在五年内全面退出国家医疗体制”，并发起“告别中医药”签名活动。这一论战，至今虽告一段落，但争论仍可能随时发生。

目前，解决问题的关键是在大众层面突出中医药特色，让普通大众了解中医药、信任中医药、认可中医药。中医药的特色与中医药文化相辅相成，本章从不同角度挖掘中医药文化的基本特色。

第一节 中医药文化的主要属性

中医药文化是以中国优秀传统文化为基础，以价值取向、思维方式为核心，面向世界、面向未来，体现民族性与时代性、社会性与自然性相统一的文化。中医药文化来源于古代社会医者们辛勤的实践，继承并弘扬了中国传统文化精神，吸收借鉴古代社会优秀文化成果，是当代的中华民族文化载体，具有民族性、时代性和区域性。

一、中医药文化的民族性

中医药文化植根于中国的历史与现实土壤之中，凝结着中华民族优秀传统文化的精华，体现了中华民族与其他民族相区别的特性。一方面，中医药文化是本民族优秀文化的表现形式，中华民族在悠久的历史中形成的价值观念、风俗习惯、道德礼仪、文学艺术、语言文字等早已具有独特的风格，而作为中华民族传统文化的载体，中医药文化自然也独具特色。例如，中国唐代名医孙思邈，他提出的“大医精诚”思想，开中国医学伦理学之先河，体现了中医对医道精微、心怀至诚、言行诚谨的追求，既是中华民族高尚的道德情操和卓越的文明智慧在中医药领域的集中体现，也是中医药文化的核心价值理念。中医药文化同时又是建立在对中国传统文化批判继承的基础之上，体现了多民族医药文化的整体性。文化的民族性是指在多民族文化基础上的中华民族文化的整体性。这种中医药文化的民族性与文化的多样性是辩证统一的，既要求我们保护好各民族所独有的文化特色，同时又强调文化的整体性，促进整个中华民族医药文化的有机融合。

另一方面，中医药文化与中国传统文化一脉相承，不仅具有民族性特征，还具有主体性特征。正如毛泽东在《新民主主义论》中对文化的民族主体性问题所指出的，中国应该大量吸收外国的进步文化，作为自己文化粮食的原料……但是一切外国的东西，如同我们对于食物一样，必须经过自己的口腔咀嚼和胃肠运动，送进唾液、胃液、肠液，把它分解为精华和糟粕两部分，然后排泄其糟粕，吸收其精华，才能对我们的身体有益，绝不能生吞活剥地、毫无批判地吸收。在当前文化交流日益频繁的时代，中医药文化在面对外来医药文化挑战的过程中，必须警惕西方医药文化的“同化”，注重保持中医文化的民族特色。一旦丧失了民族主体性、失去了本民族的文化传统，也就失去了中医药文化存在与发展的根基。近代以来，随着西方医学的传入，中医在保持其个性的同时，开始探索与西医兼容并蓄的道路。唐宗海明确提出“中西医汇通”，主张中西医求同存异。恽铁樵提出创造“较古人为精，视西人尤密”的新中医，“发明古书精义，采取西国学说，证诸实地经验”。陆渊雷认为中医疗效确实，但理论多臆想，主张以西医理论解释中医。由此可以看出，这种主体性一方面表现为我们对外来文化的主体选择性，另一方面还表现为对外来文化的消化吸收性，经过我们的消化、吸收、改造，中医药文化才能真正成为中国特色社会主义文化的有益组成部分。

二、中医药文化的时代性

在文化的民族性内容中，那些代表生命力的内容形成民族精神。民族精神因时代精神而改变，使其具有崭新的面貌；时代精神受民族精神的影响，并左右时代精神的行程。中医药文化以我国优秀传统文化具体实践为源泉，孕育形成了以中华民族优秀传统文化为核心的民族精神，体现的是中国悠久历史过程中思想文化的变迁，并在当今时代的各种医药思想热点难点问题中创新发展，充分体现了中医药文化鲜明的时代性特征。

1. 中医药文化是中国古代优秀传统文化的重要成果

中医药文化体现的中国哲学思想更是中华民族精神的集中体现，是中华文化的灵魂。从原始的宗教信仰到各类神话传说；从《周易》古经问世到春秋战国百家争鸣；从汉初的黄老之学到汉中的独尊儒术；从魏晋的玄学兴起到隋唐的佛教盛行；直至两宋元明后理学的日臻完善，乃至清代实学的兴起，中国古代哲学思想的变迁，带动了中医药文化的发展。反之，中医药文化不同时期、不同时代所体现出来的内容亦是中国哲学几经发展变迁的产物。由于中国哲学本身自成体系，它与中国传统文化的语言形式、思维方式等紧密相连，与西方哲学的截然不同，自然也在医学领域形成了中西医之间从诊断方式到治疗方法的巨大差异，尤其是“中医药学以阴阳平衡的生命观、阴阳失调的疾病观与阴阳调和的治疗观，反映了中华文化‘阴阳中和’的核心价值”。

2. 中医药文化是中国近代文化发展的重要体现

伴随着中国社会的逐渐衰落及社会性质的改变，中国近代文化经历了一系列艰难而曲折的探索，从鸦片战争后先进知识分子林则徐、魏源等人的“师夷长技以制夷”的呼吁开始，以洋务运动为代表的“中体西用”派强调学习西方的科学文化技术，以戊戌变法为代表的资产阶级改良派和以孙中山为代表的资产阶级革命派则把中心放在了政治制度、文化的变革，以“科学和民主”为代表的新文化运动则把价值观的变革放在首位。这些形式上、内容上、思想上对于中国文化的改变也体现在中医药文化上，尤其是五四新文化运动后所推广的“白话文”运动以及对“科学”标准的界定，让中医药文化在遭遇西方医学猛烈冲击的同时，还遭到了来自近代中国内部部分学者的质疑。废止中医作为当时“中西文化之争”社会思潮的一部分，在思想界乃至政界都引起了激烈争论。作为中国传统文化的一部分，中医药学被当作旧传统、旧文化一并否定。当时最有影响的思想家，如陈独秀、胡适、鲁迅、梁启超等都有这方面的言论（郑廷鑫《百年存废三次论争》）。内外夹击的后果是中医药这门原本与中国民众紧密相连、息息相关的“科学”，几近面临崩溃的危险。而在面对“科学”日臻完善的今日，中医药文化从传统到现代的转型仍然“在路上”。如何让古老的中医药文化再次散发出年轻的光彩，这应该是从事中医药、发展中医药之人最应该思考的时代课题。2019 年 10 月，习近平对中医药工作作出的重要指示，强调要遵循中医药发展规律，传承精华，守正创新，加快推进中医药现代化、产业化，坚持中西医并重，推动中医药和西医药相互补充、协调发展，推动中医药事业和产业高质量发展，推动中医药走向世界，充分发挥中医药防病治病的独特优势和作用，为建设健康中国、实现中华民族伟大复兴的中国梦贡献力量。因此，在新时代中国特色社会主义条件下，要在继承中医药文化各个历史时期的优秀传统内容基础上，将传统与现代有机融合，不断丰富中医药文化的内涵，使之成为新时期中华民族文化的代表，为建设健康中国、实现中华民族伟大复兴的中国梦贡献力量。

3. 中医药文化的未来发展要以开放交流的态度不断吸收外来优秀文化

人类学家弗朗兹·博厄斯曾指出，“人类的历史证明，一个社会群体，其文化的进步往往取决于它是否有机会吸取临近社会群体的经验”。“文化最原始的部落也就是那些长期与世隔绝的部落。”中华民族的近代历史已经用血与泪印证了：一个民族的文化如果封闭保守只会导致落后闭塞，只有在对外开放交流中才能保持旺盛的生命力。当今世界在为中医药文化发展提供难得机遇的同时，我们也不得不思考中医药的现代化该如何建设与发展，如何吸收借鉴世界优秀文化成果。改革开放以来，我们在吸收国外先进科学技术时，总是以多种形式的对外文化交流活动为手段，打造交流平台，营造交流环境。中医药文化也应立足于日益交融的大趋势，不断发展进步，利用全方位、多角度的传播平台，结合中医药文化自身优势，体现文化本身的时代性特征。党的十八大以来，党和政府更是把发展中医药摆在更加重要的位置。《中医药发展战略规划纲要（2016—2030年）》把中医药发展上升到国家战略的层面，《中医药法》的颁布实施使中医药发展步入法制化时代。党的十九大提出“坚持中西医并重，传承发展中医药事业”，实施健康中国战略。《中共中央 国务院关于促进中医药传承创新发展的意见》更是提出传承创新发展中医药是新时代中国特色社会主义事业的重要内容，是中华民族伟大复兴的大事。这些政策的实施进一步坚定了中医人把中医药继承好、发展好、利用好的文化自信与责任担当。

三、中医药文化的区域性

从属于一个民族、一个国家的中医药文化注定会因地域不同而产生各具特色的区域性文化，这既凸显了中医药文化的基本特色，亦是中医药文化局限性的体现。同时中医学原本就根植于中国文化的土壤之中，早已形成了独具特色的诊疗体系，因此，只有将历史、文化、地理学的内容作为研究发展中医药文化的新角度，进行跨学科多因素、多角度综合分析，在追溯中医药文化历史发展层面才会得到更加清晰的答案，在弘扬中医药文化层面也才会显得有的放矢。根据由内而外的顺序，中医药文化的区域性主要体现在以下两个层面。

1. 形成了体现不同地方特色的中医药学派

从历史上看，每一个时期医学中心的形成，都与当地发达的经济文化密不可分，如绵延千余年至今而不衰的新安医学、在中医近代史上具有重要地位的孟河医学、具有南国特色的岭南医学，等等。总体来说，中国古代医学的中心形成于北方，直至南宋时期才有所衰落，取而代之的是南方古代医学中心的兴起。后至南宋末年，中医学的中心彻底完成了南迁的过程，即使到了元、明、清后亦保持着此格局。出现由北向南迁移的关键是经济、政治、科技文化中心的转移，在迁移的过程中也孕育了中医药文化。史书上记载的古代医药人物均出自北方，如黄帝、岐伯、神农等。自远古到秦汉统一，北方的农业文化在物质文化和非物质文化方面都远非南方可以望其项背。特别是标志着中医学基本理论体系确立的《黄帝内经》，便吸收了当时盛行的阴阳学说、五行学说、精气学说等思想。蒙古军队南下、北宋王朝灭亡，进一步加速了中医药文化中心的南迁。南宋政权的建立，标志着江南成为中国的政治、文化和经济中心。北方医学失去优势，南方医学则呈跳跃式发展，医家群体迅速扩大并出现了一大批医籍。如《针灸资生经》的作者王执中、《妇人大全良方》作者陈自明及《三因极一病证方论》的作者陈无择都身居南方。

元代时尽管北方地区也出现了王好古、罗天益等有影响的医家，但从人数和医籍数量上却远少于南方，尤其是经济富庶的江浙一带更是“才人辈出”，如内科医家葛乾孙父子是江苏人，小儿科医家沈好问是浙江人。到了明代，全国 35 个工商业城市中就有 24 个在南方，医学上南北差距也继续扩大，被世界誉为伟大科学家之一的医药学家李时珍是湖北人，其《本草纲目》不仅是药学巨著，而且也是一部详明的植物学、动物学和矿物学著作。

总之，中医药学的发展与该地区经济文化发展水平息息相关，直至今日，中医药文化的研究不仅能促进中医药学术的发展，而且对经济和社会文化的发展有着巨大推动作用。

2. 中医药文化未来的发展必然要走向世界

结合当前发展的困境，中医药学要走出国门，得到世界医学的认可，必须要从三方面着手。

首先，加强中医药学术创新，加快其发展。中医药文化本身被刻上了中国传统文化的烙印后，导致很多人认为，如果改变和创新就是对过去传统的一种背离，并以此为借口拒绝创新。中医药文化最根本的立足点就是中国的传统思维方式，这种思维方式与现今科技社会中所注重的宇宙观、价值观和方法论等是相契合的。在新冠肺炎疫情中，中医药的参与和治疗作用有目共睹，国家中医药管理局指出：中医药在抗击新冠肺炎包括预防、治疗和康复全过程中都有积极的作用。中医药在有效抗击疫情方面不仅得到了国内的肯定，国际社会也积极评价中医药抗疫。匈牙利、印度、新加坡等国都撰文对中医药抗疫作用表示认同，匈牙利中医师还通过发放中药茶饮来抵抗新冠肺炎。中医药在疫情中突出的表现，无疑为中医药文化发展迎来了新的契机，使世界对中医药文化的认识更加深刻，为中医药文化全球化发展奠定了基础。

其次，面对现代医学及其技术快速发展的极大挑战，加强临床建设。任何一种医学的发展都是一定文化发展的产物，正如熊月之在《西学东渐与晚清社会》中所言：“西医最得西方古典科学重具体、讲实证的精神，中医最得中国传统文化重整体、讲联系的神韵，如果在各种学科中举出最能体现中西文化特征的一种，我以为医学最为合适。”中西医的竞争在近代社会显得尤为突出，这不仅是农耕文明与工商业文明的竞争，更是中西方文化的竞争。但由于中医学本身既涵盖了生物医学模式又含有生物－心理－社会医学模式的要素，所以以往中医药在发展过程中往往会忽略中医药文化对于临床的指导作用。将文化与临床割裂，最终的结果是文化丧失了本身发展与创新的沃土，临床治疗也会因逐渐失去与中医药文化的关联而显得后劲不足。只有注重临床，才能不断推动中医药学术创新，才能实现中医药文化走向世界的目标。

再次，当代文化环境发生巨变，必须弘扬中国传统文化，推动中医药学的科学普及。由于时代的变迁，特别是五四新文化运动后“白话文”运动的兴起，中国传统文化在语言层面上出现了巨大的遗失。蕴含丰富内容的中医药文化书籍均为文言文，不仅增加了普通百姓的理解难度，甚至一些中医药从业人员也因缺乏古文基础，在阅读古医籍方面略显吃力，更不用说将中医药文化传播至全世界了。要解决这种窘境需要从两方面着手，一方面要加强中医药从业人员的古文字功底，特别是阅读古医籍的能力，同时还要提高其外文翻译能力，实现由文言文到现代文到外文的贯通，最终将中医药经典传于世界；另一方面要努力在世界各地开设中医药文化机构，让有兴趣和有条件的人有地方学习中医。目前，世界多地开办的中医孔子学院就是非常成功的实践。它不仅是塑造中国大国形象的平台，也为中医药文化走向世界寻找到强有力的支撑点。

总之，从区域性角度出发发展中医药，既要避免将区域性狭隘地认为是地方保护，片面强调特色而不重视发展的共性，也要避免将区域性仅限定在一国之内，而忽视全球观及世界的整体性发展原则。只有秉持开放包容的心态，才能将中医药文化的优势得以充分发挥，最终实现中医药文化走出国门的目标。

第二节　中医药文化思维方式

作为中国优秀传统文化的重要组成部分，中医药文化独具特色的思维方式是中医药学历久弥新的关键。历代医家几乎都说过“医者，意也”。这里的“意”指的就是思维活动，因此中医药是一门注重思维活动的学科。它犹如一棵大树的根基，植根越深，枝叶越茂盛；反之则必然树枯叶黄，因此它也是中医药文化研究的根本内容之一。

一、中医药文化思维方式的产生

思维方式是对待事物的态度、方式和方法，对人的言行有着决定性影响。文化思维、科学思维、价值思维、应变思维等是思维方式所包含的基本内容。特别是文化与思维是密切相关、互为影响的。一方面，思维方式是文化特征的集中体现，它体现于民族文化的各个领域，包括物质文化、制度文化、行为文化、精神文化等；另一方面，思维方式又影响着文化要素的构成。在不同思维模式下，不同地域、不同文化背景的人会以不同的角度和方式看待或处理同一个问题。思维方式的差异是造成文化差异的重要原因。因此，研究中医药文化的思维方式必须从社会根源、哲学基础及中西思维区别等角度入手，研究其思维方式产生的渊源。

（一）社会根源

任何一种文化的产生都会受时代、地域、民族甚至个人的影响，最终形成独具特色的思维方式。中医药文化作为中国传统文化的重要组成部分，除了身上流淌着优秀传统文化的血液，亦担负着以自身印证传统文化的重任。因此，中国传统文化的思维方式是中医药文化思维形成的沃土，中国传统文化的发展带动了中医药文化的发展，同时中医药文化又不断地为中国传统文化发展增添崭新的内容。研究中医药文化思维方式产生的社会根源必然不能脱离中国传统文化之根。

1. 从时代角度追寻

从时代角度追寻中医药文化产生和发展的轨迹，很容易得出中医药文化与中国传统文化具有同步演进的规律。

在春秋战国以前，中国传统文化与中医药文化所呈现出的是创生期的同步衍生，此后的发展过程中又经历了三个高峰：第一个高峰是春秋战国、秦汉时期；第二个高峰是晋、隋、唐时期；第三个高峰也被称为最高峰，是宋、金、元时期。但在鸦片战争之后，随着中国传统文化发展的衰落，中医药文化也随之进入了发展的滞后期。换言之，中医药文化发展的每次理论创新与突变都是当时时代文化思潮、社会价值的印证，中国传统文化思维方式亦左右着中医药文化思维方式的演进。比如秦汉之际出现的黄老学说催生了《黄帝内经》理论的产生；汉魏易学卦爻六位模式以及《伤寒论》中“六经传变”理论的提出，都是伴随着每个时代思想文化、科技发展而促进中医药学快速发展的证明。我们甚至可以将中医药文化的发展看作是中国传统文化发展的缩影。

2. 从地域角度探究

这里的地域分为三层含义：其一，由于中医药文化具有多学科综合性的特点，因此，其思维方式的产生必然会有早期地理学内容的体现。作为中医经典的《黄帝内经》中就有非常明显的从地理角度分析病情的案例。《素问·阴阳应象大论》曰："天不足西北，故西北方阴也，而人右耳目不如左明也。地不满东南，故东南方阳也，而人左手足不如右强也。"这里强调的是地理环境对人体生理产生的影响，亦是"天人合一"思想的一种体现。其二，由于地理环境不同，各个地域的人所患病的病因不同，还会采用不同的治疗方法。比如，《素问·五常政大论》云："是以地有高下，气有温凉，高者气寒，下者气热。西北之气散而寒之，东南之气收而温之，所谓同病异治也。"其三，地域性文化的发展会影响到本地医学文化的发展，进而产生出不同的中医学派，从而使中医药文化的思维方式更具特色。比如早期中医药文化具有明显的黄河流域文化特征，经历春秋战国百家争鸣时期，中医药发展也出现了"百花齐放"欣欣向荣之势，后汉魏时期中原文化盛行，又为中医药文化思维方式增添了崭新的内容。时至今日，新安医学、孟河医学及岭南医学等地方医学仍然在为本地区医疗事业发挥着重要作用，同时成为中医药文化思维方式具有地域特色的有力证明。

3. 从人的因素思考

中医是"人的医学"，一方面强调治疗理念，即"治人而非治病"，另一方面强调人在中医药学产生过程中的影响。因此，我们在探究中医药文化思维方式产生过程中最不能忽略的就是"人的因素"。从这一点出发，大体可以将中医思维分为两个层次进行理解。其一，中医药缘起于中国，是中国传统文化的重要组成部分，因此其思维方式中有典型的中华民族的特性。换言之，中华民族所具有的品质影响了中医药文化思维方式的产生。比如，中华民族所具有的"内敛性"，体现在中医药文化思维方式中就是"内向性"。再比如，中华民族的"重生"思想体现在中医药文化上就是"大医精诚"，等等。其二，中医药文化从产生直至发展到今日，各派医家对其能长久发展起到了至关重要的作用。各派医家通过丰富的临床经验所撰写的医书，是中医药文化思维方式形成的基础。

（二）哲学基础

哲学是文化的核心，任何一种文化都是以哲学为基础而产生的。中医药文化同样也蕴含着深厚的哲学基础。换言之，中医药文化的核心是中医哲学，是一种关于中医的世界观、方法论和价值论。同时它与中国传统哲学的易、儒、道等有着天然的通约性。因此，中国传统哲学的思维方式是中医药文化思维方式产生的基础。

1. 中国传统哲学中的“易”与中医药文化思维方式

提到“易”必然会联想到《易经》或《周易》。在大部分人看来，这两者是等同的，其实在汉代以前，没有《周易》一书，只有《易经》与《易传》。但此《易经》非彼《易经》，汉代以前的《易经》是指《周易》一书的经文部分，汉代以后的《易经》是经文与传文内容的综合，是对《周易》一书的尊称。《易经》亦可算作中国哲学形成的标志，其思想体系博大精深，奠定了中国传统哲学发展的基础，同时对后世传统哲学思想也产生了巨大影响。中医药文化也由此孕育而生，其思维方式带有明显的印记。比如《周易》中八卦、六十四卦、三百八十六爻以及筮法象数关系，在中医药文化思维方式中体现的就是象数思维。《周易》中的“象”是指用卦爻所象征的各种事物的事象与物象解释卦爻辞的过程。而中医药文化中的象数思维中的“象”是运用取象比类方法，对各种病证认识的代称，中医药治疗“证象”的过程，也是探究“象”的过程。

2. 中国传统文化中的“儒”与中医药文化思维方式

尽管春秋末年，儒家学派的创始人——孔子为其学说到处“奔走呼号”，但认可的君王并不多，致使原本想在仕途上“大展拳脚”的孔子，终身从事了教育事业。也正是因为他能够静下心来“搞学问”，其思想才得以通过著作流传后世。直至汉代董仲舒提出“罢黜百家，独尊儒术”，儒家思想至此成为历代统治者进行思想统治的有力工具。同时，儒家思想对中医药文化思维方式的产生也具有重要影响。比如，儒家思想中的核心内容“仁”，在中医药文化思维方式中体现的是“仁爱”的伦理思想。再比如《论语·雍也》提出的“中庸之为德也，其至矣乎”，作用于中医药文化思维方式体现的就是“中和思维”，更强调的是在治疗过程中的一种“调和致中”的思维方式。此外，被看作是孔子继承者的荀子，根据他本人所提出的“天人之分”的自然观思想，在《荀子·解蔽》中提出“人何以知道？曰：心。心何以知？曰：

虚壹而静。”主张人要保持宁静的心态。这一思想在中医药文化思维中体现的是养生观中的“虚静思维”。也就是说，人只有做到“虚”心、“静”神，才能使自身达到最佳状态。

3. 中国传统文化中的“道”与中医药文化思维方式

《老子》亦称《道德经》，被誉为中国哲学的基石之作，对中国哲学发展影响巨大。其中“道法自然”的核心思想，强调的是人与天地浑然一体，紧密联系，要顺应万事万物的客观规律，从某种角度否定了古代社会中的天命思想。老子还提出，“人生天地之间，乃与天地一体也”。这种思想在中医药文化思维方式中体现的是“整体思维”。这里的整体分为两个层次：其一，人自身是一个有机的整体，而不是各种脏器的简单叠加。其二，人与自然、社会环境是一个整体，人体疾病的诊治要结合当时的自然与社会环境，这为中医学增添了社会性内容。此外，在道家的核心体系中还存在辩证思维。如《老子·第二十二章》指出:“曲则全，枉则直，洼则盈，敝则新，少则得，多则惑。”《老子·第五十八章》指出:“祸兮福之所倚，福兮祸之所伏，孰知其极？其无正也。正复为奇，善复为妖。”这种辩证思维也是中医药文化思维方式的重要组成部分，它渗透到养生、诊断、治疗的全过程。

此外，中国人哲学思维方式中“各美其美，美人之美，美美与共，天下大同”的和谐社会思想，在中医药文化思维方式中亦有所体现。因此，研究中医药文化思维方式的产生，哲学因素是不能也不应该被忽略的。

（三）中西方医学的思维差异

众所周知，近代以来中西医之争就从未停止过。争论的核心焦点是中西医的“科学性”问题，经常有人以西方科学判断标准质疑“中医的科学性”，也有人将中医与检测仪器先进、完全用数字说话的西医相比，提出要实现“中医现代化”，先要实现检测仪器现代化；甚至有人提出“文化与科学的分解理论”，即承认中医药文化属于中国传统文化的一部分，但并不是“科学的部分”。换言之，就是“中医不科学”。

西医、中医都是时代的产物，都发展和存在于某一特定的文化背景之中，都有其深刻的社会、哲学基础。科学发展史表明，任何一个学科都不是单靠本学科的力量发展起来的，没有与其他学科的联系，任何科学都不能发展。中医是在一定历史条件下产生的，也应随着科学发展而变化，中医学几千年来的曲折历史也充分证明了这个道理。近几十年来的事实更进一步说明，现代科学和医学与中医学相互渗透，有助于相互发展。

1. 中西医思维方式产生的社会基础不同

从社会发展的角度看，中医从古代到近代的发展是一个连续的过程。从春秋时期的《黄帝内经》到汉代的《伤寒论》、唐代的《千金方》、明代的《瘟疫论》、清代的《医宗金鉴》，其间虽然经历了朝代更替、战乱动荡，但由于封建农耕社会的性质始终未变，因此中医的基本理论未变，中医药文化更是体现了明显的连续性和传承性。只是中医发展到近代以后，由于中国社会性质发生了巨大改变，中国人失去了主宰自我的权力，因此，本该继续发展的中医药文化才出现了发展的衰弱期，深陷低谷，其间虽然也有中医大师的诞生，但对于当时中医药文化的整体发展却影响微乎其微。换言之，中医药文化是一种先天发育充分、后天发育不足的“早熟型文化”。

与之相比，与中医近乎同时期的古埃及和古巴比伦医学，如同两种曾经辉煌一时的文化，于公元前就过早地趋于黯淡；古印度医学则随同印度河流域的哈拉巴文化被来自中亚的亚利安人扫灭；光焰万丈的希腊文化，在中世纪遭遇到重创后，于16世纪开始改变，最终建立和发展成为现代的西医学体系。与中医学的“纯粹性”相比，西医学在发展的过程中体现的是一种“除旧立新的蜕变”。尤其是到了中世纪以后，以文艺复兴为起点，以资产阶级革命为契机，在两次科学技术革命的基础上，西医学建立了全新的医学体系，并加剧了中西医学的差异。

2. 中西医思维方式产生的哲学基础不同

（1）古代哲学对于中西医学的影响。虽然在这一时期中西哲学体现的是大同小异的内容，但中西医学在学术思想、学术内容和学术风格上却出现了明显差异。中国哲学的主要代表是周易、道家和儒家，所提出的“整体观”“阴阳学说”“五行学说”等对中医药学影响较大，使中医药更注重整体及整体间的内在关联和矛盾性。而古希腊哲学早期对西医产生影响的是机械唯物主义的原子论和元素论。元素论让西医更关注微观层面的结构体系，将视角一缩再缩。由分子到原子，再到粒子到质子、中子乃至现在的基因，都是元素论思想的发展与体现。机械唯物主义与之后的辩证唯物主义、唯心主义思想等让西医更注重点而非线或面，机体的运动或组合是外力的结果，从而忽视了机体的内在矛盾性。

（2）中世纪哲学对中西医学的影响。欧洲社会的中世纪大约处于公元476年至1500年之间。这一时期对于中医学来说应该是发展的高峰，国家大部分时间处于统一状态，社会稳定，经济繁荣，在科技文化进一步发展的同时，中医药学经典理论体系逐步确立。与之相反，欧洲的“中世纪”被称为“黑暗世纪”。宗教神学完全控制了思想领域，桎梏了人们的精神。西医学也将原有的原子论或元素论等思想全部抛弃，转而信奉《圣经》的教义，从而陷入停滞、衰落的境地。中西医学在思维方式上差距继续拉大，表现为一种“东高西低”的态势。

（3）近现代哲学对中西医学的影响。与“中世纪”时期发展截然相反，近现代哲学对于中西医学的影响表现出“西高东低”的发展路径。中医学经典体系虽早已形成，但却出现了徘徊不前甚至衰退的景象。尤其是近代中国国门被动打开后，受西方哲学思想的冲击，加之随后具有效仿西方文艺复兴的新文化运动，将中国传统文化视为阻碍中国发展的一部分，在吸收新鲜血液的同时，中国传统文化发展出现断层。

中医药文化是与中国传统文化紧密相连的，因此遭遇的打击也最大。其中最突出的表现是传统语言的遗失。语言是思维的主要工具。思维方式是以语言为基础的，语言促使思维方式得以形成和发展，同时思维方式又是语言生成和发展的深层机制。传统语言的遗失，必然会对中国传统思维方式以及中医药思维方式造成严重影响。如今中医药院校的学生不能深刻领会中医药文化的精髓，重要的原因之一是语言的难以共通性造成的。此外，中国哲学在现有完整体系下的止步不前，使以哲学为基础的中医药发展缺乏前进的动力。与中医药发展的停滞不前相比，西医药发展在这个时期却出现了勃勃生机。文艺复兴中复兴唯物主义的原子论不仅成为近代欧洲科技革命的思想基础，更重要的这是一种带有创新性的复兴。在原子论的基础上又出现了化学原子论，并最终建立起“原子－分子论”体系。在化学中的“组合－分解－还原”被理解为世界事物发展的普遍规律的同时，这种还原论思维也成为西医学思维的主要内容。此外，随着化学学科的不断发展，利用一些相关的化学仪器，使西医观察的视角越来越小，并开辟了化学治疗时代，随后又衍生出病理学、细胞学、生物学等多个学科。这些学科的发展亦成为西医学发展的基础。近代中西医学在各自思想发展轨迹上差异日趋加大。

3. 中西医学思维方式作用到临床方法上的不同

思维方式必然会影响行为，中西医学在思维方式上的差异在临床上表现得尤为突出。中医学理论源于丰富的临床经验，“辨证论治”“司外揣内”“藏象”及“经络学说”等方法与手段都是以中医思维为基础，最终在临床上的应用。整体观是中医药临床治疗的出发点，即将人看作是一个整体，身体的每个部位都有其内在的联系。只有将身体各部位充分调动，使其协调运行，“扶元气”，方可实现治愈疾病的功能。也就是通常学者们所总结的“中医治人而非治病”。与之相反，西医学思维方式“分解主义”占上风，故而西医学的大部分成果来源于实验研究。除了少数特殊时期西医进行人体的活体试验外，大部分实验是在一些分子结构与人类基本相似的动物身上完成的。“分解主义”让西医学更关注微观世界，病原体、致病菌越找越小，一旦发现一种新型病菌，西药领域就会出现针对性药物，这就像人在与时间赛跑，处于劣势的永远是那个看似很努力的人。因此，西医学眼中只有“病”的概念，而非“人”。

二、中医药文化思维方式的基本内容

中医药文化作为中医药学知识和智慧的结晶，其思维方式是使其延续和发展的重要保障。对中医药文化思维方式的研究，无论是对进一步理解、掌握中医药学理论知识，提升中医药理论水平，还是对进一步完善中医药文化体系，使其成为中医药走出国门的“敲门砖”而不是“绊脚石”都极具价值。

中医药学最突出的特色就是中医药学特有的思维方式。有学者将中医药文化提炼为三大核心内容——“中医药的价值观、认知思维方式和行为方式”。从医药学的角度分析中医药文化思维方式所涉及的内容，似乎更加合理，也更具说服力。

（一）生命观层面上的直觉思维与虚静思维

近百年来，中医药在遭遇不断挑战的过程中，最薄弱、受攻击最多的就是中医药在思维方式上的独特性。其原因就是许多思维方式很难用现今所谓的“科学”方法进行验证，它所体现的“只可意会不可言传”的意境，更成为现代“崇尚科学”之人重点打击的对象。

1. 何谓直觉思维

直觉思维是一种高于理性和感性的内心直观方法，是中国传统思维的重要组成部分，是人脑对于客观世界及其关系的一种识别和猜想。它力图从总体上把握对象的本质和规律性，突出强调主观因素的作用。在古代知识水平、科技认知均有限的情况下，对于宇宙本体的把握很多是靠直觉、顿悟形成的。其中最突出的体现在老庄哲学“道”的体系中。“道”究竟是什么？现代哲学界至今都没有给出相对明确的答案。就是在《老子》著作中也只是对其特征进行了模糊的概括。“道之为物，惟恍惟惚，惚兮恍兮，其中有象，恍兮惚兮，其中有物，窈兮冥兮，其中有精，其精甚真，其中有信”。其中虽然明确了“道”是天地万物的总根源，但却只能靠直觉来领悟。

直觉思维同样是中医药文化思维方式的重要组成部分。中医学的“四诊法”，即望、闻、问、切是直觉思维运用最直接的体现。《灵枢·邪气脏腑病形》曰：“见其色，知其病，命曰明。按其脉，知其病，命曰神。问其病，知其处，命曰工。”强调要以意会之，静心体察病源。《素问·脉要精微论》曰：“然持脉之道，必虚其心，静其志，乃保定盈虚而不失。”脉诊强调的就是医者的心、手与患者的体、脉直觉感悟的结果。正是由于有了直觉思维，中国古代的医者们才更注重“视而不见”“听而不闻”的感官感受，最终达到“明心”“独悟”“神会”的境界。

2. 何为虚静思维

虚静思维是指在分析和处理问题时，采取“虚”心“静”神的方式，回到事物最初本真状态的一种思维方法。它与直觉思维有一定的相通之处，都强调的是一种精神的“本真”状态。但也有不同，直觉思维重视的是“悟性”，虚静思维侧重的是“回归”。在中国道家思维中亦有对于虚静思维的描述。《老子·第十六章》曰：“致虚极，守静笃。万物并作，吾以观复。夫物芸芸，各复归其根，归根曰静，静谓复命，复命曰常。”突出的是人要回归自然的本性。《庄子·庚桑楚》曰：“胸中则正，正则静，静则明，明则虚，虚则无为而无不为也。”强调的也是在认识事物之前，要使自己回归本然之心，最后才能做到“无为而无不为”。

虚静思维在中医药文化中的影响也是巨大的。比如中医养生学中涉及“虚静”内容的就比较多。《素问·上古天真论》曰“恬惔虚无，真气从之，精神内守，病安从来”，体现的就是《黄帝内经》的养生智慧，更体现了虚静思维的基本特征。

（二）疾病观层面上的整体思维与象数思维

中医药学虽然与西医学同为医学，但在思维层面上的差异却十分明显，特别表现在对疾病的认识上。西医有很强的疾病观，除了每种疾病有一个确切的名字之外，每种疾病产生的原因也有专门的致病细菌。而中医思维中的各种“疾病”都是一个原因造成的，即人身体的阴阳失衡。造成身体阴阳失衡的原因又可能是多方面的，比如人与家庭、社会，甚至宇宙的失衡也可能是致病的原因。久而久之，中医药思维方式中就出现了整体思维以及以此为基础更为细化的象数思维。

1. 何为整体思维

整体思维是中国传统哲学思维中的重要内核，突出强调事物本身的两个基本特征：独立性与联系性。整个世界就是一个有机的整体，构成世界的一切事物本身亦是小的独立的整体。由于它们彼此之间互相联系和制约，才呈现出世界纷繁复杂的景象，而同时小的独立的个体内部也是互相联系与相互制约的。至今仍然被许多人所熟知的“天人合一”思想就是整体思维最突出的表现。中国传统哲学的两大支撑点儒家和道家都是整体思维的主要推崇者。换言之，中医药学实际上是整体思维的印证者和践行者，并且在具体的医学实践中对这一传统思维进行了丰富和补充。《黄帝内经》中有不少关于整体思维的内容。中医整体思维大致可分为三个层次。其一，“人与自然的整体观”。“人与天地相参也，与日月相应也”；（《灵枢·岁露论》）“人以天地之气生，四时之法成”；“人能应四时者，天地为之父母”（《素问·宝命全形论》）等。其二，“人与社会的整体观”。明代李中梓在《医宗必读》中提出：“大抵富贵之人多劳心，贫贱之人多劳力……故富贵之疾，宜于补正；贫贱之疾，利于攻邪。”其三，“人自身脏腑的整体观”。“五脏六腑，心为之主，耳为之听，目为之候，肺为之相，肝为之将，脾为之卫，肾为之主外”（《灵枢·五癃津液别》）。

2. 何为象数思维

象数思维是以“象”“数”为理论核心阐释宇宙万物存在方式、表现形式及运动规律等的思维方式，目的是探求宇宙万物的整体规律性。“象”更倾向于体现万事万物所表现出的具体形象，因而具有很强的直观性。《周易·系辞下》对“象”的解释是：“是故易者，象也。象也者，像也。”体现的是由“物象”到“意象”再由“意象”反推回“物象”的过程。“数”实际就是一种特殊的“象”。“物象”和“意象”虽然具有直观性，但仅限于个体的感悟，不利于体现事物的规律性，因此将“象”“数”化，便于后人对万事万物的整体把握。

在中医药学的各类实践中，随处可以看到象数思维的影子。比如“五脏六腑”“奇经八脉”“四气五味”“三部九候”等。《素问·五运行大论》曰“天地阴阳者，不以数推，以象之谓也”，突出的更是“以数为象”的特点。中医理论中的“数”是非定量单位，是为了体现“象”的性质而定的“数”。在中药领域，象数思维运用得也十分广泛。古代医者认为，本草能治病的原因就是它的“四气五味”与天地之间的“四时五行”是相通的，“天地只此阴阳二气，流行而成五运，对待而为六气。人生本天亲地，即秉天地之五运六气，以生五脏六腑。凡物虽与人异，然莫不本天地之一气以生”（《本草问答》）。在象数思维的基础上，中医药学能够在没有过多解剖学基础的情况下，解决很多西医难以解决、更难以解释的病证。象数思维并不是从事物“实在”出发来分析事物，而是从不同关系和联系的角度，从整体上把握人体内部的关联，既是整体观思想的延续，亦是中国传统哲学思维的体现。

（三）治疗观层面上的辩证思维与中和思维

在治疗观上，中医主要依靠整体调节人体功能失衡状态的中和思维和辨“证”求“本”的辩证思维指导中医诊疗。这两种思维方式都是在矛盾论的基础上产生、发展及运用的，在体现中医药治疗特色的同时，它也在被越来越多的人所接受。

1. 何谓辩证思维

辩证思维是反映和符合事物发展变化客观规律的思维方式。辩证思维被运用的领域相当广泛，由于它自身的科学性，更是得到了全世界的认可。西方习惯将辩证思维归于哲学范畴。在中国，尽管辩证思维是中国传统思维的重要体现，但将这种思维融会贯通，甚至发扬光大的却是中医药学。中医学经典《黄帝内经》构建了中医辩证思维的框架。其中的阴阳思维规律、五行思维规律等都是辩证思维的突出体现。《素问·生气通天论》曰：“凡阴阳之要，阳密乃固，两者不和，若春无秋，若冬无夏，因而和之，是谓圣度。故阳强不能密，阴气乃绝；阴平阳秘，精神乃治；阴阳离决，精气乃绝。”其通过阴阳双方对立又统一的关系说明，万事万物要达到一种平衡稳定状态才能够进行正常的生长、发展与变化。《素问·六微旨大论》曰“亢则害，承乃制，制则生化，外列盛衰，害则败乱，生化大病”，同样也强调了五行系统中平衡、稳定状态的重要性。以此为基础衍生出的中医药学，在治疗过程中，医者需秉承辩证思维，将阴阳五行失衡之体，通过药物的作用而帮助患者恢复元气，最终将阴阳五行调整到最佳状态。

辩证思维在中医治疗中另一个重要体现就是“异病同治”与“同病异治”。意思是说，患有相同病证的人，所采取的治疗方法是截然不同的；或者患有不同病证的人所采用的治疗方法是相同的，这对西医学而言是难以理解的，但在中医领域却应用十分广泛，根本的原因在于中医治疗重“人”，西医治疗重“病”。中医治疗疾病尤其重视个体的独特性，对不同的病证和不同的患者均注重其差异性，辨证施治。虽然致病菌相同，但不同的个体所表现出来的病证一定会有差异。一般而言，身体强壮的人“副反应”会小些，而身体虚弱者则恰恰相反。“因人而异”选择治疗方法在体现辩证思维的同时，更体现了中医药的科学性。

2. 何谓中和思维

“中和”一词源于《礼记·中庸》。其云：“中也者，天下之大本也；和也者，天下之达道也。致中和，天地位焉，万物育焉。”在中国传统文化中，“中和”被视为是宇宙平衡发展的根本规律，天地万物的发展无不遵循此规律。“中”与“和”由于在概念上突出的重点不同而略有差别。“中”更多强调的是事物的“均衡性、平衡性”，“和”更多强调的是事物的“和谐性、融合性”。正是这种不同特点的结合，使中和思维具有二者兼而有之的基本特征，即在事物发展过程中建立一种平衡结构，从均衡中体现事物间的相互融合，探寻事物间相互平和统一的过程。《素问·生气通天论》曰“阴平阳秘，精神乃治”，体现的就是依据中和思维来界定的中医诊病原则。“凡阴阳之要，阳密乃固。两者不和，若春无秋，若冬无夏。因而和之，是谓圣度”（《素问·生气通天论》），同样是从诊疗观上强调阴阳平衡是身体健康的前提。若不和就会出现病证，而中医药的作用则是“调百药齐（剂）和之所宜”（《汉书·艺文志》）。

中和思维是中医药文化的重要组成部分，与其相关的概念如中庸、中道、平和等均体现了中和思维的内涵。中和思维具有以下几个层面的特征，即诊病过程中的中和平衡、治病过程中的调和致中和养生学说中的调和阴阳等。《素问·生气通天论》曰“生之本，本于阴阳”。与西医关注微观致病菌相反，中医学认为，一切疾病的发生都可归结为阴阳失衡。“阴不胜其阳，则脉流薄疾，并乃狂；阳不胜其阴，则五脏气争，九窍不通”（《素问·生气通天论》）。由于阴阳失衡是人体产生疾病的根本，因此中医诊疗疾病便从调和阴阳入手，用药以扶助体内元气为原则，以实现身体平衡为根本。《素问·阴阳应象大论》

所说的“善用针者，从阴引阳，从阳引阴，以右治左，以左治右”，体现的就是针刺理法中的阴阳平衡。

中和思维是辩证思维的一种延伸，“中和”在突出平衡的同时更体现了一种整体思维，即人与自然的和谐，人自身形与神、动与静的统一。同时也突出了静中常变的观念，阴阳常变、五行常变，但“变不失常，常以制变”。

中医药思维中还包含有唯物论思想。《素问·阴阳应象大论》指出，“地气上为云，天气下为雨，雨出地气，云出天气”，以朴素的唯物主义思想分析了云与雨的成因。尽管这一唯物主义认识是笼统的，但却体现了中医药文化对物质构成世界本源的认识。《灵枢·本神》提出的“所以任物者谓之心，心有所忆谓之意，意之所存谓之志，因志而存变谓之思，因思而远慕谓之虑，因虑而处物谓之智”，体现了唯物主义认识论的观点。中医药核心思维中的整体观与马克思主义的“世界是一个相互联系的统一整体思想”不谋而合。辩证思维强调的特殊性与马克思主义辩证法中的“具体问题具体分析”以及矛盾的特殊性具有异曲同工之处。

第三节　中医药文化的思维传承

中国传统文化是中医药文化的灵魂，中医药文化是组成中国传统文化、具有医学特色的重要成分，只有领会中医学体系中蕴含的文化内涵，才能更好地发挥中医药的独特优势。2019 年 10 月 20 日，中共中央国务院印发的《关于促进中医药传承创新发展的意见》指出，传承创新发展中医药是新时代中国特色社会主义事业的重要内容，是中华民族伟大复兴的大事。中医药文化的传承归根结底是贯穿其始终的思维方式的传承。谈中医药的发展，要以中医药的特色为基础；谈中医药的未来，就必须了解中医药的过去，梳理清楚中医学的过去，为的是更好地实现中医药的传承。

一、中医药文化思维方式是中国传统思维的集中体现

身为四大文明古国之一的中国虽然拥有几千年文化发展史，但由于其间经历了半殖民地半封建社会的冲击，近代中国传统文化精华在遭遇西方文化猛烈抨击后，或一息尚存，或消失殆尽。重拾民族优秀传统文化是实现中华民族伟大复兴的基础，中医药文化应在其中勇挑重担，担负起对优秀传统文化传承的重任。古语云：“工欲善其事，必先利其器。”中医思维方式就是

中医药即中国传统文化的智慧之器。

中医药学是在中国传统文化的土壤中生长的，自然与传统文化有着密切的关系。比如，传统文化中重整体而轻局部的思维，提倡对于事物的整体把握，个体、局部要服从整个运动系统，这便在中医药文化思维中形成了整体性的思维方式。《易传》中提出的“易有太极，是生两仪，两仪生四象，四象生八卦”的整体观以及阴阳五行思维关系等都是整体思维的具体体现。中医药文化中的整体观更是随处可见。从整体的角度寻找解决复杂系统问题的方法论原则，强调以主体的内在尺度去把握客体对象，“天人合一”是诊断、治疗的基础和根本，把自然万物与整个人类社会看作和谐的整体，这种高度系统的整体观也是中西医文化区别的核心内容。

再比如崇尚辩证思维来认识宇宙万物的方式。从《易传》中提出的“一阴一阳之谓道”到《老子》的“有无相生，难易相成，长短相形，高下相盈，音声相和，先后相随”，再到体现荀子分析与综合思想的“辨合”观点，体现的均为辩证思维的精神。英国人李约瑟在他的长篇巨著《中国科学技术史》中指出，“当希腊人和印度人很早就仔细地考虑形式逻辑的时候，中国人则一直倾向于发展辩证逻辑，与此相应，在希腊人和印度人发展机械原子论的时候，中国人则发展了有机宇宙的哲学。”辩证思维在中医药文化中也得到了进一步发展与应用，体现最为突出的就是治疗过程中的辨证论治，“同病异治”“异病同治”思想在西医学界产生了巨大反响。但必须强调的是，中国古代的辩证思维是一种朴素的思维，与现代思维相比缺少严密的科学形态。但必须肯定的是，中医药文化思维中无处不打上中国传统思维的烙印。文化作为一种知识背景，必然要起到影响具体学科的作用，而医学作为兼有“自然与社会”双重性质的学科，势必处于具体的文化氛围之中，以传统的思维方式来限定其研究方法与手段，形成医学框架与原则，最终成为中国传统文化的载体之一。

二、中国传统思维是中医药文化思维发展的基础

习近平指出，“中华文化积淀着中华民族最深沉的精神追求，是中华民族生生不息、发展壮大的丰厚滋养”。中医药学就是在中华传统文化的大背景下成长、发展、成熟起来的。中医药文化是指中国人对生命、健康和疾病所特有的智慧成果和实践活动的概括，包括对生与死的价值观、健康理念、认知思维模式、诊疗方式、养生方式、生活方式、医患关系，等等。中国传

统文化的发展演变决定了中医药文化的同步演进。每一次科技文化发展的高峰都伴随着一次中医药文化发展的高峰，同步体现的是一种过程，一种中医药文化发展的过程。在这个过程中，中国优秀传统文化的特性体现在中医药文化发展的各个层面，从“天人合一”的自然观到“形神合一”的整体观，再到辨证论治的治疗观以及防微杜渐的预防观，所体现的都是中国优秀传统文化的内核与基因。

总之，作为中国优秀传统文化有机组成的中医药学，可谓中国传统文化的结晶，中国传统思维方式成为中医药文化思维方式发展的决定性因素。

三、中医药文化思维方式发展是实现中医药文化传承的根本

“流变在乎病，主治在乎物，制用在乎人”（金·刘完素《素问病机气宜保命集·本草论第九》）。中医药临床疗效确切，预防保健作用独特，治疗方式灵活，费用比较低廉，特别是随着健康观念变化和医学模式转变，中医药越来越显示出独特优势。中医药作为中华民族的瑰宝，蕴含着丰富的哲学思想和人文精神，是我国文化软实力的重要体现。扶持和促进中医药事业发展，对于深化医药卫生体制改革、提高人民群众健康水平、弘扬中华文化、促进经济发展和社会和谐都具有十分重要的意义。当前中医药文化发展面临着诸多困境，首要问题是中医药发展缓慢，创新不足，面对西医学挑战往往力不从心。特别是在中国文化环境发生巨大变化的前提下，作为中国传统文化基本载体的语言从文言文到白话文的转变，更加大了现代社会对传统文化思维方式理解的难度。因此，对中医药文化的发展与传承，归根结底是对中医药文化思维方式的发展与传承。

从认知过程看，中医药文化思维方式侧重于各事物之间相互的、内在的、整体的联系，力求从实用性角度将事物由功能到结构按照其相似性将其放在一个系统中，从整体上寻找相互之间的关联，从动态中把握和协调彼此的作用，最终探究解决复杂问题的途径。这是中医药文化思维方式的特性，也是它的优势。只有把握思维方式的核心内涵，充分发挥中医药文化思维方式的特色，才能有效促进中医药文化的创新。

总之，中医药学必须体现当代思维的综合性、动态性、多维性、开放性及创造性特点，克服古代思维方式的弱点，借鉴现代科学逻辑思维的优势，多元发展，开放式合作，推动中医药文化及学术的进一步创新。

第六章　中医药文化的社会功能

何为文化？《辞海》对文化的定义是："文化，从广义来说，指人类社会历史实践过程中所创造的物质财富和精神财富的总和。从狭义来说，指社会的意识形态以及与之相适应的制度和组织机构。"从狭义的定义中可以将文化概括为两层含义：第一，文化是区别于任何物质活动的精神领域活动。第二，文化是独立于政治、经济之外的上层建筑。在几千年来的生产生活实践中，我国各族人民不断与疾病做斗争，逐渐形成、发展起来一门医学科学，并且形成了自身独有的理论基石——中医药文化。中医药文化是我国古代人民智慧的结晶，是中华民族优秀传统文化的重要组成部分，也是社会发展不可缺少的组成部分。其社会功能可以从广义和狭义两个角度来界定，广义的社会功能是指中医药文化对于社会生活所起到的作用，包括对人的个体和群体、对社会生活的局部领域和总体领域的影响等；狭义的社会功能特指中医药文化对社会整体的作用，包括对社会整体结构、功能、秩序、性质及变迁的影响等。

中医药文化的社会功能就表现而言又可以分为两个层面：第一，中医药文化作为客体要素，通过教育与传播，将中医药知识直接转化为相关的社会产品及现实的生产力。第二，中医药文化作为主体要素，利用文化所具有的记录功能，将中国优秀传统文化以医学的方式加以呈现，坚持"以人为本"的理念，发挥文化引领发展的凝聚功能和包容多样的融合功能，力求在发展中不断汲取中华文化的营养，从而形成独具特色的文化，在新时代仍焕发光彩和魅力。

第一节　坚持以人为本的理念

由于中医学的研究对象是人，而人具有自然和社会的双重属性，故中医药学既属于自然科学范畴，又具有社会科学的某些特性。中医药文化是中国优秀传统文化的载体，"向善而求真"是中国传统哲学的核心，亦是中医药文化的重要内核。“仁者，人也”。向善不仅是对人们的一种精神感召力，也体现了整个中华民族的价值取向。“以人为本”在中医药文化上的体现可以从三个角度予以思考。

一、医乃仁术

《说文解字》曰：“仁，亲也，从人从二。”古文作“忎”。“仁”释为爱、不忍、重视生命。《礼记·经解》云：“上下相亲谓之仁。”《礼记·丧服四制》指出，判断某人是否符合“仁”，方法是“观其爱焉”。《国语·周语》认为，“言仁必及人”。三国韦昭释云：“博爱于人为仁。”《韩非子·解老》认为：“仁者，谓其中心欣然爱人也。”《庄子》亦认为：“爱人利物谓之仁。”在中国传统文化里，“仁”的核心蕴意是爱。

在早期文献中，“仁术”并不指代医术，而是一种不忍伤害生命的行为，语出《孟子·梁惠王上》。文中说，梁惠王以羊易牛，不忍心看见牛被杀死的行为。“王笑曰：‘是诚何心哉？我非爱其财而易之以羊也。宜乎百姓之谓我爱也。’曰：‘无伤也。是乃仁术也，见牛未见羊也。君子之于禽兽也，见其生，不忍见其死；闻其声，不忍食其肉。是以君子远庖厨也。’”《释名》指出：“仁，忍也，好生恶杀，善恶含忍也。”庄子认为，医是道的一部分、仁的源头。他指出：“医者，道之脉，仁之源也。”这是“医”与“仁”相联系的较早的文献记载。

中古之后，医术常被称为“仁术”，即施行仁爱的方法、手段。明清医籍多有医术与仁术之论。《伤寒论条辨》指出：“天生万物，人为最灵。”医术与一般的技术不同，它的对象是人，它的主体也是人，无法将人视为一般的物体。《言医选评》解释了医术为“仁术”的原因：“医何以仁术称，仁即天之理、生之原，通物我于无间也。”《医学术是》进一步指出，医术是儒士君子寄托不忍之心的载体：“夫医乃仁术，君子寄之以行其不忍之心。”

由此可见，从事医疗工作，精湛的医术只是对从医者技术上的要求或是基本执业资格的要求，这仅仅是从事医疗工作的基本条件，重要的是医者要有一颗善良而真挚的“医心”。“医心”就是“仁心”，是以亲和爱为基础而产生的一种“善”，善医才可获得善治，所以为医者要心怀仁爱，笃行修为，德术俱佳，方可为医。医者所以为医，在于“仁者爱人”。医者的重要职责就是“为苍生司命”，“见彼苦恼，若己有之，深心凄怆”。仁与善的理想人格在从医中能够不断地体现。《伤寒论·自序》云："精究方术，上以疗君亲之疾，下以救贫贱之厄，中以保身长全，以养其生。"仁是善的基础，善是医的主导，既明确了医者在疾病治疗中应采取的基本态度，也明确了患者在治疗中的重要地位，凸显了以人为本的理念。中医伦理学认为，人是万物之灵，因此人的生命是最为宝贵的。救人性命是医者本分，正因医术与最宝贵的生命相连，所以从古至今都认为医者必须对生命抱有高度的仁爱精神。

需要注意的是，中医药文化关于"人"的认知，不仅将"人"看作是生物学意义上的，还赋予其社会属性。特别是疾病诊疗，在认识人的生理功能差异和生物基础的同时，注重考虑患者的社会背景。如《黄帝内经》指出，"王公大人"由于其特殊的社会地位以及丰腴美味、荒淫无度的生活，导致与普通民众有不同的体质，为此治疗时必须加以区别。同时强调，凡诊治失误，"皆受术不通，人事不明也"。所谓"人事"，即社会和心理因素，后世医家对此高度重视。如明代医家李中梓在所著的《医宗必读》中提出了"不失人情论"，深入阐发"富贵贫贱治疗有别"的问题。不少古医籍以生动的实例显示，社会动荡、政治腐败、饥荒战乱、经济萧条乃至不良社会习俗等均是导致疾病尤其是心身疾病发生的社会根源。

此外，善的价值判断也常常会与传统的伦理孝道相捆绑，人们判断医者的医学成就主要是看能不能治病，治好了多少病。这使得医家在行医问诊时不得不考虑大众的社会需要。只要能治病就是"仁术"，求真即趋善，善的目的达到了，就不会去探究其背后的医学理论。因此，中医学史上可谓名医辈出，但研究医学理论的人却不多见。

二、生命至贵

中医药学是建立在中国古代先民对生命极度崇拜的基础之上的。无论早期的神话传说，还是之后的《周易》《内经》，在突出神的不可预知性之外，还着重突出了人的珍贵。早在先秦时期，老聃的《道德经》就指出："道大，天大，地大，人亦大。域中有四大，而人居其一焉。"人与道、天、地并为"四大"，可见生命至贵矣。《素问·宝命全形论》指出，"天覆地载，万物悉备，莫贵于人"，强调人是天地万物中最珍贵的。也正是由于中国古代对于人本身生命的认可和珍视，才会出现与各种疾病做斗争的勇气，才会有"治未病"即养生学的理念。

《淮南子》叙述《神农本草经》成书经过时有这样一段描述："神农尝百草之滋味，水泉之甘苦，令民知所避就。当此之时，一日而遇七十毒。"先民为探究药性药用而一日遇七十毒，虽有夸张之嫌，但足以说明先民以身试药的艰辛，目的就是为了让百姓能够了解药学知识，知道如何避免毒害和应用药性。唐代医家孙思邈被后世誉为"药王"，其代表性著作为《备急千金要方》《千金翼方》。之所以冠以"千金"，孙氏释道："人命至重，有贵千金，一方济之，德逾于此。"

当今之时，物质文明、精神文明大幅度提高，很多人衣食无忧后就会去追求更美好的生活，会更加珍视自身健康、自身生命，对养生保健的重视程度前所未有。"养生"一词最早见于《吕氏春秋》。书中指出："知生也者，不以害生，养生之谓也。"知晓生命规律的人，不做有害健康的行为。从先秦时期"天人相应"的养生法则，到秦汉魏晋时期"不治已病治未病"的中医养生名言及嵇康《养生论》等专著的问世，再到隋唐时期养生之术的发展，养生体系从陶冶性情、生活有常、饮食清淡、动静结合、食药补养等方面得以构建，直至宋元明清达到巅峰。宋代李昉的《太平御览·养生》、周守忠的《养生类纂》，金元王珪的《泰定养生主论》，明代李梴的《保养说》，清代唐千顷的《大生要旨》等都是养生著作的代表。可见，"生命至贵"的伦理观念被赋予了更高层次的人文境界，这也使中医学成为有别于一般纯学术的科学体系。

生命悠悠，健康为本。习近平时刻牵挂着医疗卫生事业，牵挂着百姓健康，指出"没有全民健康，就没有全面小康"。实现全面小康不单单是物质条件和文化素养达到了一定标准，还包括实现全民健康的目标。只有广大群众自觉养成良好的生活及卫生习惯，形成健康文明的生活方式，自觉树立疾病预防保健观念，才有可能实现全民健康。而这些离不开中医药的参与及推广。

2020 年 9 月 8 日，习近平在全国抗疫表彰大会上明确指出："在这场同严重疫情的殊死较量中，中国人民和中华民族以敢于斗争、敢于胜利的大无畏气概，铸就了生命至上、举国同心、舍生忘死、尊重科学、命运与共的伟大抗疫精神。""生命至上，集中体现了中国人民深厚的仁爱传统和中国共产党人以人民为中心的价值追求。""这是中华文明人命关天的道德观念的最好体现！这也是中国人民敬仰生命的人文精神的最好印证！"

三、治人优于治病

中医药文化以人为本的社会功能还体现在治疗层面。西医强调要治疗用仪器、化验检查出来的“病”，中医则强调要治疗有种种病状的“人”。最典型的就是“亚健康”概念的提出。“亚健康”的人主要表现为“一多三少”。“一多”指感觉疲劳的时候多，“三少”指三种减退，即活力减退、反应能力减退、适应能力减退，具体表现为身体疲乏、腰酸背痛、头昏头痛、失眠多梦、焦虑心烦、精神不佳、记忆力差等。

在西医看来，尽管这些人有种种不适，但如果医疗仪器检查找不到病灶，实验室化验指标正常，就不能诊断是什么“病”。但这些人确实存在诸多不适，有的甚至烦恼、痛苦，不能说是“健康”的，这种介于健康与疾病中间的状态即“亚健康”状态。对于“亚健康”，西医不认为是“病”，自然无需治疗。

在中医看来，治疗“亚健康”是缓解其自觉症状，手段更加丰富，且具有针对性。在中医眼中，这些人也是“病人”。尽管西医的仪器和化验结果查不出病因，但用中医的望闻问切，通过症状、舌象、脉象就能对其进行治疗，或汤药、中成药，或针灸、按摩，或药膳食疗，或气功，不一而足。

为什么对于“亚健康”中医和西医的看法不同，且直接影响到诊疗结果的不同呢？这是因为中西医的理论体系不同，看问题的着眼点不同。西医看问题，倾向微观化，先是看人体的物质结构，从器官、组织到细胞，再到分子水平，借用分子生物学的检测手段，在微观上步步深入，越来越精确，甚至细到基因，然而却忽视了人的社会属性，忽略了人的心理状态。在这种重结构、重局部、重微观的指导下，西医治疗针对的是局部病灶，针对的是越来越精确的靶点，针对的是细菌、病毒这些致病的微生物。如果找不到细菌、病毒，找不到确切的病灶，找不到精确的靶点，便无法作出诊断，治疗也就无从下手。

与之相比，中医看到的是人的整体功能状态。这种功能状态与天地自然密切相关，与社会人际关系紧密相连，来自大自然的“六淫”和由社会人际关系引起的“七情”都会扰乱人体的阴阳平衡，导致功能失调，最终致百病丛生。中医学强调“天人相应”“天人合一”，并通过四诊寻找脏腑功能失调的外在表现，司外揣内，通过诊察反映于外部的现象，测知内在的变动情况，将诊疗的重点放在人本身，然后做出诊断，针对病机，辨证施治，促使脏腑功能协调，重新恢复阴阳平衡，让人通过自身元气产生抵御疾病的抗体，最终战胜疾病。即使局部病灶没有完全消除，化验指标未完全正常，只要正气提升，症状减轻，体征改善也算取得了成效。

随着科技的进步和时代的发展，西医会利用越来越精密的仪器发现更多未发现或变异的细菌，因为在西医看来这十分可怕，毕竟细菌的发展速度要远快于抑制药物的研究速度。例如，古代没有艾滋病，但它传染快，流行广，发病重，当属中医“疫毒”范畴。但由于病因特殊，传播方式为性接触、血液传播和母婴传播，所以又与一般的“疫毒”不同。其发病的早晚、病情的轻重与人的正气密切相关，故而中医治疗艾滋病是从“证候”入手。此外，新型冠状病毒毒株变异而来的奥密克戎，其特点是传播快、隐匿性强、穿透力强，与以往新冠病毒所表现的中医证候特点有所不同。以往的新冠病毒我们叫“湿毒疫”，是一种“湿邪”，湿毒蕴肺是其核心的特点。但奥密克戎是外感风寒，风束肺卫，“风邪”特征非常明显，患者头疼、发热、咽痛、鼻塞、流清鼻涕、咳嗽、少痰，中医根据这些证候进行治疗，调节药方，从而取得了较好的疗效。

中医治疗癌症，既不针对病灶切除癌瘤，也不针对癌变细胞而强力杀灭，虽然也有散结化瘀等攻邪之法，但最主要的还是扶助人体正气，增进食欲，改善睡眠，减轻疼痛，提高患者的生活质量。特别是中晚期癌症患者，这种以扶正为主的办法，能够帮助患者与癌瘤和平共处，带瘤生存。

西医治疗癌症，手术、化疗、放疗“三大法宝”，如果运用适度，对早期癌症常有良效。但这“三大法宝”都是以癌瘤这个局部病变为中心，有的医生又往往强调“除癌务尽”，于是根治手术切除的范围很大。为了防止转移扩散进行化疗、放疗又必须要足够的剂量，以致许多患者很难耐受，导致脱发、厌食等状况的出现。即使“病灶”暂时消失了，生活质量也降低了。因为“除癌务尽”而过度治疗，患者往往要承受远比癌症本身更大的痛苦。

西医学治病的基本思路是以局部病变为中心，着重针对局部病理进行治疗，对人的正气，特别是患者的主观感受关心不够。治疗措施的选择，做不做手术、用不用化疗、采用什么药物都是以“病”的需要为依据。对疗效的判定也是以病灶是否消失为主要标志，对患者整体身心状态的调整则放在了次要位置。总之，是重在治“病”，而不是重在治“病人”。

与之相比，中医学治病的思路更能体现人文关怀，更加人性化。中医自始至终把“病人”的主观感受放在最重要的位置，治疗以“证候”为依据，包括症状、舌象、脉象、腹诊等，但核心还是患者的主观感受。总之，中医治疗是以“人”为本，而不是以“病”为本。

变化莫测的大自然，不断演变的人类社会，必然引起疾病谱的不断变化。近几年出现了新型冠状病毒等，今后还不断会有新的病毒出现。但任何新病种，既然内有“病变”，则必然外有“病象”，中医采用“司外揣内”之法，针对证候，采用针对性治疗方法，以减轻患者痛苦，提高其生存质量。这种以简驭繁、以“不变”应“万变”的临床治疗学，堪称智慧之学。

近年来，党和政府高度重视中医药，特别是党的十八大以来，以习近平同志为核心的党中央把中医药工作摆在了更加突出的位置，中医药也取得了显著成绩。习近平多次对中医药工作作出重要批示，各地方政府进一步贯彻落实，并制定了相关规划。如黑龙江省人民政府办公厅印发了《黑龙江省“十四五”中医药发展规划》（以下简称《规划》），将“坚持以人为本，服务健康”作为首要原则。《规划》指出，要“坚持把保障人民健康放在优先发展战略位置，将中医药融入卫生健康的大局，以满足人民群众中医药健康需求为出发点和落脚点，坚持中医药发展为了人民、中医药成果惠及人民，增进人民健康福祉，保障人民享有安全有效方便的中医药服务”。可见，无论是中医药文化核心价值观本身对医者行医济世之守则的要求，还是当代对中医药传承创新发展的指导性文件，都将人作为最根本的出发点和落脚点，最终的归宿都是为了让人能够健康地生活和高质量发展，凸显出以人为本的社会功能。

第二节　形成共识与引领发展

中医药学是中华民族传统文化中的璀璨明珠，从其产生、形成到成熟发展，经历了几千年的漫长岁月，积淀起极为丰厚的文化资源。中医药文化在充分体现其向心力、凝聚力的同时，自身存在一种双向辐射的现象，一种是向内辐射，所产生的向心力体现的是文化的凝聚功能；一种是向外辐射的发散力，所体现的是文化的融合功能。从中医药文化所具有的凝聚功能层面思考问题，是研究中医药文化的崭新视角，用文化实现中医药的共识、用文化带动产业的发展，是中医药文化社会功能的又一集中体现。

一、促进中医药领域共识形成

医学文化有着强大的凝聚功能，作为医学文化重要组成部分的中医药文化，在中医学实践中所发挥的凝聚作用随处可见。中医学孕育于中国民间的土壤之中，具有浓厚的地域色彩是它的特征之一。在与不同地缘的文化碰撞、融合中，不同的地域形成了不同的学术流派。各流派之间相互联系、争鸣与渗透，促进了中医学术的发展，最终形成了中医学“一源多流”的发展格局，如安徽新安医派、常州孟河医派、广东岭南医派、江西盱江医派、楚州山阳医派、苏州吴门医学等都在中医学的发展史上留下了浓墨重彩的一笔。弘扬中医传统文化，有助于中医药事业的蓬勃发展，在新时代凝聚人们对中华优秀传统文化的进一步认知和认同。

我国幅员辽阔、地大物博，不同地域有不同的风土人情、生活方式，但中医药文化却没有太大的地域差异，如中医的诊病方法、中药的煎煮方法、针灸的穴位等，所以，尽管中医流派纷繁复杂，但中医药文化成为维系这些中医信仰共同体的向心力和凝聚力。系统地梳理和总结中医药文化形成的历史脉络，阐明中医药文化所蕴含的深刻内涵，有助于将中医药文化研究成果融入科研、教育、医疗工作中，以发挥中医药文化的内涵作用，使中医药的发展获得新的活力。我们要继承好、发展好、利用好中医药这一祖先留给我们的宝贵财富。2019 年中共中央国务院颁布的《关于促进中医药传承创新发展的意见》（以下简称《意见》）指出，传承创新发展中医药是新时代中国特色社会主义事业的重要内容，是中华民族伟大复兴的大事，对于坚持中西医并重，打造中医药和西医药相互补充、协调发展的中国特色卫生健康发展模式，发挥中医药原创优势，推动我国生命科学实现创新突破，弘扬中华优秀传统文化，增强民族自信和文化自信，促进文明互鉴和民心相通具有重要意义。《意见》为中医药的未来发展指明了方向，为中医药文化的发展、传播以及走向海外、推动世界医学文化发展均具有积极意义。

随着中医药事业的高质量发展，人们对中医药文化有了新的认识，同时积极将中医药文化注入世界大文化中，得到了国际社会的广泛认同。中医药文化就其本质而言是属于东方的，但就其价值而言是全球的。如果不被全球认同，就会失去它耀眼的光芒，因此需要经过整合提高、传播宣传，最终得到全球的认同。

聚焦国内，中医药文化在一些传统民俗节日中也有所体现，突出的亦是中医药文化的凝聚作用。如我国传统节日之一的端午节，除了吃粽子、赛龙舟等习俗外，不少地方还有在窗前或门口悬挂艾叶、菖蒲的习俗。艾叶和菖蒲都含有挥发性芳香油，所产生的奇特芳香，具有驱蚊蝇、虫蚁，净化空气，提神通窍，健脾消滞的作用。此外，人们还会佩戴以朱砂、雄黄、香药为原料制成的香囊，这些成分同样具有芳香醒神、驱毒辟虫的功效，也含避邪驱瘟之意。在长江流域，人们还盛行饮雄黄酒、在小孩身上撒雄黄的风俗，中医学认为雄黄有避虫毒的功效。夏季是多虫的季节，因为气候的原因其在南方尤为明显，所以人们取中药进行驱虫赶蚊，不少民间传说也以这种习俗为素材。在江浙地区，有浴兰汤风俗。据《大戴礼记》载："五月五日蓄兰为沐浴。"后来又在菖蒲、艾叶、紫苏、桃叶等草药中选一种或数种混合煎水洗浴。这些习俗之所以能够流传至今是有一定依据的。农历五月五日接近夏至，这一时期蚊虫、病菌等开始繁衍滋生，加之季节更替，气候变化大，人体容易不适应而生病。上述药物均为芳香药，有芳香开窍、提神醒脑、避免蚊虫叮咬的功效。可见中医药文化已深埋于中国传统民俗中，融入人们的血脉。中医药所处的文化地位、蕴含的人文精神、表现的文化形态、体现的价值观念以及运用的思维方式等，显示的不仅是医学理论的实践和临床技术的应用，更是系统性的中医药文化。因此可以这样界定：中医药文化是包含且超越了中医药本身的一种文化形态，它与中国传统文化的其他形态融为一体，并渗透到人们的日常生活当中，具有鲜明的中华民族印记。

放眼国际，这种凝聚力还伴随中医药文化的认同，使其在海外迅速传播。当今世界学术领域，无论是从人文社会科学角度还是从自然科学角度，研究中医药文化的国家和地区，其所发表的研究文章、介绍文章逐年增加。世界上许多国家和地区的政府及医学文化机构多次与中国政府和中医药文化机构合作召开国际中医药学学术研讨会，以求更深入地认识中医药文化，更进一步地研究中医药文化，从而实现共同发展中医药文化。如奥地利维也纳大学和北京中医药大学联合成立了中德奥医药文化与科学哲学研究中心，美国芝加哥大学人类学系和北京中医药大学开展了长期的中医养生文化研究，南京中医药大学与澳大利亚皇家墨尔本理工大学合作举办中医孔子学院。"十三五"期间，中医药参与共建"一带一路"取得积极进展。中医药已传播至 196 个国家和地区，成为中国与东盟、欧盟、非盟、拉共体以及上海合作组织、金砖国家、中国 – 中东欧国家合作、中国 – 葡语国家经贸合作论坛等地区和机制合作的重要领域。中医药内容纳入 16 个自由贸易协定，建设了 17 个国家中医药服务出口基地，中药类产品进出口贸易总额累计达到 281.9 亿美元；建设了 30 个较高质量的中医药海外中心和 56 个中医药国际合作基地，为共建“一带一路”国家民众提供了优质的中医药服务，推动了中药类产品在更多国家注册。与国际标准化组织合作制定颁布了 64 项中医药国际标准，复方青蒿素快速清除疟疾项目帮助非洲逾百万人口地区短期内实现了从高度疟疾流行区向低度疟疾流行区的转变，建成中医药领域首个国家级“一带一路”联合实验室。新冠肺炎疫情暴发以来，多语种的新冠肺炎中医药诊疗方案发布，中国与 150 多个国家和地区分享了中医药抗疫经验，向 28 个国家派出中医专家协助抗疫，“三药三方”等有效中药抗疫方剂被多个国家借鉴和使用，为全球抗击疫情发挥了积极作用。“十四五”时期，我国将与共建“一带一路”国家合作建设 30 个高质量中医药海外中心，颁布 30 项中医药国际标准，打造 10 个中医药文化海外传播品牌项目，建设 50 个中医药国际合作基地，建设一批国家中医药服务出口基地，加强中药类产品海外注册服务平台建设，组派中医援外医疗队。中医药文化的继承与传播，已成为弘扬中华传统文化的重要方式，成为促进中国传统文化走出去，增强文化自信，弘扬中华民族优秀传统文化的重要渠道。

应该说，中医药文化的发展促进了国内、国际中医界的广泛交流，不仅能使国内中医流派各取所长、协同发展，也能使国际社会对中医药文化更加重视，加速世界更多国家和地区对中医药文化的了解和接受，共同构建人类卫生健康共同体。

二、用中医药文化引领中医药行业发展

中医药学是中华民族的伟大创造，是中国古代科学的瑰宝，也是打开中华文明宝库的钥匙，为中华民族的繁衍生息作出了巨大贡献。中医的诊疗理念源于中国古代哲学思想，是一套完备的思想体系，在面对不同的患者时，需要因人而异、因时而异、因地制宜，即辨证施治。与中医诊疗理念相伴而生的中医药文化，是中国古代哲学思想的完整体现。从古至今，每一位中医人在学习、临床等各个阶段无不将中医药文化的核心价值铭记于心，并以这

种核心价值引领自身行为。同时，一些中医药企业也从中医药文化的核心价值中凝练出自己的企业文化，以引领企业的长足发展。可见，中医药文化在引领中医药行业发展方面有着至关重要的作用。

1. 中医药文化有助于中医药事业的传承创新发展

中医药是中华文明的瑰宝，是五千多年文明的结晶，在全民健康中发挥着重要作用。2019 年，《关于促进中医药传承创新发展的意见》是以中共中央 国务院名义发布的第一个有关中医药方面的文件。全国中医药大会也于同年 10 月召开，这是中华人民共和国成立以来第一次以国务院名义召开的全国性中医药大会。习近平作出重要指示，强调“中医药学包含着中华民族几千年的健康养生理念及其实践经验，是中华文明的一个瑰宝，凝聚着中国人民和中华民族的博大智慧”。中华人民共和国成立 70 多年来，党和政府高度重视中医药工作，特别是党的十八大以来，以习近平同志为核心的党中央把中医药工作摆在更加重要的位置，中医药改革发展取得显著成绩，为增进人民健康作出了重要贡献，也对世界医学文明产生积极影响。

微微草药改变世界、细细银针联通中西、氤氲药香贯通古今……中医药传承创新发展，离不开中医药文化的内核，中医药既是济世救人的手段，也是中华民族传统文化的重要组成部分，以中医药文化促进中医药事业的发展，符合中医药发展规律的特殊性。

对中医药文化的深入了解，有助于解决中医药在发展过程中遇到的诸多问题。这些问题的产生，究其根本是对中医药文化认知的程度尚浅。对中医药文化进行研究不仅有助于对中医药有更清晰的认识，也可引领中医药行业发展，为中医药文化的传播和发展提供战略思路。

中医药文化是中华优秀传统文化中体现中医药本质与特色的精神文明和物质文明的总和，中医药在诊断、治疗、病理分析及用药等方面具有与西医截然不同的思维方式，形成了独特的生命观、健康观、疾病观、防治观，以及整体思维、辩证思维、意象思维等思维方式。这些思维方式既是中医行医问诊时的思维方式，也体现了中国传统哲学的核心要义。研究中医药文化，能够促进中国古典哲学、文学、史学、中医典籍、中医名家、中医文物的整理研究，在中医名家学术思想、中医道德观念、价值取向、行为规范的总结基础上，更好地研究中医理论与临证发展规律，从而推动中医药事业的发展。

中医药文化凝聚着中华优秀文化的精髓，中医学的哲学思维、中医学的诊疗理念、中医学的道德伦理具有浓郁的文化特质，千百年来一直影响着人们的生活和健康理念，其理论与实践充分展示了中华优秀传统文化的核心特质。同时，中医药在养生保健、防病治病中发挥着不可替代的作用。做好中医药文化的教育工作将有效传承、传播与弘扬中华优秀文化。

2. 中医药文化有助于中医药产业发展

在养生保健方面，中医药文化能够促使人们形成大健康观念。习近平强调，“经济要发展，健康要上去。人民群众的获得感、幸福感、安全感都离不开健康”。“要大力发展健康事业，为广大老百姓健康服务”。如今人们的生活节奏日益加快，人们在高科技浪潮下形成的高竞争、高节奏、高压力的工作环境加剧了心理负担，从而引发各类“亚健康”状态。面对疾病观念、健康观念的变化，人们愈发崇尚自然，关注天然药物。而中医药文化中那种返璞归真、清逸自然的熏陶，释放、抚慰和消解紧张情绪的同时不会给身体增加额外负担，相对更加健康。因此具有“简、便、验、廉”等特点的中医药日益受到百姓青睐。随着中医药文化的传播与交流，截至“十三五”末，我国中医药人员总数达到76.7万人。在海外，中医药已传播到196个国家和地区。博大精深的中医药学正在走向世界，迎来无限广阔的发展空间。

中医药文化以其博大精深的特点，可与健康教育、健康管理等健康行业形成产业链，实现更大的经济价值。《“健康中国”2030规划纲要》提出，“鼓励社会力量举办规范的中医养生保健机构，加快养生保健服务发展。拓展中医医院服务领域，为群众提供中医健康咨询评估、干预调理、随访管理等治未病服务”。“探索融健康文化、健康管理、健康保险为一体的健康保障模式”。这对养生保健相关服务机构、经营场所起到了很好的推动作用，促使其寻找新的经济增长点，一方面提高企业利润，另一方面保障全民健康，促进国民健康可持续发展。中医“治未病”采用的穴位针灸、按摩推拿、刮痧、足疗、拔罐、药浴、香熏等疗法在非药物治疗等方面起到了很好的养生保健作用。需要注意的是，中医养生保健机构提供的服务，与普通的服务行业有所不同。一方面，中医养生保健机构所提供的服务项目与社会公众的生命健康相关度极高，因而风险性较大；另一方面，服务的评价具有很大的主观性，效果如何主要依靠主观感受，这就对结果难以量化，给考核增加的一定难度。另外，社会公众对中医养生保健的服务热情大涨，对从业人员的技术水平、服务态度、服务细节、用户体验等更为敏感。如此中医养生保健行业的监管便成为一项重要工作，其监管效果的好坏对中医药文化的传播与发展具有一定的影响。完善和健全中医养生保健行业监管可从行业协会自律监管和行政监管两方面入手，如从业人员的培训及考核、行业机构的不良执业记录等由行业协会具体负责，这既能体现行业监管的专业化，让专业的人做专业的事，也能减轻行政监管的压力，取得良好的监管效果，降低监管成本。另外，以行业协会自律监管为基础，行政监管为补充，二者相互配合，充分发挥两种监管的优势，推动中医养生保健产业良性循环，助力中医药文化产业化发展。

第三节　尊重差异与包容多样

中医药文化依托于中国传统文化为前提，导致中医药文化必然具有与其他西方医学文化所不具备的特征。多数人认为，西医是综合了生物学、数学、物理学、化学等多学科知识，运用病理、解剖、生理、治疗等技术手段的现代医学，而中医则是以阴阳五行学说、“天人合一”等传统哲学、天文学、地理学构建的层次系统。随着中西医学术差异点研究的日益深入，与西医“不可通约性”首先体现在中医学的基本理念上。由于它根植于古代，很难从现代科学的角度进行验证，因此常被冠以“不科学”。同时中医那些与西医“不可通约”的部分，主要是对人的健康与疾病深层复杂机制和规律的认识，是一系列重大的发现和发明，由此进行的研究和开发必将带来医学的重大突破，对人体科学乃至整个科学的发展作出贡献。

一、中西医“不可通约”的文化本质

中医与西医虽都属医学范畴，目的都是挽救患者生命，去除患者痛苦，但是在诊疗方法、治疗手段和治疗方式及治疗理念上都存在着许多不同。这里所谓的“不可通约”是用数学的“通约”概念表达中医与西医之差异的深刻性和根本性。促进中医药传承创新发展，要坚持中西医并重、优势互补，不能以西医的标准来验证中医，“以西律中”，也不能用西医的“鞋子”来量中医的“脚”，削足适履。我们必须找寻二者的不同点，考察其性质，追溯其根源，揭示其本质。

1. 中西医学术差异的文化根源

中西医在学术上的差异，特别是那些“不可通约”性理论，表现在概念、

观点、理论、方法的不同。但其本质，是分别认识和掌握健康与疾病的不同现象和规律，理论“不可通约”的背后，是不同理论所反映的健康与疾病的不同规律之间不可通约。

中医与西医研究的是同一对象，为什么会分别认识和掌握不同的规律？人类文明的五大发源地都分别孕育产生了自己的医学，且从一开始就先天性地带着差异。在后来的发展中，其根据自身所处的环境不同又进一步强化发展了自己的特点及与其他医学的差异。由于社会的动荡和变迁，有些医学在发展过程中或凋敝或夭折，只有起源和发展于中国的医学与起源于希腊发展于西方的医学流传并发展至今，形成今日共存之局面。

中医与西医之间的差异在起源时期并不是很大，为什么后来会分化到今天的程度，原因有多种多样。祝世讷在《中西医学差异与交融》中提出，基本原因有以下四点：一是历史时代，二是经济政治，三是科学技术，四是思想文化。在这四点基本原因中，前三个是外因，从外部起推动或限制医学发展速度的作用，决定着一个国家或民族的医学在某个时期所达到的水平。在不同的历史时期，中医和西医不同的发展速度，所达到不同的水平是由这三个因素造成的。第四个原因即思想文化，则是从内部起支配作用，即一个国家或民族的思想文化内化为医学的学术思想、理论观点，形成特定的思维方式，决定着医学研究的立场、观点、方法，决定着注意的焦点和研究的视野。正是中国和西方两种不同思想文化分别内化到中医学和西医学，所以才形成两种不同的医学文化，造成其学术内容的巨大差异。

由于中医文化与西医文化的巨大差异，在研究同一对象时就出现了研究视野的巨大分别。中医文化秉承中国的元气论、有机性观点和朴素系统论思维，注重整体、分化、相互作用、内在矛盾；西医文化秉承欧洲的原子论、机械论观点和还原论思维，注重粒子、实体、组合、可分解性、外部作用。因此，中西医学术差异的本质是中西方文化的差异，中医与西医“不可通约”的本质也就是中西方文化的“不可通约”。

2. 中西医差异的思维根源——系统论与还原论

中医和西医之所以对同一对象的研究会产生不同现象和不同规律的认识，根源在于系统论与还原论两种思维方式的差异，这种差异集中地体现在以下两个方面。第一，“仁者见之谓之仁，智者见之谓之智”。对同一现象，仁者见仁，智者见智；对于同一疾病，中医谓之阴阳、表里、寒热、虚实，西医谓之细胞、分子、感染、发炎。第二，“仁者见仁不见智，智者见智不见仁”。

仁者以"仁"为视窗，注意力多集中在"仁"的范畴，该范畴之外的东西无论多么重要都被忽略。智者以"智"为视野，注意力只集中在"智"的范畴，超越该范畴之外的东西都被忽略。中医视野内所考察到的是阴阳、藏象、经络、证候等，而视野外的细胞、分子、细菌、病毒等皆被忽略；西医视野内所看到的是细胞、分子、细菌、病毒等，视野外的阴阳、藏象、经络、证候等皆因不在所关注范畴而被忽略。这种视野局限或称视障。

人们现在越来越清楚地认识到，中西医之间的"不可通约"是基于两种不同视野出发的错位和视障。这是一种文化差异和文化隔阂，中西医要从学术上消除差异走向中西医并重，必须以尊重对方文化为前提。

中医的朴素系统论思维根源于中国传统的系统论思维，其基本特点体现在六个方面。

第一，人是分化系统，具有整体特性。整体分化出部分，整体产生、支配着部分；整体性变化是局部性变化的基础，局部性变化是由于整体的异常性，因而中医注重从整体上系统地进行调理。

第二，人的整体不等于部分之和，系统质是只存在于系统整体水平的属性、功能、行为，其正常与否是整体性变化，不能分解、还原为要素质的变化或简单相加，应注重认识和调整人的系统质变化。

第三，关系因素在病因病机中更为基本。相互作用是人的健康与疾病的真正终极原因，注重各种基本关系的"调"与"失调"，"和"为健，"失和"为病，治疗重在对失和关系进行调整。

第四，人的疾病在本质上首先是功能性的。疾病不仅是器质性病变及由其引起的功能异常，更重要的还有纯功能性的结构病变。尤其任何结构都是活的，由功能过程建立和维持着，结构的异常是由建立和维持该结构的功能过程异常所致，故而应注重功能性调节。

第五，人的健康是"阴平阳秘"。人体保持健康是因为有序稳定，疾病不仅是"失稳"，更是"失序"，"失序而失稳"，治疗要深入到对稳态和有序性的调节。

第六，人有自主调节机制。外来的各种作用因素（致病的或祛病的）都要经过人体的自主调节过程，才产生病、不病、何病，或效、不效、何效等不同效应，发病和愈病都是机体的自主性反应过程，因而强调依靠、调动、发挥人的自主调节机制，进行自主调节。

西医的还原论思维源于西方传统思想，在对人的健康与疾病的研究中运用了欧洲近代科学技术革命中形成的还原论思维，遵循着还原论的组合－分解、本原－还原、原子－本质等基本原理，其基本特点表现在四个方面。

第一，“组合”观。西医把人看作“组合物”，认为人的整体是由部分组合而成的，整体的基础和本质在基层，是从微观来看“原子”及其化身。

第二，“分解”观。按“组合－分解”原理，把人的整体分解为各部分，再把各部分分解为更加细小的结构，直至不能再分。其强调疾病的本质在微观，只有认清了各个部分和微观细节才能说明整体性病变。

第三，“还原”观。把人降解为单纯的生物学客体，把生理、病理现象视为生物学过程，再把生理、病理的生物学变化降解为物理、化学过程，用物理学、化学的知识和方法进行研究和解释。

第四，“实体”观。把人的健康与疾病的本原、本质理解和归结为“原子”那样的实体性物质颗粒，即某种成分或某种元素，力求找到特异性起决定作用的微观物质颗粒。

中医与西医的这两种思维方式，像一条不可逾越的鸿沟横亘在中医文化与西医文化之间，造成中西医在学术上“不可通约”。近些年来学界研究证实，还原论思维违背了人的基本特性，但不否认其在特定范围内的可行性，医学思维方式的方向是系统论思维，中西医结合所需要的更是系统论思维。

3. 中西医文化差异的思想基础——元气论与原子论

中医与西医之所以形成两种不同的思维，是由各自的思想文化母体孕育的结果。影响中医的中国传统文化中最为集中和深刻的是元气论，以元气论为基础形成了朴素的系统论思维。影响西医的众多欧洲思想文化中，最为集中和深刻的是原子论，以原子论为基础形成了还原论思维。元气论和原子论是两种截然不同的世界观，深深地融入中西医学术的精髓，是造成中西医学术差异的思想基因。

元气论认为，元气是世界的本原，无形无象；气分阴阳，阴阳交而生物；气聚成形，形散而归之太虚；世界万物是由元气化生而来的，其变化是气化过程。中医学在元气论的思想基础上形成、发展出了医学的气学理论，提出了元气、精气、五脏之气、营气、卫气等概念，把人的生命理解为气化运动过程，把人体理解为气化运动过程之“形”，对健康与疾病的认识侧重于生命运动、功能过程及其变化；注重整体的本原性和不可分解性、相互作用关系、过程和关系的协调有序稳定等；考察病变注重的是寒热、虚实、阴阳、表里，防治疾病注重以正气为核心的扶正祛邪。

原子论认为，世界的本原是原子，世界万物都由原子组合而成，这种组合体可以分解、还原；原子相互结合起来就是物体，分散开来物体就消失，把物体分解、还原到原子，就找到了其本原。在这种思想指导下的西方医学，很自然地把人理解为原子（或其化身器官、组织、细胞、分子等）的组合物，因而可以进行分解、还原；把人的生命理解为这种组合物的功能过程，对健康与疾病的认识侧重于有形的物质实体和微观粒子，注重外来的特异性致病作用，人体结构各层次或单元的器质性病变，可测的物理、化学指标的异常；强调疾病的本质在微观。

随着科学技术的进步和发展，原子被证实不是世界的本原。19 世纪末，物理学的“三大发现”（X 射线、放射性、电子）证明原子不是“莫破质点”，而是由原子核和电子构成的。20 世纪的宇宙学研究证明，宇宙的本原是“原始火球”，原子是在宇宙爆炸到第 70 万年后才一种一种地逐步生成。量子场论研究证明，目前认识的最小粒子夸克等是由能量转化生成的。事实证明，原子论将原子视作世界的本原是不科学的。

现代科学对世界的最新认识在支持元气论。宇宙学证实，宇宙的本原是混沌未分的“原始火球”，向前再探索，所认识的是无形无象的“暗物质”“虚能量”，由它们演化产生出有形有象的事物。量子场论证明，有形的实体粒子是无形的能量的聚集，量子场的基态就像元气论所讲的“太虚”，由能量聚集形成粒子就像元气论所讲的“气聚成形”。科学家们认为，原子论的思想反映的是近代科学的发展，而更复杂和深刻的元气论在现代科学和未来科学中得到反映。虽然元气论对世界的理解未能达到现代科学的水平，但其思想特点和倾向无疑与现代科学的发展相契合，更与人的基本特性相契合，因此，在此思想基础上形成的系统论思维得以被学界接受和广泛讨论就成为必然。

二、在中西医学间确立包容并进思想

现代中医学发展的重要问题都是围绕中西医关系所展开的。首先，我们必须承认中西医的文化差异，在医学的基本理念上也有深刻的表现，即人体观、整体观、疾病观、治疗观等的差异都很突出。但毋庸置疑，未来中西医的发展走向必定是中西医并重。当然这种中西医并重不是简单的拼接，它需要一个不断解构和重建的过程。自20世纪50年代提倡中西医结合以来，中国医学界就开始了中西医结合的具体实践。半个多世纪的实践，不能说没有成效，但似乎更多看到的是中医院里采购了大量的西医诊断仪器，更多的中医医者习惯根据西医检测指标开具治疗药物。大部分的中西医结合仅局限于器械层面，对于思想文化上二者的契合微乎其微。

为此我们必须认识到，中西医结合是否成功，并不仅仅是物质条件决定的，更需要中西医理念上相互渗透，形成全新的医学发展理念。中医有别于西医的理念，恰恰是符合人的客观实际的，是将人看作“社会人”，正视人的社会属性。因此，传承精华，守正创新，坚持中医原创思维，保持道地性，重塑中医的医学理念就成为新的研究和发展方向，较为典型和突出的有以下几个方面。

（一）天人观

中西医所面对的客观对象具有同一性，即客观的人。在人与环境的关系中，人与自然的关系是基本方面。现代宇宙学证实，太阳系、地球、人类都是宇宙物质演化到特定时间的产物，人的生命及其健康与疾病都是由宇宙演化条件决定着，人与这个环境（广义的“天”）的关系有特定的规律，医学需要认识和遵循。

在西医的“宗教医学”“机器医学”“生物医学”“生物–心理–社会”等医学模式及其生理学、病理学、治疗学中都没有“天”和“天人关系”的位置，许多与“天”有关的健康和疾病问题都被排斥于视野之外。中医学则把人与天的关系作为研究和防治疾病的基本问题之一，认识到天地运动与人的生命的一些基本关系和规律，从而提出了“天人相应”理论，创立了五运六气学说，确立了遵循该规律以调节健康和疾病的原则和方法。中医学认为，人是由“天”分化出来的一个子系统，强调“人生于地，悬命于天”；认为人与天地是母子关系，人的生命遵循天地规律，强调“人以天地之气生，四时之法成”，“人与天地相参”；认为只要遵循和适应天地规律，人就健康，否则就患病，强调“人能应四时者，天地为之父母”；认为健康的保持和疾病的治疗都要遵循和顺应天地规律，强调“从其气则和，违其气则病”。

中西医结合如何处理人与天的关系，有些专家、学者认为，中医的“天人相应”论为我们指明了方向，并用现代科学加以提高和发展。由此在中医和中西医结合研究中出现了一大批关于中医“天人相应”理论及其应用的课题，既有专著，更有临床应用研究。这些研究的共同特点是总结中医传统的“天人相应”理论和临床经验，应用现代科学技术进一步揭示和阐明其内涵，使认识接近或达到现代水平，临床应用更加广泛和可靠。

人与天的关系是现代科学探讨的一个重要问题，中国科学界称之为“人天观”。20 世纪 60 年代末宇宙学界提出了“人择原理”（或称“人的宇宙原理”），定量地论证了宇宙产生人类的条件，从宇宙学的深度揭示了人生于天、悬命于天的规律。钱学森院士在推动人体科学研究的过程中提出了“人天观”的概念，倡导把“人择原理”研究发展为“人天观”研究。“‘人天观’将人放到宇宙环境中进行考察，以人天‘超级巨系统’为对象，专门研究人与自然、人与宇宙的关系。”从 20 世纪 80 年代以来，“人天观”出现了研究热，多次召开专题研讨会，出版诸多论著，中国人体科学学会成立了人天观专业委员会。该领域研究把中医的已有理论和实践作为重要基础，把中医的“天人相应”理念提高和融入现代科学中，其研究成果也很快被中医和中西医结合研究所接受和应用。中医的“天人相应”理论不但对医学，而且对现代科学均作出了巨大贡献。

（二）整体观

整体观是中医学的主要特色，中西医结合势必接受和发扬中医的整体观。有人说，西医学也有自己的整体观，但研究证实，问题不仅在于是否承认人有整体性，重要的在于如何理解人的整体性，即人的整体是否不可分解，为什么不可分解，什么东西不可分解。对此，中医和西医有着截然不同的回答。

中医与西医是两种不同的整体观，其差别主要集中在以下三点。

1. 人的整体是从哪里来的？是本原的、先天的，还是次生的、后天的？

2. 在整体与部分的关系上，是整体分化出部分，因而整体决定和支配部分，还是部分组合成整体，因而部分决定和支配整体？

3. 人的整体为什么不可分解？整体的属性、功能、行为是否可以分解为各部分的属性、功能、行为？

西方传统的整体观是“合整体观”，其思想基础是原子论，认为整体是由先于整体分散存在的各个部分组合而成的“合整体”。西医学秉承这种整体观来理解人，虽然承认人的整体性，但把它理解为“合整体”，注重其构成性、可分解性、可还原性、部分对整体的基础性决定作用。

而中国传统的整体观是“元整体观”，其思想基础是元气论，认为世界万物的本原是混沌未分的元气，气分阴阳，“一生二，二生三”；“太极生两仪，两仪生四象”，由原始整体分化产生出内部各部分，整体是本原的，是先天的整体分化出后天的部分，这种整体是“元整体”。中医学正是秉承这种整体观，如实地把人理解为一种元整体，在西医视野之外，认识和强调了人的整体性的两种重要特性。

首先，人的“元整体”特性。即认识到人是分化系统，整体是本原的，整体产生部分，因而整体决定和支配部分。对健康与疾病的认识要从整体着眼，把部分的变化理解为整体变化的表现或产物，部分的病变要放到整体中对待。

其次，整体的非叠加性。人的整体属性、功能、行为只存在于整体中，其正常与否是整体性变化，不能分解、还原为部分的属性、功能、行为。中医认识的生理、病理的基本内容（精、气、神，寒热、虚实、阴阳、表里等），中药药性和方剂的整体功效等都是只存在于整体水平不可分解的内容。

（三）疾病观

中医和西医认识疾病的焦点和视野有重大差别。西医的焦点是可局部定位的有病理解剖和病理生理改变的器质性病变，并以此为核心理解其他疾病，强调多数已知疾病均属器质性病变，功能性病变是由器质性病变引起的。中医的焦点是以气化过程为基础的功能异常，包括器质性病变，但更包括器质性病变的前驱性功能异常（气虚、气陷、气滞、气逆，血虚、血瘀、血热，内热、上火等）、器质性病变之外的关系网失调、功能子系统异常、人的系统质异常以及更早更深的熵病、未病。

辨证论治是中医学的治疗原则，中医在诊断和治疗过程中注重“证”高于“病”。如临床常见的“发热”一症，若兼恶寒、头痛、鼻塞、咳嗽、无汗、舌白、脉浮紧，则辨为“风寒表证”，此外还有“风热表证”“肝郁发热”“瘀血发热”“气虚发热”“阴虚发热”“阳虚发热”等，这些证候应是客观病理的规律性表现。既然是客观的，它的物质机制就可以运用实证方法揭示出来，而这也应该成为中西医结合研究的基础。中西医自身要突破“病”的界限，只要属于同一“证”就可以列入研究内容，力求在统一“证”的前提下，按照科学方法操作，揭示“证”的本质规律，在微观指标与客观表现共变关系的前提下进行实际的临床研究与诊治。

随着现代科学的发展，人们对客观世界的认识不断深入。随着疾病谱的变化，功能性疾病、综合性疾病、复杂性疾病、亚健康态等问题日益突出，并逐渐成为主流。西医的疾病观虽然在焦点和视野之内是深入精确的，但遗漏于视野之外的东西太多了。中医疾病观的视野之宽更加符合客观实际，只是过于笼统和模糊，只要在此基础上展开和深化，就可为医学提供更加科学和完备的疾病观。这无论是对于中医还是西医来说都是一种相互渗透、相互补充直至达到最终融合的过程。

下篇

中医药文化的当代价值

中医药文化的产生、形成、发展，都植根于中国传统文化这片沃土，受多元文化的影响，中医的思维方式、理论的形成等都是传统文化所孕育的。可以说，中医药文化是中国传统文化的重要组成部分，浓缩了优秀传统文化的精华，有着独特的科学属性和人文属性，是中国科学的瑰宝，也是打开中华文明宝库的钥匙，不仅为中华民族的繁衍兴盛作出了巨大贡献，也对世界文明进步产生了积极影响。如今乘着新时代的春风，中医药振兴发展进入了一个前所未有的高光时刻，国家高度重视和大力支持中医药发展，坚持中西医并重，在传承中创新，在创新中发展，深入挖掘中医药宝库中的精华，彰显中医药的独特优势，切实把中医药这一祖先留给我们的宝贵财富继承好、发展好、利用好。历久弥新的中医药，在传承与创新中必将取得更辉煌的成就，必将为全人类的健康带来福祉，必将为实现中华民族伟大复兴的中国梦提供源源不竭的动力。为此，我们要大力发掘中医药文化中的精神价值和物质价值，让中医药文化走出国门。

第七章　中医药文化的物质价值

中医学是一门经验医学，是在长期的生产实践、生活实践和医疗实践中产生和发展起来的。它吸收了各个时代的科学技术成果，促进了自身的发展。现代科学以其革命的思想、理论、方法，激活了中医智慧，把蕴含在中医学术深层的思想文化焕发出来加以弘扬，在促进中医学术研究和发展的同时，有力地推动了中医文化的研究和发展。

第一节　中医药养生与保健

加大中医药养生保健的宣传力度，引导大众完整、准确地了解和把握中医药养生保健的科学真谛，有利于中医药养生保健更好地为大众的健康服务。作为中医药学的重要组成部分，养生学中完整、科学的养生理念和形式多样的养生方法对中华民族的繁衍昌盛有着十分重要的指导意义，至今仍发挥着巨大作用，受到我国人民和世界人民的广泛关注和重视。

一、中医药养生保健的理念

1. 整体观

中医学认为，整体观是养生的起点，充分认识到人是一个有机整体，人与自然和社会具有高度的统一性，故养生不是单一的，而是需要从多方入手，如调节好精神、注意饮食、顺应四时、劳逸结合等。《素问·上古天真论》指出："上古之人，其知道者，法于阴阳，和于术数，食饮有节，起居有常，不妄作劳，故能形与神俱，而尽终其天年，度百岁而去。"这是中医养生的一个总原则。

2. 自然观

中医养生强调顺应自然，不能违背时令及气候变化的规律，即"顺应自然"。如《老子》所言："人法地，地法天，天法道，道法自然。"《庄子》亦言："顺之以天理，行之以五德，应之以自然。然后调理四时，太和万物。"中医学认为，养生既要顺应四时的气候变化规律，还要适应外界环境的变化，要有调适情绪的能力，懂得自我控制，避免因外界环境及人文环境对个体身心健康产生不良影响。

3. 求己观

中医养生理论认为，自己才是健康的主人，长寿不是求助于外界，而应正确把握中医养生的真谛，顺应中医养生的基本规律，建立良好的生活方式，不迷信所谓的“养生诀窍”和“灵丹妙药”。唐朝人施肩吾写道：“丹田自种留年药，玄谷长生续命芝。世上漫忙兼漫走，不知求己更求谁？”诗句中表达出作者不盲从、不信邪的长寿求己观，与中医养生的原则和要求不谋而合。同时也符合养生对健康长寿的客观需要，对后世的养生观具有十分积极的意义。

4. 恒动观

中国哲学中很早就有对动静辩证关系的认识，《周易》中就提出“动静有常”，《吕氏春秋》提出“流水不腐，户枢不蠹”。事物皆是不断运动的，各种变化均在运动中产生，世间万物也都由此而来。张岂之在《中国传统文化》中指出，“中医认为人的生命活动，从发生、发展到消亡的全部过程，始终贯穿着一系列内部矛盾运动，这种运动就是升降出入。”《内经》提出“高下相召，升降相因，而变作矣”。运动是维持人体健康最基本的因素，新陈代谢的过程则是生命运动的规律。当人体的升降出入运动发生障碍时，则表明疾病的发生。所以中医学十分重视用运动变化的观点指导防病治病。生命在于运动，人体的每个细胞时刻都在运动。人体只有保持经常运动，才能增进健康，预防疾病，延年益寿。

“主静说”在中国哲学中也有着一席之地，老子曰“清静为天下正”“不俗以静”。明代蔡清曰：“天地之所以久者，以其气运于内而不泄耳，故仁者静而寿。”中国的道家、佛家思想都是主静的，禅宗的坐禅、道家的气功都对中国文化影响巨大。中医学也受此影响，发展成养性、修身理论，吸收了道家气功为医疗气功。运动是绝对的，静止是相对的，动静结合，相辅相成，是保健之大旨。

二、中医药养生保健的基本特征

1. 系统性与完整性

作为中国古代劳动人民在长期的实践中摸索和总结出的规律，中医药养生理论和方法经过历代医家的总结、提炼和升华，充分展现出众人的智慧及经验，也形成了一套完整的养生理论体系和养生方法。中医药养生学的养生理念、基本原则、具体方法，以及精神内守、食饮有节、劳逸适度、起居有常、适应环境、适量运动等各类养生措施，都彰显了完整的系统和清晰的脉络，涉及生命活动的每一个细节。

2. 科学性与实用性

中医药养生理论和方法是古人实践经验的总结，具有很高的科学性和实用性，在人体生理功能活动的基本规律、人与自然环境密切相关的客观实际、现代科学理念和人类生活的基本常识中都得到了很好的印证。日常生活中体现中医养生科学精髓的理念和方法很多，如强调个体要保持平和乐观的心态，饮食结构要全面、合理，同时保持良好的饮食习惯，要有合理且符合自然规律的生活起居方式，日常生活中要劳逸结合，加强劳动和体育锻炼，保持生活环境的干净整洁，等等。这些中医养生的理念、原则和方法都具有很强的实用性和适应性，贴近人们的日常生活，具有很强的可操作性。

3. 通俗性与趣味性

中医药养生理论和方法内涵十分丰富，历代养生著作，甚至诗歌、小说等文学作品都有所提及。中医药养生不同于严肃的医学说教，而是充满了情趣。

《儒林外史》中因中举大喜疯癫的范进，就是因为不能坦然面对喜乐之事，过分激动而导致超出自身精神承受能力，产生了病态的后果。范进的例子也告诫世人，要“爱憎不栖于情，忧喜不留于意”，做到泰然处之，喜怒有节。各种各样的养生知识也多见于古代文学书籍，古人充分认识到睡眠时长与养生的关系，而且通过文学方式加以展现。“读书已觉眉棱重，就枕方欣骨节和。睡起不知天早晚，西窗残日已无多”。能在长时间夜读后长睡一天，这种意境确实难得！宋代大诗人陆游有诗云：“相对蒲团睡味长，主人与客两相忘。须臾客去主人觉，一半西窗无夕阳。”与友人会晤，倦意袭来，竟然酣睡照旧，醒来时客人早已离去，但见夕阳西落，已是掌灯时分。在面对环境的选择时，唐代浪漫主义诗人李白写下诗句：“问余何意栖碧山，笑而不答心自闲。桃花流水杳然去，别有天地非人间。”南宋文学家陆游主张清淡饮食有益养生，亦写下“食粥诗”：“世人个个学长年，不悟长年在目前。我得宛丘平易法，只将食粥致神仙。”活灵活现地将食粥养生的趣味展现在百姓面前。

三、中医药养生保健的基本原则与方法

（一）精神内守

中医诊疗提倡“形神合一”，强调精神调养在养生保健中的重要性，也表明中医药养生历来重视精神情志活动。

1. 豁达开朗

豁达开朗、乐观宁静的心态是人体健康的正常需要与基本保证。中医历来主张“和愉”，提出“安神宜悦乐，惜气保和纯”，要求人们做到性格开朗、心情豁达，保持乐观情绪，遇事泰然处之，要知足常乐。“知足不辱，知止不殆，可以长久”。只有知足，才能做到随遇而安，内心恬静，精神处于稳定自守、乐观的良好状态。

2. 淡泊宁静

中医学认为，“养生莫若寡欲”，《养生论》有云：“清虚静泰，少私寡欲，知名位之伤德……非贪而后抑也。”这是要求人们要知晓贪欲对健康的危害，正确对待个人的利害得失，真正做到少欲无私，保持淡泊宁静。

3. 喜怒有节

喜怒人人皆有，太过则有害。《彭祖摄生养性论》曰：“喜怒过多，神不归室。”《灵枢·百病始生》云：“喜怒不节，则伤脏，脏伤则病起于阴也。”这些论述都说明喜怒不节对人体健康有所伤害，提醒人们客观、理智地对待生活和工作，做到心无大喜而有常乐。

4. 切忌伤悲

人有悲欢离合，月有阴晴圆缺，忧愁悲伤对健康有巨大伤害。《内经》云“忧悲思虑则伤人”，《养性延命录》亦说“多愁则心摄”，所以要求人们“不以物喜，不以己悲”。《素问·举痛论》云：“怒则气上，喜则气缓，悲则气消，恐则气下，惊则气乱，思则气结。”应避免惊吓等外界的突然刺激，加强意志锻炼，自觉消除不必要的恐惧心理。

5. 省思少虑

少思则神活，多思则神败。中医学认为，思虑过度则伤神。《彭祖摄生养性论》指出，“汲汲而欲，神则烦；切切所思，神则败”，主张省思少虑，以使精神安宁，而有益健康。正如《万寿丹书》所云：“神者四肢之主，能少思虑，省嗜欲，扫除杂念，湛然不侵，则神自全。”

6. 修身养性

古人云“仁者寿”，孔子曰“大德必得其寿”。《医先》提出“养德、养生无二术”。道德高尚，慈善为怀，助人为乐，可使人精神愉悦，从而有益身体健康。

（二）食饮有节

中医历来将饮食调养作为养生的重要环节，《养性延命录》曰“百病横夭，多由饮食”，《养生论》主张“服食养生”为本，提出了一系列饮食养生的原则和方法。

1. 饮食宜清淡

饮食清淡历来是养生家的主张。《吕氏春秋》曰：“肥肉美酒，勿以自强，命曰烂肠之食。”《医学心悟》言：“莫嗜膏粱，淡食为最。”《医学入门·保养说》亦言：“能甘淡薄，则五味之本，自足以养脏，养老慈幼皆然。”这些医学典籍都阐明人体健康与清淡饮食有着重要联系。古人之谓清淡饮食还专指从味道而言的“淡食”，主张“少咸”“少盐”，孙思邈曾提出“咸多促人寿，不得偏耽思”的观点。

2. 食物调配适宜

古人认为，每种事物的营养成分不同，不能单纯地只吃一种或几种食物，而是要科学搭配，这样才能全面摄取身体所需要的营养成分。《素问·脏气法时论》提出了“五谷为养，五果为助，五畜为益，五菜为充，气味合而服之，以补益精气”的饮食方案，指出作为饮食的主要来源，应均衡地摄取谷物、蔬菜、水果及肉类，以满足身体的正常所需。古人将食物的味道分为酸、苦、甘、辛、咸五味，主张饮食中尽量做到五味搭配，充分运用烹饪方法使五味制约融合，在保证食物营养的同时，兼具口感和味道。

3. 饮食宜按时节量

《吕氏春秋》指出，“食能以时，身必无灾”。《尚书》亦云“食哉惟时”。有节制的进食即为节量。《洞微经》曰：“太饥伤脾，太饱伤气。”孙思邈主张：“食欲数而少，不欲顿而多，多则难消也。常欲令如饱中饥，饥中饱耳。”这种非饥非饱的饮食原则十分有益于人体健康。古人认为，少食可以延寿。《老老恒言》云：“食总以少为有益……故曰少食以安脾也。”相反，多食则对身体有害。如《东谷赘言》指出：“多食之人有五患，一者大便数，二者小便数，三者扰睡眠，四者身重不堪修养，五者多患食不消化。”《寿世保元》主张“食惟半饱无兼味”。

4. 饮食宜调适寒热

食物温度过高或过低都会导致身体不适，损伤脏腑。《内经》有云“热无灼灼，寒无沧沧”。《千金翼方》亦云“热无灼齿，冷无冷齿”，指出食物的寒热应以人体的温度为准。

5. 饮食宜清洁卫生

进食不洁秽浊的食物是引起许多疾病特别是胃肠疾病的重要原因。《金匮要略》就指出，“秽饭、馁肉、臭鱼食之皆伤人”，并专门谈到果实食用禁忌。“生果停留多日，有损处，食之伤人，果子落地经宿，虫蚁食之者，人大忌食之”。

6. 饮食注意宜忌

饮食有所宜，亦有所忌。《养生录》提出了饮食六宜，“食宜早些，食宜缓些，食宜少些，食宜淡些，食宜暖些，食宜轻些”，对进食的时间、速度、数量、味道、质地等提出了科学、合理的要求。这实际上是饮食的总原则，这些主张系统完整地反映了中医饮食养生的科学精髓。

（三）起居有常

中医历来重视起居对健康的重要作用，《备急千金要方》云：“善摄生者，卧起有四时之早晚，兴居有至和之常制。”指出要顺应四时，日常生活要有一定的规律。四时是指一年春夏秋冬四季，自然气候是随着四时的不同而变化的，人的起居也要与之相适应。《内经》提出“春夏养阳，秋冬养阴”的原则，主张春季“夜卧早起，广步于庭”，夏季“夜卧早起，无厌于日”，秋季“早卧早起，与鸡俱兴”，冬季“早卧晚起，必待日光”。《类修要诀·养生要诀》也指出：“春夏宜早起，秋冬任晏眠，晏忌日出后，早忌鸡鸣前。”要善于调摄。古人十分重视睡眠的质量和卫生，认为只有安卧有方才会健康长寿，提出“不觅仙方觅睡方”。强调睡前保持思想安定，情绪平和。《延寿药言》提出睡前以热水洗脚，以帮助放松情绪；睡前节饮食，强调“夜膳勿饱”，以避免“胃不和则卧不安”；睡前宜活动，放松肢体，以助较快入睡。《紫岩书》提倡“每夜入睡时，绕室行千步，始就枕”。睡时卫生则主张睡姿要正确，睡时不宜点灯，不可当风卧，不可裹头，床铺宜宽大，枕头要舒适，被褥宜宽大松软，并分别提出合乎实际的要求。睡后保养提出醒后宜做轻微活动，疏松肢体。古人还主张要坚持午睡，对午睡的时间及注意事项也提出符合实际的要求。

古人很早就认识到衣着与健康的密切关系，要“量体裁衣”，以穿着舒适为原则，还要根据衣料保温、散热、散湿等不同功能和特点进行合理选择，以利于保温和防暑。《孙真人卫生歌》曰：“春寒莫使绵衣薄，夏月汗多须换著。秋令觉冷渐加添，莫待疾生才入药。”《老老恒言》亦曰“热即脱，冷即着”，都是说四季气候不同，衣着增减也应随之而异。《彭祖摄生养性论》云：“勿汗出甚而便解衣。”另外，古人认为汗渍浸湿了的衣服应当及时换洗，不要长时间穿在身上。如《备急千金要方》曰：“湿衣与汗衣皆不可久着，令人发疮及风瘙。”在洗漱沐浴方面，元代《饮膳正要》提出“清旦用盐刷牙，无齿疾”。《金丹全书》指出，“凡一日饮食之毒，积于齿缝，当于夜晚刷洗，则垢秽污尽去，齿自不坏”。古人还对水温、间隔时间等提出了明确要求。《老老恒言》曰：“浴水不可太热，温凉须适于体。”《泰定养生论》认为，“除夏日之外……十日一浴”。古人对冷水浴的健身作用也有论述，还创造了药浴，提出“枸杞煎汤沐浴，令人不病不老”；还要经常温水洗足，以利于血脉周流，要求人们养成睡前温水洗脚的良好习惯。

（四）劳逸适度

中医养生主张劳逸适度，反对过劳或过逸，主张必须使劳作保持在人体所能负荷的限度之内，要经常进行合理安排，适当调节，使劳逸有度。

1. 勿劳伤形体

中医学认为，过度劳累可损伤形体，轻则疲倦劳顿，重则引起相应的病变。《素问·宣明五气》云：“久视伤血，久卧伤气，久坐伤肉，久立伤骨，久行伤筋，是谓五劳所伤。”是说行坐卧立过久，超过了人体所能承受的限度，就可能对人体产生危害。

2. 勿劳伤心神

中医主张要“少思以养神”“勿使悲欢极”。人生在世，忧患思悲，喜怒哀乐虽不可能完全躲避，但要善于正视，善于自我调节，善于排解。

3. 勿房劳过度

《内经》指出，“以酒为浆，以妄为常，醉以入房，以欲竭其精，以耗散其真……故半百而衰也”，充分说明了纵情声色的危害。

4. 勿过度安逸

如精神上只图安逸，形体上四体不勤，这种过逸就会变为消极因素而有害健康，甚至引起疾病。《正统道藏》云："凡身体不可太逸，太逸则气血不畅，最易生疾。"因此，古代养生家建议人们要经常活动，勤于动脑，切勿久卧及过度安逸。

（五）适量运动

《言行录》云："一身动则一身强，一家动则一家强。"《吕氏春秋》云"流水不腐，户枢不蠹，动也，形全亦然"，形象地说明人体就像户枢和流水一样，只有经常不断地运动，才能保持活力和健康。运动健身在我国有十分悠久的历史。中医学认为，劳动作为一种主动的运动方式，可以疏通气血，运动形体，强筋壮骨，加强和活跃生命功能。劳动还能增进人的智慧，使人精神愉快、心情舒畅，故孙思邈强调"养性之道，常欲小劳"。

古人十分重视体育锻炼对健身的重要作用，创立了如太极拳、五禽戏、八段锦等体育项目。中医还推崇散步、舞蹈、导引、太极拳等运动方式，视其为养生强身之不可或缺的重要措施。

（六）调适环境

中医"天人相应观"认为，环境与人的健康有密切关系，不同的自然和水土环境可以对人体产生不同的影响。

1. 要择优而居

《释书》曰："宅，择也，择吉处而营之也。"《备急千金要方》云："背山临水，气候高爽，土地良沃，泉水清美……若得左右映带岗阜形胜最为上地，地势好，亦居者安。"

2. 要从善而行

《老老恒言》指出，"在院中植花木数十本，不求名种异卉，四时不绝便佳"，是指美化大环境。宋代大养生家苏子美曰："居室稍宽，耳目清旷，高春而起，静院明窗之下。"陈直曰："栖息之室，必常洁雅，夏则虚敞，冬则温密。其寝寐床榻，不须高广，比常之制，三分减一，低则易于升降，狭则不容漫风。褥浓籍，务在软平；三面设屏，以防风冷。"这些论述都对居室内小环境提出了合理的要求。

此外，针灸、推拿、按摩、气功等也是中医养生保健的重要方法。这些方法可调节身心，疏通经脉，调和气血，从而发挥健体强身的功能。中医食补方药、中医补品、药浴等也有很好的养生保健功效。

第二节　中医药文化产业发展

文化产业又名“内容产业”或“创造性产业”，是关于文化内容创造、生产和商业化的产业，包括文化商品和文化服务。文化产业的崛起，代表了文化现代化的新阶段，反映了经济现代化的新潮流。文化产业的发展，适应和满足了人类需要从低级向高级演化的客观规律。2016 年，国务院印发的《中医药发展战略规划纲要 2016—2030 年》中首次将“发展中医药文化产业，推动中医药与文化产业融合发展”作为重点任务提出，探索将中医药文化纳入文化产业发展规划，这将使中医药的现代化进程大大加快。

一、中医药文化产业的发展优势

（一）中医药文化产业发展的政策优势

1. 国家层面的政策支持

进入 21 世纪后，随着我国国民生活水平的日渐提高，全民的健康观念不断增强，对健康养生理念的关注度也不断提升，中医药文化相关知识的需求量陡然上升，中医药文化迎来了新的发展机遇期。2009 年 4 月，为了不断实现人们对美好生活的向往，满足大众日益增长的健康需求，国务院出台《关于扶持和促进中医药事业发展的若干意见》，将中医药文化建设纳入国家文化发展规划，强调要做好传承和保护工作，完善中医药机构文化建设，加速中医药文化繁荣，加强中医药科学文化普及教育和中医药文化资源的开发利用，打造中医药品牌文化，营造良好的中医药事业发展氛围。这是国家首次将文化建设纳入中医药工作的重点任务之中，也是首次将中医药文化建设纳入国家层面的文化发展规划之中，标志着中医药文化事业的建设和发展步入了新时代的快车道。

随着《中医药发展战略规划纲要（2016—2030 年）》《关于促进中医药传承创新发展的意见》《关于加快中医药特色发展若干政策措施》等一系列中医药文化发展领域专项规划和指导意见的颁布，中央财政不断加大投入力度，中医药文化事业的发展有了较高的政策指导和物质条件。

2020年10月，中国共产党第十九届中央委员会第五次会议通过了《中共中央关于制定国民经济和社会发展第十四个五年规划和二〇三五远景目标的建议》（以下简称《建议》），提出要全面推进健康中国战略，大力发展中医药事业，促进全民养成健康文明的生活方式。中医药发展被纳入国家战略层面，中医药文化产业的发展进程也逐步加快。

2021年6月，国家五部委印发的《中医药文化传播行动实施方案（2021—2025年）》从挖掘中医药文化精髓、推动中医药融入生活、将中医药文化贯穿国民教育、推进中医药文化传播机制建设四个主要目标进行详细阐述，多部门统筹协调，明确责任，将中医药文化事业摆上了重要议事日程。

2. 地方层面的政策支持

随着《建议》的出台，各省也都将大力发展中医药事业纳入本省的“十四五”规划，依托地方特色优势，促进中医药事业高质量发展。北京市“十四五”规划提出加大在中医药创新和人才培养方面的支持力度；山东省“十四五”规划提出加快中医药传承创新，打造“齐鲁中医”品牌，聚焦医养健康；黑龙江省“十四五”规划提出大力发展对俄罗斯服务贸易，建设中医药文化等服务出口基地；海南省“十四五”规划提出实施中医药文化传播行动，建设国际中医药交流中心。

随着国家中医药管理局《中医药文化建设“十二五”规划》《中医药发展“十三五”规划》《“十四五”中医药发展规划》等国家层面发展规划的出台，全国各省市也都制定了符合本省中医药事业发展的政策及规划，截至2022年1月，共有浙江、山东、天津、湖南、上海、广东、四川、甘肃、海南、黑龙江、江苏、河北12个省市制定了本地区的中医药发展“十四五”规划。

（二）中医药文化产业发展的历史优势

中医药文化在中国有着悠久的历史，具有十分广泛的群众基础。中国的传统节日中很多都蕴含着中医药文化，如王安石所写“爆竹声中一岁除，春风送暖入屠苏”即显示了在传统农历新年中除了放爆竹、守岁等，还有饮屠苏酒的习俗。屠，即是割；苏，指代中草药，意思是割了中草药来泡酒。屠苏酒通常被认为是由东汉末年医家华佗创制，后被东汉时期医圣张仲景、唐代药王孙思邈、明代药圣李时珍等诸多名家所推崇，认为饮用屠苏酒能驱邪避瘴。又如立春，农历中将其作为二十四节气之首，在民间有立春日“咬春”吃春饼的习俗，面饼中卷入葱、土豆丝、鸡蛋、韭菜、豆芽等。在中医药文化中，鸡蛋、葱、韭菜均为补阳之物，立春吃春饼有益于身体健康。《素问·四气调神大论》指出："春三月，此为发陈，天地俱生，万物以荣。"立春日是万物复苏的开始，从这天起，阳气转盛，天气转暖，人体之阳气也要顺应自然，向上向外抒发，故中医讲究"春夏养阳"。再如，重阳节登高插茱萸、腊八节吃腊八粥都是中医药文化中特有的节日饮食文化。

除饮食、节庆外，中医药文化在绘画、音乐中也有体现。被誉为藏族百科全书的非物质文化遗产唐卡，以其鲜明的民族特点和独特的艺术风格闻名于世。在唐卡的传统原料中也有中药材的身影，黄连、松香、松脂、藏红花、杜仲、龙胆、姜黄都是制作唐卡颜色的珍贵药材。

"百病生于气，止于音"是中医药治疗中的一种五音疗法，自古就将中医养生与音乐联系在一起。将中医药文化产业与中国传统文化要素有机结合，既扩大了中医药产业的表现形式，又丰富了中医药产业的历史渊源。

（三）中医药文化产业发展的地方优势

各地方除出台鼓励中医药发展的地方政策外，中医药文化资源也有独特的地域性特色，各地有自己的中医流派，如江苏省的吴门医派、孟河医派、山阳医派、龙砂医派，浙江省的钱塘医派、永嘉医派，河南省的山阳医派、中和医派，黑龙江省的龙江医派等。各地中医药文化中所独有的中药材资源、文化资源、旅游资源、历史文化资源，都是中医药产业化的地方优势。

以云南省为例，云南省的中医药文化资源以少数民族的医药文化及特色药材为主，将特色的民俗文化资源与城市文化资源有机融合，便形成了独有的中医药文化旅游特色和中药材品牌。坐落于云南西双版纳傣族自治州的南药园，遍植各种热带药物，以传统中医药文化为主线，结合园林学、植物学、旅游学等各项专业知识谋划布局，充分展示了民族医药文化，带动了地方旅游文化发展。同时云南的"文山三七""铁皮石斛"等中药材也都发展成地方品牌特色，促进了当地中药文化产业的良性发展。

2021 年 5 月，习近平在河南南阳市进行考察调研，参观了医圣祠，并对当地中医药特色产业进行了解。医圣祠 2008 年被国家中医药管理局授予"全国中医药文化教育基地"，是河南当地重要的中医药文化传播中心。以南阳市中医药文化资源为依托，南阳当地大力发展中医药文化产业，开办"中国南阳张仲景医药科技文化节"，召开国际学术研讨会，营造出良好的中医药文化氛围。同时南阳当地结合月季、艾草等资源发展特色中药材品牌，带动当地就业，形成了规模化的中医药文化产业。

（四）中医药文化产业发展的人力资源优势

中医药文化产业需要人力资源，作为知识密集型行业，我国中医药文化教育系统逐渐完善，形成了专、本、硕、博人才培养结构。截至2016年，医教协同，深化中医药教育改革初显成效，中医专业学位独立设置，名老中医药专家、中医学术流派传承成效显著，建成国医大师传承工作室60个，全国名老中医药专家传承工作室956个，基层名老中医药专家传承工作室200多个，中医学术流派传承工作室64个，中医药各层次培训基地1140个。截至2022年2月，我国已评选四届国医大师，进一步推进了中医药学术思想的继承与创新，也体现出多层次、多类型的中医药师承教育模式初步建立，继续教育覆盖率显著提高，这都在一定程度上反映出我国相对完备的中医药产业人才储备。

二、中医药文化产业的发展路径

随着中国改革开放的不断深入，中医药学与外界的交往不断扩大，国外科学界对中医药学这一独特的学术形态日益表现出浓厚的热情，诸多论述相继问世，为中医药学研究提供了很多新的思想，也使国内学术界呈现出新的发展局面。

1. 中医药文化认同不断加深

在如今快节奏的社会中，大众媒体扮演了促进文化认同和引导消费意识的重要角色，通过传媒的方式培植出一批对中医药文化产业具有一定忠诚度的消费群体是十分必要的。纪录片《舌尖上的中国》和《航拍中国》都通过展示各地域的美食特色和地理特色为地方旅游业培育出一批年轻的消费群体。

目前，百姓对中医药文化的接触还比较少，亟待各种层面的文化宣传，“酒香不怕巷子深”的古语已不适合当今的文化宣传。中医药文化产业需要通过微博、公众号、短视频平台等一系列新媒体平台，结合各年龄段消费者的关注点，打造富有中医药文化底蕴的宣传媒介。现如今的网络平台上，依然存在少数不认同中医的声音，这更需要我们从舆论上进行引导，树立起年轻一代的中医药文化自信。纪录片《本草中国》的播出印证了中医药文化宣传对于文化认同的积极作用，作为国内首档大型中医药文化纪录片，一经上映便得到广大观众的好评。该片通过解读博大精深的中医药文化，将民间医药知识和技术通过影像展示出来，提升了人民对于中医药的认知，体现出当代人对中医药文化继承与创新的新成果。

2. 中医药文化发展环境趋于良好

良好的政策环境是产业发展的必要条件，目前国家层面一系列扶持中医药文化产业的政策相继出台，各地方政府亦制定了符合本地中医药文化发展的规划。下一步的发展过程中可以加大对中医药文化市场的管理，以电影、图书、音乐、动画、游戏和其他衍生产品开发与销售为突破点，提升中医药文化的影响力，在带来巨大经济效益的同时，向世界展示渗透力极强的文化软实力。同时政府应对中医药文化行业的各个领域进行扶植，对相关行业在税收、宣传等方面予以政策倾斜，充分调动从业者的积极性，做到中医药文化产业规模与质量同步提升。

3. 促进中医药人才发展

中医药文化产业想要发展壮大需要各个类型的优秀人才共同努力，以下五种类型的从业者是不可或缺的。一是拥有专业技术的医疗工作者和中医文化学者；二是拥有将传统中医药文化与现代科学技术有机结合在一起的技术型专家，能够将中医药文化与现代新媒体行业结合；三是发掘合理宣传方式的传媒专家；四是拥有商业化管理才能，可以合理规划中医药文化产业系统的管理专家；五是精通中国传统文化、对中华文明饱含敬仰的国学人才。这五类人才一旦具备，将加速中医药文化的现代化进程。

4. 提升中医药文化社会效应

中医药文化作为产业继续发展必然会产生经济价值，在产业化的过程中要注意避免过于功利性，杜绝个别企业为了获利将迷信、暴力、伪医学等不健康的文化渗透其中。中医药文化作为服务社会大众的文化资源，需要打造出积极向上的文化宣传路线，正确处理好社会价值与经济价值之间的关系，只有以正面的社会效应为主，才能发挥出中医药文化的最大能量，走出中国特色的文化品牌之路。

三、开创对外文化交流新局面

在全球化背景下，世界各国不同文化类型的相互作用、冲突、渗透和融合构成了国际文化发展的动态图景，民族文化、科学文化和大众文化为中国发展特色社会主义文化提供了良好的条件。但在世界各国间的文化互动中，中国与西方发达国家在某些方面依然存在着比较明显的分歧，这也就使中国成为某些西方霸权主义国家企图进行文化渗透、文化颠覆以及文化殖民的目标。所以，无论是面对为了达到强权政治和经济目的的西方国家，还是为了本国的对外文化战略研究，加快文化产业的发展势在必行。

1. 提高文化认同度

中国作为一个拥有几千年悠久历史的文明古国，文化底蕴丰厚，但单从文化软实力讲，中国并不是传统意义上的文化强国。若想中国文化走出国门，迈入西方世界，得到世界认同是非常重要的，需要展现出中华优秀传统文化中充满现代文明的文化形象，这样才更容易在世界舞台大放光彩。纵观世界历史，主张国际通约性是先进文化宣传中不可或缺的一部分，实现人的全面发展和人人平等，反对歧视、压迫是具有全球性的普遍意义。共建人类命运共同体就是符合国际公认准则和公德的、具有中国特色的对外交往理念。

2. 拓展话语平台

在信息全球化的过程中，思想和文化的传播速度因现代传播技术的高速发展而大大提高。西方发达国家拥有先进的科学技术、发达的经济实力和强劲的综合国力，正妄图通过先进的互联网技术、卫星通信、传统媒体等传播方式拓展世界文化市场，企图建立文化霸权。某些西方国家的意识形态攻击已经不仅仅局限于利用本国的政府文告形式，电视、电影、传统纸媒等文化产品输出影响在逐年减弱，互联网这种新兴的舆论战场开始登上世界舞台。互联网媒体可以突破传统的国家概念框架，通过改变人们传统的交流规则和行为方式达到影响思维意识和意识形态的作用。所以，中国在面对西方文化输出和渗透时，一定要先抓住国内舆论的主阵地，同时积极拓展海外舆论阵地，加强宣传中华优秀传统文化，通过没有“壁垒”的互联网展示中国形象，从而获得更多国际话语权，打破西方发达国家对于国际舆论的垄断。

3. 中国话语权应对全球文化挑战

作为以国家利益为核心，针对国内和国际事务发表意见及建议的权利，国际话语权在国家交往中有着举足轻重的地位。拥有国际话语权的一方能够充分利用话语权优势制定符合本国利益的国际规则，按照符合本国权益标准的思维逻辑评议、裁判国际事务的是非曲直，以达到在国际关系中获得主动权和优势地位的目的。就目前国内外政治和新闻话语权来看，西方所操控的政治话语体系在国际舞台上依然属于主导地位，西方新闻界仍然掌控着“民主”“自由”“人权”这类词语的核心解释权。面对这样的国际话语形势，中国需要做的不是被动地进行辩解，但也不能一味地迎合西方媒体，而是要积极主动地打造符合中国核心利益的话语体系，将正确的政治标准及价值观进行有效输出，这样才能在全球文化挑战中脱颖而出。

4. 与时俱进传播中医药文化

通过传统方式如报纸、书籍等进行文化传播的影响力正在逐渐减弱，新媒体已经成为目前广泛流行的文化传播方式，下一步我们要做的就是通过互联网新媒体将中医药传统文化送出国门，使其走进西方主流社会的信息通道，逐步把中医药文化作为整体推广出去，提高网络宣传质量和吸引力，增强国际竞争力。要加强中医药对外宣传，支持拍摄中医药影视精品，面向国际社会不同群体出版“一看就懂”的中医药科普书籍，加强与国际主流媒体合作，充分利用短视频、动漫等喜闻乐见的方式和海外社交媒体平台，展现真实、立体、全面的中国医药，不断提升对中华文化的理解。加强已纳入人类非物质文化遗产代表作名录中医药项目的保护和传承，打造国际化中医药品牌亮点，将其纳入对外文化推广活动之中，深入发展中医药对外文化产业，研发中医药周边文创产品。

5. 提升中医药文化辐射力和文化魅力

在当今世界范围内，传播力越强，文化影响力就越大，只有将先进的传播手段与强大的传播能力有机结合，才能扩大文化理念及价值观念的传播范围，掌握国际话语权。开展多种形式的对外交流活动，将重大节日作为宣传的重要契机是展示中华文化魅力的重要渠道之一。在北京举办的 2008 年夏季奥运会和 2022 年冬季奥运会就向世界展示出了一个民主进步、开放包容的大国形象，既展现了中国五千年的悠久文明史，也展现出当代中国热爱和平、开放进取的大国风范。人类命运共同体的提出也给世界提供了一个新型的相处模式，一个不同于西方、蕴含着东方智慧的新模式。

伴随着综合国力的不断提升，我国在国际政治、经济、文化等方面都有了一定的基础，世界各国对中国的研究越来越多，世界对汉语人才的需求也大幅提升，尤其是“天宫”载人空间站的运行，全中文的操作界面又一次在世界范围内刮起一波“中文热”的浪潮。从 1987 年我国成立的“国家对外汉语教学领导小组”，到现在的“中国国家汉语推广领导小组”，目前，我国已经形成了从非学历班到学历班（本、硕、博）的教学体系，各式各样的项目每年吸引着超过40万的留学生来中国进行汉语言及中国文化学习。“汉语桥工程”是2004年应运而生的重要规划，作为规划的重点举措之一，建立了上百所海外孔子学院，秉承着“和而不同”的理念，教授汉语、传播中国传统文化，促进中西方文明交流融合，提升中华传统文化的影响力。

打造中医孔子学院也是助力中医药文化走向世界的途径之一。2007年，国家汉办与英国伦敦南岸大学共同签署了关于合作建设伦敦中医孔子学院的协议，2010年，习近平出席澳大利亚皇家墨尔本理工大学中医孔子学院揭牌仪式并发表重要讲话。截至2020年1月，我国共与162个国家和地区建立了550所孔子学院和1172个孔子课堂。

第七十二届世界卫生大会审议通过了《国际疾病分类第十一次修订本（ICD-11）》，首次纳入以中医药为主体的传统医学章节，中医药历史性地进入世界主流医学体系，中医药在国际传统医学领域的话语权和影响力显著提升，“十三五”期间中药类产品进出口贸易总额累计达到281.9亿美元。新冠肺炎疫情暴发以来，我国向世界公开了新冠肺炎的中医药诊疗方案，同时向28个国家派驻了中医药专家，为全球疫情的控制贡献出中国力量。

2021年12月31日，国家中医药管理局出台了《推进中医药高质量融入共建“一带一路”发展规划（2021—2025年）》（以下简称《规划》）。《规划》提出，“十四五”期间要建成30个中医药海外中心，打造10个中医药文化海外传播品牌项目；深化全球公共卫生治理合作，建设传统医学伙伴关系，建设高水平的中医医疗服务平台，建设中医药国家科技和贸易体系；加强国际化中医药人才队伍建设，开展国际院校间合作，培养海外中医药从业者，加大科普力度，提升海外民众的中医药文化认同感。

第三节　中医药现代化道路

中医药走现代化的发展道路，让我们进一步认识到，中医药现代化不仅是中医药学术和中医药医疗的现代化，也是中医药文化的现代化。中医药文化的现代化是在挖掘总结传统中医药文化的基础上，运用现代条件进行开拓创新，建设和发展现代化的中医药文化，这是中医药文化复兴的一条重要途径。中医药现代化是在继承的基础上充分运用现代科学技术（包括西医学），发掘中医传统理论和方法的科学原理，创立新的理论和方法，使对生命、疾病过程的认识和诊断治疗技术都达到现代科学水准，逐步与现代医学和世界医学融会贯通。

一、中医药发展的必由之路

1. 现代科学技术革命为中医药现代化提供了新的时代条件

科学技术是推动医药学发展的强大杠杆。20 世纪开始的现代科学技术革命开辟了复杂性研究，提出了迥异于西方传统的理论和方法，与中医药的理论观点和思维方式正相吻合，提供了正确理解和研究中医药的思想、理论和方法。20 世纪后期开始孕育的新的医学革命，在理论上正从“生物医学”模式转向“生物 – 心理 – 社会医学模式”，在方法上正从“还原论”转向“系统论”。中医药学从理论到方法，正符合这一潮流的最新要求，所以在世界上出现了“中医热”。中医药正走向世界，而只有现代化才能使中医药真正走向世界，现代化是当代世界对中医药的要求。

2. 中西医之争使中医必须独立地走现代化道路

“西学东渐”以来的一百多年，中西医之争经历了三个阶段：一是中西医汇通，结果是“汇而未通”；二是废止旧医，结果是“废而未止”；三是中西医结合，结果是“结而难合”。实践表明，中医学术包含着客观真理，是消灭不了的，但它与西医是两个不同的学术体系，只有在未来发展到全新的水平上才可能实现统一目标。因此，西医要现代化，中医也要现代化。特别是改革开放以来，中医药现代化被列入国家发展战略，成为国家倡导和支持、社会推动和保障的一项伟大事业。

3. 现代化是中医药学术发展的内在要求

中医药学术历来是一个开放的体系，是在开拓创新中持续发展的，在古代达到了当时世界医学最高发展水平。在近代，中医药没有走上西方医学那样的发展道路，保持了中医药的传统特色。而在现代条件下，中医药不但显现出特色，更显现出新的发展优势，中医药现代化是中医药自身发展水到渠成的自然之势。

二、中医现代化的方针

中医现代化是时代的呼唤，时代的要求，它必然地反映到国家决策的战略思考中，转化成为国家发展卫生事业的方针政策，发展成为具有新的时代特征的广泛实践。在 20 世纪 50 年代，毛泽东以哲学家和政治家的战略目光，深刻地洞察了这种发展趋势和规律，明确强调，“中国医药学是一个伟大的宝库，应当努力挖掘，加以提高”。而且第一次明确地提出，中医要吸收和应用新兴的科学技术进行研究和发展。其实这就已经指出了中医现代化的方向和道路。

1962 年，中共中央向全党转发的卫生部党组《关于改进祖国医学遗产的研究和继承工作的意见》，第一条就是“关于用现代科学方法研究祖国医学遗产问题”，提出“用现代科学的方法研究整理我国的医药学遗产，把它提高到现代科学的水平，并对现代医学做出新的贡献，是我国中西医药学家共同的责任”。“研究祖国医学应该以现代科学为工具，也就是说，应该以现代的物理学、化学、生物学、解剖学、生理学、病理学、微生物学、药理学、放射学、卫生统计学以及现代的临床检查诊断方法等与医学有关的现代自然科学为工具”。这是在党和国家的方针政策中，第一次明确地提出“以现代科学为工具”“用现代科学的方法研究”“提高到现代科学的水平”的指导原则，第一次明确地指出了中医现代发展的方向和道路。

1978 年，中共中央出台 56 号文件，批转卫生部党组《关于认真贯彻党的中医政策 解决中医队伍后继乏人问题的报告》，强调着力解决中医队伍接班人短缺的问题，促进中医药事业的繁荣发展，强调要充分利用现代科学的最新技术和设备，为中医发展创造良好的环境和坚实的物质基础。1983 年的“中医、西医和中西医结合这三支力量都要大力发展，长期并存”的指导方针就是在总结经验的基础上提出来的。该方针进一步重申和明确了中医政策，正式提出“中医要逐步实行现代化”，指明了中医在现代条件下相对独立发展的方向和道路。

1985 年，中共中央书记处又进一步强调了中医的重要性和现代化的发展方向，指出根据《宪法》“发展现代医药和我国传统医药”的规定，中医和西医在国家发展战略方面有着同等重要的位置。一方面，中医药学是我国医疗卫生事业所独具的特点和优势，中医不能丢，必须保存和发展。另一方面，中医必须积极利用先进的科学技术和现代化手段，促进中医药事业的发展。1986 年，国务院常务会议讨论决定设立国家中医管理局，同时对于如何发展中医事业提出了意见，要求把中医摆在一个重要的位置，对中医科研问题要重视。中医药学是我们宝贵的财富，要从理论和实践上加以总结、研究，不能简单地以西医的理论来解释中医。这又一次明确地强调，中医药学在现代条件下的发展，绝不是按西医的模式来研究中医，不是简单地以西医的理论来解释中医，而是要相对独立地走现代化发展之路，因而有必要专门设立国家中医管理局作为保障。1988 年，国务院又决定把国家中医管理局升格为国家中医药管理局，统一管理中医和中药。这为中医药学术的复兴指明了正确的方向和道路，指引中医药开始了现代化征程。

1991 年，《中华人民共和国国民经济和社会发展十年规划和第八个五年计划纲要》将“中西医并重”列为卫生工作的基本方针之一。1997 年，中共中央　国务院出台的《关于卫生改革与发展的决定》进一步明确了“中西医并重”的方针。2001 年 9 月，第一个《中医药事业“十五”计划》颁布。2003 年，突如其来的“非典”疫情给医疗卫生体系带来挑战，中医药在其中发挥了一定的作用，科技部对外公布了中医药在防治“非典”疫情中取得的阶段性研究成果，中医药又一次获得国际社会的广泛关注。同年《中华人民共和国中医药条例》出台，明确了推行中西医并重的方针，将中医、西医两种医学体系有机融合，以发展中医药卫生事业。

2009 年，《关于扶持和促进中医药事业的若干发展意见》发布，首次将中医药事业建设纳入国家文化发展规划，从发展中医医疗和预防保健服务、推进中医药传承与创新、加强中医药人才队伍建设、提升中药产业发展水平、加强民族医药水平、繁荣中医药文化、推动中医药走向世界、完善相关保障措施八个方面提出发展意见，这标志着中医药文化建设开始纳入国家层面。

党的十八大以后，以习近平同志为核心的党中央强调中医药是中华民族的瑰宝，先后发布了《中医药发展战略规划纲要（2016—2030 年）》《促进健康产业高质量发展行动纲要（2019—2022 年）》《中共中央　国务院关于促进中医药传承创新发展的意见》，将中医药产业发展工作摆在了重要位置。2019 年 10 月，习近平在全国中医药大会上强调，“要遵循中医药发展规律，传承精华，守正创新，加快推进中医药现代化、产业化，坚持中西医并重，推动中医药和西医药相互补充、协调发展，推动中医药事业和产业高质量发展，推动中医药走向世界，充分发挥中医药防病治病的独特优势和作用”。

截至 2020 年年底，我国已拥有近 5500 家中医医院，中医医疗机构 7.23 万家，公立综合医院中医床位 6.75 万张，每万人中医类别全科医生 0.66 人，社区卫生服务中心和乡镇卫生院设置中医科的比例达到 81.29%，县办中医医疗机构覆盖率 85.86%。

2020 年 10 月，《中华人民共和国国民经济和社会发展第十四个五年规划和 2035 年远景目标纲要》中提到，要推动中医药传承创新，健全中医药服务体系，大力发展中医药事业。2021 年，相继出台的《关于加快中医药特色发展若干政策措施》《中医药文化传播行动实施方案（2021—2025 年）》《关于医保支持中医药传承创新发展的指导意见》和《推进中医药高质量融入共建“一带一路”发展规划（2021—2025 年）》一系列政策都对完善中医药发展机制和加强中医药文化传播起到了积极的促进作用。

三、揭示中医药学的特色和优势

（一）认清中医与西医的区别

要发扬中医的特色和优势，就必须认清什么是中医的特色和优势，这需要从比较中才能认清，最重要的是对中医与西医进行比较，认清中医与西医的差别，从中分析和判断中医的特色和优势。研究发现，这两个概念是“西医东渐”后才出现的。中国人对从西方传入的医学，曾称为“西洋医学”“洋医”“欧罗巴医道”“西国医士”等，到 19 世纪下半叶逐步规范化为“西医”概念。而中医学在几千年发展史上，从未称之为“中医”，只是在西医传入的情况下，为区别称谓而用“中国医学”“祖国医学”“中医”“国医”“华医”等概念，“中医”的概念在法律上正式提出是在 1936 年国民政府颁布的《中医条例》中。到 20 世纪 80 年代，随着研究的深入，人们逐步取得共识，为“中医”和“西医”两个概念提出了明确的定义。代表性的是《现代汉语词典》的解释。中医是“中国固有的医学”；西医是“从欧美各国传入中国的医学”。此后，有人从这两种医学的起源和发展的历史出发，对这两个概念的内涵进行了更深入的阐释，指出：“‘中医’指的是起源和发展于中国的医学体系，是对于在中国起源、经过几千年发展所形成的整个医学体系的抽象和概括；‘西医’指的是起源和发展于西方的医学体系，是对于起源于古希腊、在西方发展几千年所形成的整个医学体系的抽象和概括。”

“中医”“西医”的概念其实与“中学”“西学”所强调的是“中”与“西”的差别一样，界定的是起源和发展的地域性差别，一个是起源和形成于中国的医学体系，一个是形成于西方的医学体系。从“中医”与“西医”这两个学术体系来讲，其差别却是广泛和深刻的，在学术思想、基础理论、临床防治、技术规范、方法手段、行为方式、概念术语等各个方面都鲜明地体现出来。

其中最为突出的差别是，在理论基础上有元气论与原子论的差别，在思维方式上有系统论与还原论的差别，在学术内容上有以功能为基础认识生理病理过程与以解剖研究为基础认识生理病理过程的差别，在治疗手段上有中药方剂治疗与化学治疗的差别。

但按照科学分类原则，在现代科学技术体系中，医学只是一门以人的健康与疾病为研究对象的科学。中医与西医的研究对象是同一的，都是研究人的健康与疾病，只是由于各自所处的历史时代、经济政治、科学技术、思想文化环境不同，所以分别以不同的立场、观点、方法，研究不同的方面和层次，发现不同的现象和规律，从而形成了不同的学说和理论体系，发展成为今天所见的两种医学。

（二）阐明中医药学的两大特色

1. 整体观

整体观是中医学的首要特色。中医学非常重视人体本身的统一性、完整性以及与自然界的相互关系，认为人体是一个有机的整体，构成人体的各部分之间，在结构上是不可分割的，在功能上是相互协调、相互作用的，在病理上是相互影响的。同时中医还认识到，人类生活在自然界中，其生理功能和病理变化不断受到自然界的影响，在能动地改造和适应自然的斗争中，维持着机体的正常生命活动。整体观包括两个方面的内容，一是人的整体性，二是人与自然界的统一性。

（1）强调人的整体性是中医学整体观的基本点。中医学认为，人的生命只存在于整体当中。中医讲的气、阴阳、经络、藏象、六经、证等，都存在于整体（或亚整体）水平，是不可分割的。一旦把机体分解为各个部分，它们就不复存在。这就是系统论揭示的“整体大于部分之和”的规律，是只存在于系统整体水平的“系统质”。这是中医整体观所特有的，在西医的视野中是完全不存在的。按照西医的还原论观点和方法，不承认人有这种“系统质”，即使在人身上客观存在，也要通过分解、还原把它破坏掉。人的整体之所以不可分解，在于它的元整体性。世界上有两种整体，一种是由分散存在的各部分组合而成的，称为“合整体”，西方的原子论、还原论认识到这种整体及其特性，西医以此来理解人的整体性，称为“合整体观”。另一种是由混沌未分的原始整体分化出的各部分，形成一个系统整体，这种整体称为“元整体”，中国的元气论、系统论认识了这种整体，中医按这种观点来理解人的整体性，称为“元整体观”。从根本上说，中医的“元整体观”才真正符合人的实际，中医对人的整体不可分解性的理论是深刻和科学的。

（2）深化对人与天的统一性认识。“天人相应”是中医整体观的又一基本点。它强调“人以天地之气生，四时之法成”；“人与天地相参”；“人能应四时者，天地为之父母”；“从其气则和，违其气则病”等。其核心思想是把天、地、人统一起来，把人作为“天”的一个子系统，强调人与“天”的相应性，要求把人的健康与疾病放到这个相应关系中来认识和处理。中医现代化研究运用现代科学的宇宙学、天文学、地理学、生命科学等方面的成就，来研究中医的“天人相应”学说，证明这一思想完全正确，并将其与现代科学的“人天观”融合起来，从现代宇宙学关于宇宙的创生和演化的研究成就，深入地认清了“人以天地之气生”的事实。生命和人类是宇宙物质演化到一定阶段而形成的，“人择原理”论证了人类只能产生和生存于宇宙演化到150亿年所形成的特定条件，从宇宙条件说明了人与自然的相应关系——人生于地，悬命于天。从现代天文学研究天体起源和演化的成就，更深入地认清了人类是太阳系演化到特定时刻、地球演化到特定时刻、化学元素起源和演化到特定时刻所产生的特殊的物质演化形态，是地球特定的天文、物理、化学等条件产生并养育了人类。这就从根本上阐明了人类是太阳系和地球这一母系统分化出来的子系统，其相应性是与生俱来的。从生命科学研究生物进化的成就证明，人类是地球生物进化到高级阶段的产物。地球生命从化学起源，到化学过程产生出生物大分子蛋白质和核酸，再由其相互作用形成统一体，最后产生生命现象，然后在此基础上展开生物进化运动，经过35亿年，演化出最高级的生命——人类。事实证明，人是生命系统分化出来的一个子系统，与地球生命系统不可分割地联系在一起。

中医的“天人相应”观与现代科学的“人天观”相契合，正在建立和发展现代天人相应理论体系。这种研究的内容和进展主要有：建立现代“天人相应”观点，包括人是宇宙演化的产物的观点；“天人相应”的本质是人与产生人类的宇宙条件相应的观点；“天人相应”是一种物质关系的观点；“天人相应”中人具有主动性的观点；“天人相应”是影响人的生理、病理的基本因素之一的观点等。调节天人关系的理论和方法主要是发挥人的主观能动性，掌握天地运行规律及其影响人的机制，掌握对人的“应天”能力进行调节的途径、方法和手段等，对当代与“天人相应”有关的医学问题给出中医的现代解释，特别是与环境因素相关的大病、新病、难病的中医防治等。“天人相应”观被整个医学所接受，由此形成了诸多分支，如宇宙医学、环境医学、气象医学、时间医学等。

2. 辨证论治

辨证论治是中医的又一特色，是中医临床诊治与西医不同的根本特点。中医辨证论治与西医辨病论治的区别在于中医之“证”与西医之“病”的不同。有研究证实，西医认为，疾病在本质上首先是器质性的，功能性疾病是由器质性病变引起的，最终都可找到器质性病变的根据。而中医以“证”为核心认识疾病，在本质上是功能性的或以功能性病变为主轴，虽然也包含众多器质性疾病，但却是把它放到功能性病变的背景中来看待。中医之“证”与西医之“病”的根本区别在于：“证”是在西医的视野之外，认识到更为复杂的病变，主要包括人的不可分解的整体性功能异常、器质性疾病的前驱性功能异常、非解剖结构的功能性或结构性异常。“熵病”包括热熵病和关系失调引起的失序熵病。总之，中医之“证”不仅驾驭着器质性病变，更重要的是驾驭着器质性病变之上、之前、之外的多种复杂功能性病变，从更宽的视野和更深的层次，更全面地反映着人的病变谱系。

从现代科学对“证”的研究发现，它是人的整体性功能异常。现代人体科学专门研究人体功能，提出了人体功能态学说，认为人是功能系统，其功能态是亚稳态，是可变、可调的，正常人一般有三类基本功能态：一是健康态，包括醒觉态、睡眠态、警觉态、应激态等；二是异常态，包括催眠态、气功态、特异功能态等；三是疾病态，包括多种多样。中医辨证所辨的各种“证”就是各具特征的疾病功能态。现代研究得出的基本观点是“证是人体异常功能态的反映”，“中医辨证论治的‘证’，要用系统、科学的语言来说，就是功能状态”。从现代科学的角度看，人体功能的研究才刚刚开始，许多奥秘还远远没有揭开，中医的辨证论治为打开人体功能的奥秘提供了一把钥匙。坚持和发展中医的辨证论治，不但会促使整个医学发生变革，还会使人体科学研究取得突破。

（三）揭示和发挥中医药学的优势

中医药现代化之所以必要，在于它在现代条件下具有发展优势、比较优势。

1. 发展优势

在医学的未来发展中，中医占有先机，主要是其理论和方法反映了人的健康与疾病的深层复杂机制和规律，而这是医学乃至整个科学未来发展的目标。中国科技大学前校长朱清时明确地指出，“中医是复杂性科学”，“中医可能是科学发展的新前沿”。

2. 比较优势

在医学和科学的未来发展中，中医与西医相比，具有更大的发展潜力和更广阔的发展空间。一方面，中医理论所提出的诸多“不知其所以然”的问题，完全超出西医学的视野，足够现代科学困惑和解答一两个世纪；另一方面，中医学的朴素系统论思维和方法，与现代科学正在发展的系统论相契合，更超出西医学的还原论。我国著名科学家钱学森院士就明确指出：“说透了，医学的前途是中医现代化，而不在什么其他途径……西医也要走到中医的道路上来。”“科学也要在中医现代化中革新，很可能要爆发一场科学革命，系统科学是个引火。”

所以中医药文化的物质价值更有助于我们认识中医药学对推动人类文明进步的重要作用和中医药活动的社会意义，进而在中医药实践过程中自觉地弘扬中医药文化价值的真、善、美。

第八章　中医药文化的精神价值

中医药文化是中华优秀传统文化的重要组成部分，从精神价值的角度挖掘潜藏在中医药文化的意蕴，是新时代中医药文化传承与创新的必然要求和发展趋势。精神价值主要是指人类在精神创造中体现出来的价值所在，中医药文化作为中华优秀传统文化的有机组成部分，有着丰富的精神意蕴与价值功能。中医药文化的精神价值长久积淀于中华优秀传统文化的深层，内化于中医药文化发展的各个层面。中医药文化所包含的思维方式、价值观念、修身理论、对生命意义的认知等对于弘扬中华优秀传统文化、推动构建人类卫生健康共同体、提升中国的文化软实力均具有重要作用。

第一节　弘扬中华优秀传统文化

中医药文化是中医药学形成与发展过程中的精神财富和物质形态，是中华民族数千年来认识生命、维护健康、防治疾病的思想和方法体系，集中体现了中华民族的伟大智慧，为中华民族的繁衍兴盛、生生不息作出了巨大贡献，同时也对世界文明的进步产生了积极作用。目前，中医药发展迎来了天时、地利、人和的大好时期，深入挖掘中医药的文化价值，增强人们对中医药文化的认同感，有利于弘扬中华优秀传统文化，增强文化自信。

一、深层精神价值唤醒中医药文化认同感

1. 中医药文化是人类文明发展进步所需要的智慧

精神价值是推动价值创新创造的力量源泉，这一方面表现为许多精神价值本身具有经济价值，另一方面表现为精神产品对于人类改造自然、改造社会和自我生存状况具有极大的作用力和影响力，能够间接地产生巨大的经济价值。马克思主义的唯物辩证法认为，在一定条件下，精神可以变为物质，精神的力量可以转化为物质的力量。强大的精神力量不仅可以促进物质力量的发展，而且可以使一定的物质力量发挥更大的作用。

20世纪下半叶以来，世界范围内掀起了重新认识中医、倡导和传承中医药文化的热潮，形成了中医文化复兴之势。这一新的发展趋势成为世界医学史和人类文明发展史上一道独特的风景。中医药文化所蕴含的人文精神、彰显的大医之道终极价值、强调的医家文化素质等展现了原动力。有着数千年辉煌历史的中医药文化，在经历近代西方文明浪潮的冲击之后，在当今世界的文明浪潮中被重新接受和认可，在新的时代条件下进行开拓和创新，正在为人类文明的新发展作出新的巨大贡献。

人类文明按照时间线索可以分为古代文明、近代文明和现代文明，每个时代均达到了不同的发展水平，形成了不同的文明模式。

中医药及其文化是古代文明的典范，因不符合后来兴起的近代文明的规范而被排斥和否定。当今时代，新兴的现代文明正在否定和代替近代文明，新兴的现代文明重新发现了中医药文化，以新的规范重新评价历久弥新的中医药文化，在新的历史条件下，发展和复兴中医药文化是大势所趋。正如恩格斯所指出的："我们只能在我们时代的条件下进行认识，而且这些条件达到什么程度，我们便认识到什么程度。"中医药文化之所以被重视，就在于新的时代条件下需要重新认识中医药文化，并使其发挥新的历史作用。深入探寻中医药的文化价值，充分展示中医药所蕴含的宝贵精神财富是重新认识中医药本质的基点。正如孙思邈在《备急千金要方·大医习业》中所指出的："若不读五经，不知有仁义之道；不读三史，不知有古今之事；不读诸子，睹事则不能默而识之；不读《内经》，则不知有慈悲喜舍之德；不读《庄》《老》，不能任真体运，则吉凶拘忌，触涂而生。至于五行休王，七曜天文，并须探赜。若能具而学之，则于医道无所滞碍，尽善尽美矣。"这些论述对中医药文化价值研究具有启发意义。外因是条件，内因是根据，中华文明和中医药文化的复兴是人类文明划时代发展的必然要求，但归根结底源于其内在动力。

中医药既有学术又有文化，中医药学术区别于西医的主要内容是在西医的视野之外，发现了人的健康与疾病的深层复杂机制和规律，经过占世界四分之一人口的特大临床样本，长达5000多年的反复实践和检验，具有无可争辩的真理性和现实性，在医学和现代科学的发展中，显示出其独创性和先导作用。中医药文化不同于西医文化，它把中华文明特有的哲学、易学、天文学、气象学、地理学、生物学、人体学、心理学等诸科知识转化为中医药的思想、观点、理论、方法，转化为对人的健康与疾病的探索，正是这种特定文化所形成的特定学术视野，使中医药认识到了西方医学和其他医学无法认识的内容。中医药文化是中医药学术的根基，是中医药学术的生命和灵魂，要发展中医药学术和中医药临床治疗，必须同时或首先复兴中医药文化。

2. 中医药文化蕴含着极其丰厚的传统人文精神和道德规范

《素问·征四失论》曰："道之大者，拟于天地，配于四海。"古人认为，医道之广大，充盈于天地四海之间。《儒门事亲·后序》曰："医道之大尚矣，其上医国，其下医人。"《吕氏春秋·审分览》曰："夫治身与治国，一理之术也。"医人之病与医国之病道理相通，故范仲淹有"不为良相，便为良医"之慨。传统文化称儒术为仁术，亦称医术为仁术，二者同具仁爱之心。明代王绍隆在《医灯续焰》中指出："医以活人为心。故曰，医乃仁术。"《备急千金要方·序》中也有"人命至重，有贵千金"的论述。清代徐廷祚曰："欲救人而学医则可，欲谋利而学医则不可。"他认为，只有谋利的心淡薄了，良心和责任心才能产生。《医粹精言》一再告诫医家："医虽小道而所系甚重，略一举手，人之生死因之，可不儆惧乎哉。"历代医家皆以"医乃仁术"为行医宗旨和医德的基本原则。中医不仅仅是治病的医术，而且还是治人的医道。

张仲景在《伤寒论·序》中记载了自己立志求索、精究方术的一生，阐述了严谨的治学方法、良好的医疗作风、朴素的人道主义精神和崇高的职业道德。张仲景的医德观完美体现了中华民族以"仁爱"为核心的传统美德。《伤寒论·序》所阐述的医德对后世医者影响极大，其所言所述屡屡被后世引用，对后世行医者起到了强大且持久的示范与警示作用。其所提倡的"精究方术""认真行医"等，为后世有良知之医家所效仿。孙思邈在《备急千金要方·大医精诚》中指出，医生"不得瞻前顾后，自虑吉凶，护惜身命。见彼苦恼，若己有之，深心凄怆，勿避险巇，昼夜寒暑，饥渴疲劳，一心赴救，无作功夫形迹之心，如此可为苍生大医"。又如元代朱丹溪是当时很著名的医学家，但他一直坚持自己出诊，有时甚至走上百里路也不畏辛劳。明代外科名医陈实功不避疮疡臭秽，耐心调治的事迹书有所载。清代王孟英、陈修园置自身和亲属生死于度外，冒霍乱瘟疫之险在所不辞，且为此劳累染疾。这些医家都是"仁爱救人"的光辉典范，他们胸怀仁爱之心，急人之难，救人之危，对病人疾苦高度重视、真诚关怀的高尚品格，启迪后人要有强烈的事业心和责任感。

中医药文化强调在医疗实践中对于同道应取长补短，谦和谨慎；不可自高自大，轻侮傲慢，道说是非，议论人物，訾毁他医，自矜己德；切忌门户之见，不掩人之美，不夺人之功。历代名医都提倡谦虚谨慎，同行之间要互相尊重，互相学习，具有严谨求实的科学态度。孙思邈认为："夫为医之法，不得多语调笑，谈谑喧哗，道说是非，议论人物，炫耀声名，訾毁诸医，自矜己德。偶然治瘥一病，则昂头戴面，而有自许之貌，谓天下无双，此医人之膏肓也。"明代龚廷贤在《万病回春》中提出，医家要"遵礼惧法，屈己敬人，存心恭谨，安分修德"，他在《医有百药》开出的第一味药就是"语言谦逊"。宋代儿科名医钱乙，治好了宋神宗太子之病，神宗问他如何愈病，钱乙答以医理，并特地说明太子之病经诸多医生治疗，已有疗效，我只是用了促使他痊愈的办法。钱乙七十高龄，任翰林医官太医丞，已是德高望重，还赞扬年轻医生董汲治痘疮的精湛医术，高度评价其著述的《小儿斑疹备急方论》，并把此文收进自己的著作之中。明代王肯堂也是一位谦虚的医生，八十岁时患腹泻，自治不愈，就请比他年少名微的李中梓来治疗，结果一味巴豆霜治愈。明代龚廷贤批评那些褒己贬人的庸医说："吾道中有等无行之徒，专一夸己之长，形人之短。每至病家，不问疾疴，惟毁前医之过，以骇患者。"陈实功更进一步论述说："凡乡井同道之士，不可生轻侮傲慢之心，切要谦和谨慎。年尊者恭敬之，有学者师事之，骄傲者逊让之，不及者荐拔之。如此自无谤怨，信和为贵也。"这些均体现出历代名医都提倡谦虚谨慎，同行之间要互相尊重、互相学习，具有严谨求实的科学态度。

3. 中医药文化影响和引导人们的认识和实践活动

中医药思维方式是中国传统思维模式的子系统，是中医在古代生产和科学技术条件下，在传统文化基础和民族心理环境条件下，在认识人体和疾病以及治疗疾病的过程中逐渐积淀下来的思维方式和思维方法的总和，是中国传统思维方式在医药学领域的具体体现。中医药思维方式可概括为意象思维、辩证思维、动态思维等。这些思维方式各有特色，相对独立，但在一定程度上又相互渗透，共同体现在中医学理论体系与临床应用中。

（1）意象思维。意象思维作为中医学的重要科学思维方式之一，被广泛地用于中医学理论的各个方面。中医学从象的角度观察和理解事物，并在此基础上形成了藏象，用机体组织的行为功能规范脏器功能的内涵。张介宾在《类经·藏象类》中曰："象，形象也。藏居于内，形见于外，故曰藏象。""藏"是藏在人体内部的脏器，称之为脏腑；"象"是表现于外的生理功能、病理变化现象和体征等，即人体所有表现于外的生命现象，均属于象的范围。对于藏象理论的形成，《素问·五脏生成论》提出“五脏之象，可以类推”，根据五行之象，从直观入手，按照功能行为的相同或相似归为同类的原则，将自然界和人体分为五类，然后发掘出蕴涵于“象”中的深层的藏象理论。例如，《素问·六节藏象论》中对五脏的解释：“心者，生之本，神之变也，其华在面，其充在血脉，为阳中之太阳，通于夏气。”中医学研究脏腑，主要是在活的人体上，从生命现象入手，即人的生理功能表现出来的神色形态，广泛收集信息，把丰富的感性材料进行由表及里、由里及表、去粗取精、去伪存真地加工整理，总结出各种生命现象与脏腑气血阴阳的关系，完成认识上的飞跃，建立了比较完整的五脏气血阴阳的理论体系。《灵枢·经脉》中有完整的经络命名体系，说明经络系统的命名有可能是受具有意象思维特征的乾坤两卦启发最后完成的。《内经》对六淫病因的认识，是在对患者的症状、体征、体质、病史等分析的基础上，结合外界的自然环境、四时气候的不同变化而得出的。中医病因学说着重于宏观的、全身的、功能的推理，重点在于对疾病性质的把握。在对病证的描述上，中医“奔豚”证的命名，是根据其所表现的气上冲胸，直达咽喉，腹中犹如小猪在奔跑，故取象比类而定的。另外，梅核气等病名的命名均是取象比类法的具体运用。

中医学从古代开始，对自然界与人体、人体自身的组织结构和功能活动、病因病机和证候、治则治法、药物和方剂等的认识，无不贯穿着系统思维，并成功地指导着中医的临床实践。中医学在考察人的生命活动时，总是从系统的角度出发，认为复杂生命活动的完成，五脏缺一不可。而且按照五行相生相克的规律，认为五脏之间也存在着相互滋生和相互制约的关系。同时，五脏还与时间、空间等体外信息相互对应，构成了一个内外相通的有机整体。这个整体出现问题，即表明五脏系统出现了失调，生理的相互联系决定着病理的相互影响，从而发生一脏病变传至他脏、他脏病变也可传至本脏的相生和相克传变。中医学在中国传统文化整体观的影响下，把人的生命看作一个整体，把生命活动作为一个整体运动变化的过程来认识，既重视人体脏腑组织器官的解剖结构，又考虑人体内部脏腑组织之间的联系和功能，更强调机体内部以及人与外界环境的和谐统一。“天人合一”是这种整体思维的根本特点。老子的道、天、地、人“四大”，《易传》的天、地、人“三才”是整体思维的早期表现。董仲舒以阴阳五行为框架的理论，则提出了更加完备的整体模式。中国传统哲学的这一思维倾向，直接孕育了《内经》的整体性、系统性思维方式，并且《内经》又将传统哲学的整体性思维具体化、科学化，进而成为中医理论思维体系的主要思维方式。

（2）辩证思维。辩证思维是以整体的、动态的、相对的观点来看待事物运动变化的一种思维方法，是中医学理论思维的重要组成部分。中医学用矛盾的、整体的和运动的观点看待生命、健康和疾病的发生发展变化，认为生命过程就是体内阴阳对立双方在不断的矛盾中取得统一的过程。阴阳、表里、寒热、虚实的“对立”概念所反映的八个证候，即八纲辨证，是中医学最基本的辨证方法。中医学在辨别邪正关系时，使用“虚实”的对立概念，“邪气盛则实，精气夺则虚”；在分析证候性质时，使用“寒热”的对立概念，“阳盛则热”“阴盛则寒”“阴虚则热”“阳虚则寒”；在判定疾病部位时，使用“表里”的对立概念，并将表、实、热归为阳证，里、虚、寒归为阴证，辨证论治成为中医认识疾病和治疗疾病的基本原则。

（3）动态思维。中医的预防与治疗则体现了动态思维，如《素问·四气调神大论》指出：“圣人不治已病治未病，不治已乱治未乱，此之谓也。”如果疾病已经发生，则强调及早治疗，防止其传变。中医学认为，“邪风之至，疾如风雨，故善治者治皮毛，其次治肌肤，其次治筋脉，其次治六腑，其次治五脏”。治疗应随着病情的变化而适时进行。《难经·七十七难》说：“见肝之病，则知肝当传之于脾，故先实其脾气。”这种未病先防、既病防变的思想，就是用运动的观点去处理健康与疾病的矛盾，旨在调节人体阴阳偏颇，而使之处于生理活动的动态平衡。故《素问·生气通天论》指出：“凡阴阳之要，阳密乃固。两者不和，若春无秋，若冬无夏，因而和之，是谓圣度。”在治疗上，《素问·至真要大论》总结说：“谨察阴阳所在而调之，以平为期……谨守病机，各司其属，有者求之，无者求之，盛者责之，虚者责之，必先五脏，疏其血气，令其调达，而致和平。”阴阳有余，则损其有余，阴阳不足，则补其不足，目的在于重建阴阳的平衡。

综上所述，中医药文化中所蕴含的思维方式、伦理道德、传统医德等传统人文精神与智慧在当今时代仍然有着重要的启示作用，有利于弘扬中华优秀传统文化。中医药文化正逐渐被人们认同和接受，中医药文化的深层精神价值正在被唤醒。

二、中医药学是中华优秀传统文化的珍品

1. 源远流长的中医药学

中医学是除西方医学之外人类认识生命与疾病的另一双眼睛。它植根于厚重的华夏人文、哲学和文化的沃土，在中国特定的自然与社会环境中生长，蕴含着中华民族固有的精神、思维和文化精华，涵纳着大量的知识成果和实践技艺，凝聚着中华民族强大的生命力与创造力，是中华民族智慧的结晶，也是全人类文明的瑰宝。几千年来，中国人推开人类认知生命与疾病的又一扇大门，把自然与人体紧密结合起来，让精、气、神的生命观贯穿于从生到死的整个生命过程，赋予了医学鲜活的生命力。中医的核心是尊重自然，效法天地，强调人与自然的和谐统一，而"天人合一"、整体观念、辨证论治、灵通活变，使中医成为独立于西方医学之外的另一知识体系，其凭借高超的实践技艺及深远的文化穿透力，为中华民族及周边国家人民的繁衍生息发挥了不可替代的重要作用。中医不仅仅是治病救人的传统技艺，作为中华传统文化的重要组成部分，它还具有自身独有的文化特质。此外，中医学理论相对深奥抽象，有着特殊的表述语言和表达方式，重视通过临床观察和实践积累防治疾病的经验。因此，中医具有很强的直观性、思辨性和不确定性。如果不能认同中华民族几千年来关于天、地、人的哲学，就不可能真正理解植根于这片热土的中医，更谈不上用中医的思维和方法来诊治疾病。

随着中医学实践的不断深入，以中医药理论为代表的中医药文化不断发展。春秋以前，中医学基本处于朴素经验阶段，治病方式以单味药为主。从春秋至战国时期，中医学从实践经验的积淀进入系统的理论总结，《黄帝内经》系统阐述了生理、病理与经络等重要内容，标志着中医学理论体系的形成。东汉时期，《伤寒杂病论》成功治疗了当时社会流行的瘟疫——"伤寒病"，确立了理、法、方、药的辨证论治原则，奠定了中医临床学基础。《神农本草经》提出了君臣佐使、四气五味、七情和合等药物学理论，标志着中药学理论体系的形成。魏晋隋唐时期，中医学得到了进一步发展，最有代表性的成就是脉学专著《脉经》、针灸学专著《针灸甲乙经》、病因病理与证候学专著《诸病源候论》、医学百科全书《千金方》及世界第一部由政府颁布的药典《新修本草》。宋金元时期，中医药学进入繁荣时期，不仅政府组织人员编撰方书与本草，设立校正医书局、惠民局与和剂局等医药机构，还出现了以"金

元四大家”为代表的“百家争鸣”“美美与共”。明清时期，中医学得到进一步发展提升，最突出的成就是后来被译为日、朝、英、法、德、俄等多国文字的《本草纲目》与在传染病病因学方面提出“戾气”致病学说创见的《温疫论》。清代以叶天士、薛生白、吴鞠通和王孟英为代表的温病学派创立了与传统伤寒学说并立的温病学说。这一时期，中医药的交流范围显著扩大，遍及亚、非、欧的许多国家与地区。近代至今，中医药文化在西方医药文化的冲击下，虽然经历了“废医存药”“废医验药”甚至“中医是最大的伪科学”等观点的质疑与批判，但中医药屹立不倒，其广泛的有效性与旺盛的生命力不可否认。

不容忽视的是，中医药文化自信还有一个至关重要的因素，即作为中医药文化母体的中华传统文化的自信。中国传统文化博大精深、源远流长，面对西方医药文化与科学文化的猛烈冲击，经历从工业文明到现代文明的文明转型，从还原性科学到复杂性科学的科学范式变换，以及中国特色社会主义从站起来、富起来到强起来的时代转换，虽然有低谷、有式微，但仍然不断焕发生机、自信自强，新时代更是如此。在新冠肺炎疫情防控中，中医药显示出良好的功效与独特的价值。

2. 中医药文化与其中华文化母体一样底蕴愈厚、韵味愈醇

中医药文化的形成非常古老，其表达方式甚至难以为现代人所理解，但作为中华先贤认知人的生命整体、身心奥秘和人与外界关系的一种世界观、方法论、价值论和实践论，其高度统一的文化范式及文化体系，却有着超越时代的先进之处。

第一，中医药学遵循复杂性系统思维的规律，把人的生命乃至身心整体与外界环境（自然、社会等）之间的关系视为一个复杂的超巨系统。这个系统的典型特征就在于其结构－功能的整体性、质－能－信息关联运行的开放性。

第二，中医学把人的身体看成一个有生命的系统。现代科学初步了解到，生命功能具有整体突现性，机械解构的基因、碱基对、核苷酸等并不能完全揭示其机理。

第三，更为重要的是，中医还把这个活的生命体看成是一个有意识（情志）的生命体。中医尽管没有细菌、病毒这些实体性科学概念，但它知道，病毒细菌作为“外邪”“外淫”“异气”“戾气”进入有意识的人体之后，根本不同于它们在单纯实验室（甚至无意识的活体小白鼠体内）或纯自然环境里的功能态，同样的药物对它们的作用并不等同。

第四，从中药生产看，无论是汤剂还是颗粒剂或胶囊，均是按照中药“君臣佐使”的原则配伍炮制而成，是针对症状及其病证（包括季节气候、饮食及患者体质等，而不只是外表病象）展开的整体性、系统性治疗，并配之以情志调节。这与西医药的方法论和技术路线有很大差异。西医所关注的是以确定的化学成分，精准地修正病毒或细菌的基因结构，甚至某几个碱基对，采取的是还原性甚至降阶性、损伤性的诊治路线。

第五，从中药使用看，中医不做小白鼠试验，也很少有关涉太复杂伦理问题的人体试验，它的前提是活生生的有七情六欲的人，一切疾病都在这样的活体及其内微环境与外部自然和社会环境的相互作用中发生，因此，调节这些关系是治疗疾病的关键和灵魂。中医的阴平阳秘、五行生克、五脏六腑、经络穴位等及其确定的辨证论治原则和药物性味归经体系，无不归宗于此。

显然，西医药的世界观和方法论恰恰缺乏这些。所以毛泽东曾说，中西医结合关键的问题在于西医学习中医，这应该是有道理的。当然，中医药的显效机理并非这么简单。既然承认系统科学、复杂性思维、生态学乃至生命科学、身心科学等是最先进的科学，那么如果把这些现代科学综合起来，或许能成为我们理解中医药奥秘的科学基础。中医药与现代科学并不矛盾，它的科学性、现代性（乃至后现代性）及面向未来和全人类健康的实践性等都毋庸置疑，绝不负“中国古代科学的瑰宝”这一美誉。

第二节　构建人类卫生健康共同体

自从冷战结束以后，全世界范围内的传统安全问题得到了一定缓解，但公共健康安全等非传统安全问题近年来凸显。近 20 年来，人类社会经历了甲型 H1N1 流感、中东呼吸综合征、埃博拉疫情、寨卡疫情、新冠肺炎疫情等数次重大疫情冲击。传染性疾病的传播与蔓延等公共卫生安全问题具有扩散跨国性、威胁普遍性、治理复杂性等特征，每一次突发的疫情都给全球带来了严重的损失。此外，一些高发性疾病，如心脑血管疾病、糖尿病、癌症等也威胁着人类的健康和生命。疾病以及疫病对人们身体健康的威胁，世界上没有哪个国家能够独自应对。可以说，人类在健康问题上休戚与共，构建人类卫生健康共同体符合世界各国人民的共同追求。中医药是中国对人类和世界生命科学体系的原创性贡献，中医药文化中蕴含的很多思想和观点对于构建人类命运共同体有着重要的作用。

一、构建人类卫生健康共同体符合世界各国人民的共同追求

1. 构建人类卫生健康共同体是应对人类文明挑战的中国方案

一场席卷全球的新冠肺炎疫情不只是反映了人类在公共健康安全领域面临的危机，在一定意义上可以看作一种系统性危机乃至人类文明的危机。如何妥善应对疫情，不仅仅反映了一种制度体系的选择，实际上也是对“人类走向何方、人类未来如何形塑”的选择和主张。2020 年 3 月 21 日，习近平向法国总统马克龙致电慰问时，首次提出“打造人类卫生健康共同体”。此后，习近平又在多种场合重申这一倡议。2020 年 5 月，习近平在第 73 届世界卫生大会视频会议开幕式的致辞中，提出了“团结合作战胜疫情 共同构建人类卫生健康共同体”的倡议。构建人类卫生健康共同体的提出，是中国应对全球公共卫生安全威胁的全新倡议，凸显了人类命运共同体理念的时代价值和现实意义。

应对疫情是对一个国家治理能力以及治理体系的重大考验，中西方国家在应对疫情中的不同方案，呈现出的是社会制度、文化价值的差异，展示了两种不同文明形态的显著差异。面对来势汹汹的疫情，一些西方资本主义国家仍然秉持“资本至上”的价值观念，宁愿牺牲本国人民的生命，也不愿意让资本利益集团为巨额防疫物资买单，甚至鼓吹“群体免疫”，这更加体现了资本主义制度的虚伪性和反人民性。与之形成鲜明对比的是，以习近平同志为核心的党中央一开始就明确要求把人民群众的生命安全和身体健康放在首位，凸显出中国特色社会主义制度以人民为中心的价值优势。由此可见，构建人类卫生健康共同体是对中国特色社会主义制度经验教训的历史总结及人类文明发展意义的深邃思考而逐步形成的，是对自然发展规律、经济社会发展规律、人类文明发展规律的最新认识，集中表达了世界各国是休戚与共的命运共同体，携手应对人类文明现代化发展的时代挑战，体现了全人类的共同价值诉求。

习近平提出的人类卫生健康共同体倡议，是对马克思主义生态文明观的丰富和发展。马克思的生态文明观是基于人与自然、人与社会、人与人的存在和发展所做出的一种批判和思考，是把自然、社会、人三者之间的关系置

于自然界发展规律与人类社会发展规律的辩证统一上来考察的。如果想正确认识生态危机的根源，从而彻底解决生态危机，就要对生态与资本的关系进行钻研。资本受到自身效用原则和增值原则的影响，只考虑自然界的有用性和收益性，使自然界沦为人类获取物质生活资料和物质生产资料的工具。为了从自然界榨取最大化的利润，人类在资本的驱使下无休止地利用和破坏自然界，打破了人与自然之间的和谐共生关系。为此，重构人与自然和谐共生的价值取向，必须变革资本主义文明的政治制度、经济制度，以及由资本所主导的政策、规则。中医药是中国对人类和世界生命科学体系的原创性贡献，中医药文化的创新发展既承载着中华民族价值追求的理论自觉，更为构建人类卫生健康共同体提供了文化滋养和价值支撑。

2. 发挥中医药在构建人类卫生健康共同体中的纽带作用

在抗击新冠肺炎疫情过程中，中医药起到了重要作用，成为抗疫“中国方案”的亮点，为构建人类卫生健康共同体贡献了中医药力量。中医药既能保护人民群众的身体健康，又是加强各国文明交流互鉴的纽带，能够加深各国间的联系。中医药在推动建立人类卫生健康共同体的过程中，发挥了纽带作用，加强了各国间的交流、往来。

中医药在治疗新冠肺炎患者时发挥的独特作用，凸显了中医药的“纽带”价值。中医药重视治未病，擅长辨证施治、多靶点干预。这一特点，使得中医药具有以不变应万变的能力，能够根据新疫情的表现症状，结合几千年的治疫经验，提出相应的理法方药。在抗疫过程中，中国实行中西医结合，先后推出九版诊疗方案，筛选出“三药三方”等中医药有效方药，形成覆盖预防、治疗和康复全过程的中医药治疗方法，取得了令人瞩目的成就。中医药的抗疫成效备受国际瞩目，海外国家积极引进中医药，助力对抗新冠疫情。中医药的独特疗效使其在国际范围内获得了认可，成为维护人类健康的纽带。

中医药能够成为凝聚人类卫生健康共同体的纽带，还在于它的核心价值观念具有凝心聚力的作用。中医药文化以“仁、和、精、诚”为核心价值，这既是为医之道，亦是为人之道，也同样可以作为各国能普遍接受的交往原则。

“仁”表现的是“仁者爱人”思想，强调的是生命至上的伦理，正如孙思邈所言“人命至重，有贵千金”，要尊重生命，敬畏生命。各国要有爱护生命、尊重生命的“仁”心，以人民的生命健康为重，进而才能凝聚各国的共同追求。

“和”在中医学中体现了“中和”之意，追求的既是人与自然和谐共生的健康之态，也是交往中的和谐关系。国际交往中各国也应该具备崇尚和谐的价值取向，坚持“和而不同”的观念，在与不同国家相处时具备包容态度，和谐相处。

“精”字强调的是要有“博极医源、精勤不倦”的坚持态度，要有一颗为“求精”而努力的心。人类卫生健康共同体的构建不是一蹴而就的，同样需要各个国家的共同努力，需要长期的坚持。

“诚”要求医者“心地诚谨”，要“心怀至诚”，待人要既“诚”也“真”。国家间的交往同样需要以诚相待。真诚相待，才能建立起值得互信的伙伴关系，才能加深双方的合作和交流。正是因为中医药文化蕴含的价值理念能为众多国家所认可，能为国际交往所用，进而才能加强国际合作，推动各国形成更紧密的伙伴关系，带动其他国家聚成一体。

中医药的纽带作用在全球构筑抗疫共同防线的过程中得到了充分发挥。中国具备大国的责任担当，作为最先从疫情中恢复的国家，积极表示愿与世界共享中国方案，在推动构建人类卫生健康共同体方面发挥了重要作用。中西医结合、中西药并用是新冠肺炎疫情防控的一大特点，也是中医药传承精华、守正创新的生动实践。

中医药也借此机会在世界范围得到更好的推广，成为加强各国联系的纽带。国家中医药管理局积极推动构建人类卫生健康共同体，通过多个国际会议向国际社会广泛宣介中医药治疗新冠肺炎方案，与100多个国家和地区交流中医药治疗经验，根据需求，向诸多国家和地区提供中医药产品，选派中医师赴多个国家和地区抗击疫情，得到了国际社会的广泛赞誉。

随着医学模式的转变和健康观念的变化，中医药独特的生命观、生活观、养生观与大健康理念高度契合，国际社会对中医药的理解、认同和交流合作日益广泛。纵然人类卫生健康共同体的构建依旧任重道远，路长且艰，但随着新冠疫情的变化，中医药的独特功效会被广为认知和接受，也将在未来发挥更重要的作用。

二、中医药文化是构建人类卫生健康共同体的重要资源

中医药的研究对象是人体生命，强调人的主体地位，一切为了现实的、具体的人。中医药文化的本质是一种“遵循自然、敬重生命、关怀健康的文化”。

中医药文化中蕴含的很多思想和观点是构建人类卫生健康共同体的重要资源。

1.“人命至重，有贵千金”的救死扶伤精神

中医学家把不图名利、全力医治、潜心医道、认真负责作为医德标准。例如，唐代著名医家孙思邈在其所著的《备急千金要方》中就指出，名利思想“此医人之膏肓也”，是医生最应忌讳的。如果治病救人以收取他人财物、食用珍肴及佳酿为目的，那就是一种无视“病人苦楚”的耻辱行为。他认为，医生的第一要务是保障患者的生命健康，是把人的生命价值看作医学的出发点和落脚点，把挽救患者生命看作最重要的。所以他反复强调，作为一名医生必须“无欲无求”“志存救济”，对任何一个患者都要同等对待，要有同情心，要时时刻刻为患者着想。对“有疾厄来求救者，不得问其贵贱贫富，长幼妍媸，怨亲善友，华夷智愚”，都要把他们当作是自己的亲人对待；对治疗中的潜在风险，“不得瞻前顾后，自虑吉凶”，不得考虑个人的利害得失；对病人的痛苦，“若己有之，深心凄怆”，无论“昼夜寒暑，饥渴疲劳，一心赴救”；对“有患疮痍下痢，臭秽不可瞻视，人所恶见者”，不嫌脏臭。“如此可为苍生大医，反此则是含灵巨贼”。这种医学人道主义思想，正是儒家之“恻隐之心’、道家之“无欲无求”、墨家之“兼爱”、佛家之“慈悲”等人文观的具体体现，对于解决复杂的医患关系、抗击疫情、构建人类卫生健康共同体具有宝贵的借鉴价值。

2. 防重于治、未老养生的“治未病”思想

中医古典医籍《黄帝内经》中有“不治已病，治未病”的观点，告诫人们从出生开始就要注意保健和注重身体健康，预防衰老，防病于未然。《淮南子》有云：“良医者，常治无病之病，故无病；圣人者，常治无患之患，故无患也。”金元时期的朱丹溪指出：“与其求疗于有病之后，不若摄养于无疾之前。”人的生命是有限的，不可能长生不老，也不可能“返老还童”，但防止未老先衰、延长生命是可以办到的。这种预防为主的医学思想告诉人们，平时必须注重调养。如果能持之以恒、坚持下去，则可防衰抗老，延长生命，预防各种疾病的发生。这种防病抗衰思想与中国传统文化中的忧患意识一脉相承。《周易·系辞下》有云：“安而不忘危，存而不忘亡。”中医在“治未病”思想的指引下，强调“四气调神”，其特点是法于自然，调摄情志，着重个体预防。

中医的预防医学重视个体预防，把人放在自然界这个大系统之中，依据四季变化，提出四季不同的养生原则。主张顺应四时自然规律进行养生与保健，因时调节精神情绪，因时选择着装，因时起居活动，因时调配饮食。其他如气功、太极拳等养生方法也都遵循把握阴阳、提挈天地、象似日月、适应自然界阴阳消长顺逆的规律和法则。中医药文化倡导的防重于治、未老养生的“治未病”思想，有助于人类保持身体健康，延长寿命，对于构建人类卫生健康共同体有着重要作用。

3.“天人合一”“形神一体”的整体观

中国传统哲学特别强调自然界是一个普遍联系着的有机整体，并由此提出“天人相应”“天人感应”等思想，认为世间万物不是孤立存在的，它们之间是相互影响、相互作用、相互联系的。中医药文化中也体现出这种原则。

中医学提倡把天文、地理及人事作为一个整体来看待。人既是自然界的人，又是社会生活中的人。人既生活在自然界，又生存在人类社会之中，而且不能离开社会群体而生存。影响身体健康和疾病的因素，既有生物因素，又有社会、心理因素，这是有史以来人们已经认识到了的客观事实。中医学从“天人相应”和“七情六欲”等观点出发，从人与自然、人与社会的关系中去理解和认识人的健康和疾病。中医学明确提出，人是自然界的产物，人的形态结构、生理功能是为了适应自然界环境变化的结果。因此，人的生理、病理和生命活动的规律也势必受到自然规律的影响，表现出同步振荡现象。

“天人相应”理论贯穿于整个中医学说，用以解释人类的生命现象、病理机制，指导疾病的诊断和防治，是中医学理论体系的一大特色。如《素问·六节藏象论》云：“天食人以五气，地食人以五味。五气入鼻，藏于心肺，上使五色修明，音声能彰。五味入口，藏于肠胃，味有所藏，以养五气，气和而生，津液相成，神乃自生。”人体的脏腑组织各自发挥作用，又相互配合，不断地将摄入的食物经过气化作用，转化为维持生命体功能的物质，并将糟粕、废物排出体外，从而保证人体处于气色红润、感觉灵敏、思维敏捷、脏腑功能健全而协调有序的健康状态。这是中医对人体新陈代谢过程的朴素认识。

新陈代谢是生命体最基本的特征，人体在不断吸收和排泄的过程中保持着自己。在这个过程中，人体既储存了一部分物质与能量，也利用和消耗了一部分物质与能量，排出了多余的能量和代谢产物。在新陈代谢活动中，一方面人体与自然界进行物质能量交换，另一方面在体内还进行着一系列复杂的物质运动，诸如物质的转变、能量的转化、物质与能量的相互转化等。这种物质运动及其伴随发生的物质能量转化，《内经》称为“气化”。《内经》认为，人体的新陈代谢活动，就是自然界的阳气、阴气与人体的阴精、阳气的互化运动。与此同时，人体的阴精与阳气也不断相互转化、相互作用。生命是一种物质运动，是一种特殊的物质运动，生命活动虽然微妙，形式虽然高级复杂，但仍然无法违抗宇宙万物的总规律。

第三节　提升中国文化的软实力

习近平指出：“文化是一个国家、一个民族的灵魂。文化兴国运兴，文化强民族强。没有高度的文化自信，没有文化的繁荣兴盛，就没有中华民族伟大复兴。”增强文化自信、提升中国的文化软实力是实现中华民族伟大复兴中国梦的应有之义。新时代弘扬中医药文化，挖掘其中的精神价值有助于增强文化自信，提升中华文化软实力。

一、提升文化软实力是新时代中国社会发展的迫切任务

1. 文化软实力是国家综合实力的组成部分

当今世界正处于百年未有之大变局，伴随着经济全球化、文化多样化以及社会信息化的深入发展，全球范围内的思想与文化交流更加频繁，文化在大国综合国力竞争中的比重越来越大，在民族凝聚力、创造力以及经济社会发展等领域的地位更加突出。可以说，谁站在了文化发展的制高点，谁就拥有强大的文化软实力，谁就能够在激烈的国际竞争中取得领先、占得先机。

2005 年 8 月 12 日，习近平在《浙江日报》“之江新语”专栏刊发的《文化是灵魂》一文中这样写道：“文化的力量，或者我们称之为构成综合竞争力的文化软实力，总是‘润物细无声’地融入经济力量、政治力量、社会力量之中，成为经济发展的‘助推器’、政治文明的‘导航灯’、社会和谐的‘黏合剂’。”

文化软实力是一个相对概念，是相对国家经济力量、军事力量、科技力量等硬实力而言，指的是能够影响他国意愿的精神力量，包括价值观的感召力、政治制度的吸引力、文化的感染力等。文化软实力是与一定的社会历史、时代特征、社会制度、民族传统相联系的。在当今时代，文化软实力包含了多种要素和多向纬度，具有精神性与物质性的统一、民族性与世界性的统一、

传统性与现代性的统一、文化活动与文化关系的统一等特点。文化软实力的核心是蕴含价值理念的精神力量，它通常需要依附于一定的物质形态和物质条件。在社会主义市场经济条件下，文化观念需要同文化产业有机地结合起来，依靠一定的商品来承载、传输价值理念。例如，中医药文化价值要通过中医药学术和中医药临床表现出来，如果脱离了一定的物质载体、物质形式及实践活动，文化观念就难以对社会生活产生影响，就难以成为软实力。

纵观古今中外，历史和现实都充分证明了一个事实，无论一个国家还是一个民族，只有对自身文化理想、文化价值充满信心，对自身文化生命力、创造力充满信心，才能有坚持坚守的定力、奋起奋发的勇气和创新创造的活力。反之，抛弃或背叛自己历史文化的民族，不仅不可能发展，甚至可能上演一幕幕历史悲剧。当前，我们正处于实现中华民族伟大复兴的历史进程中，迫切要求我国由一个文化大国转变为一个文化强国，而提升文化软实力是应有之义。我们要夯实文化软实力的根基，阐释好中国特色，传播好中国声音，讲好中国故事。

2. 文化软实力是历史性与现代性的结合

对传统文化的批判与传承和对现代文明的反思与超越是新时代中国文化建设的重要使命。传统文化特别是中医药文化中有取之不尽的瑰宝。作为中华优秀传统文化代表的中医药文化，具有民族性、大众性等基本特征，这些基本特征需要被赋予新的时代内涵。当今中国社会正处于转型之际，如何把存在于古代典籍中，包括中医药文化在内的传统文化转化为正确的价值观和身体力行的行为规范，对于推动社会发展进步十分重要，关系到文化强国的建设。

中国古代强调“仁、义、礼、智、信”，西方近代提倡“自由、平等、博爱”，当今中国有社会主义核心价值体系，中医药文化中有形神合一的整体观、注重调整阴阳的平衡观、以“大医精诚”为核心的传统医德等。只有把现代文化与古代文化相衔接，把中国文化与世界文化相衔接，把社会生活与个人生活相衔接，才能使现代价值观念体现在人们物质生活和精神生活的各个方面，才能对外确立中国文化的品格，构成与其他文化对话、交流、互动的基础，为中国文化走向世界提供更广阔的舞台；对内实现不同群体间的互认，消解利益分配中可能形成的价值观分化与对立，在全社会确立普遍信守的文化理念，以增强对中国文化精神的认同感，为社会主义核心价值观凝心聚力，在无形文化的建构中实现对中国文化的传承与弘扬。

二、中医药文化是提升文化软实力的主要途径与方法

1. 推动中医药文化创造性转化、创新性发展

经久不衰、博大精深的中医药文化，在漫长的历史中为维护中国人民的身体健康贡献了巨大力量，在当今的健康中国建设中仍然有着重要作用。传承中医药文化，激发中医药文化的现代活力，并结合时代特点进行创造性转化与创新性发展，是提升文化软实力的重要方法之一。因此，我们要做到以下几点。

一是要系统研究中医药典籍、文物、古迹，深入挖掘中医药文化中蕴含的哲学思想、医德理念、人文精神，从中提炼出中医药文化核心价值观，为社会主义核心价值观提供思想源泉和实践路径。通过对中医药文化、中华优秀传统文化、中国特色社会主义文化之间内在一致性关系的把握，提升文化软实力。二是传承健康养生经验，并与当代医学健康科学、与当代社会发展需求结合起来，经过创造性转化与创新性发展，形成新的健康文明生活方式。发挥网络及新媒体在中医药健康文化传播中的作用，加强中医药文化宣传与教育，让中医药健康养生文化理念内化于心、外化于行。三是发挥中医药文化在健康中国建设中的独特作用。中医药文化自信不仅体现在中医药文化理念的“软实力”上，还要在“治未病”的“硬实力”上下功夫。这就需要拓宽中医药健康服务领域，满足人们对身体健康的需要，通过中医药在生命全周期、健康全过程中主导、协同与核心作用的发挥，提升中医药文化自信及文化软实力。

2. 注重中医药文化的传承与保护

2009 年，国务院颁布实施了《关于扶持和促进中医药事业发展的若干意见》，由此相对完善的中医药政策体系形成。2012 年，党的十八大以来，党和国家高度重视发展中医药事业，把它摆在了更加重要的位置，做出了一系列重大决策部署。《中医药法》的颁布与施行，为中医药事业发展提供了法制保障和良好的政策环境。国务院印发的《中医药发展战略规划纲要（2016—2030）》，把中医药发展上升到国家战略层次，描绘出全面振兴中医药的宏伟蓝图。可以说，中医药迎来了有史以来最好的发展时机。因此，我们要把握住这个机会，乘势而上，努力做好中医药文化保护和传承工作，根据实际

情况，制定中医药文化保护与传承的优惠政策，在资源配置、队伍建设及人才培养等方面给予大力支持。设立中医药文化保护与传承专项，优先资助中医药文化建设重点项目，加强濒临失传的中医药文化遗产的抢救性保护工作。着力加强中医药文化研究，开展中医药文化资源普查，建设具有代表性的中医药文化科普宣传教育基地。在中医药珍贵典籍整理保护、中医药名家传承、中医药非物质文化遗产保护、开展学术争鸣等方面投入更多的精力，组织开展中医药文化整理工程，做好中医药文化普及教育和弘扬推广工作。

3. 突出中医药文化的包容性与融合力

中华优秀传统文化之所以可以经久不衰，一个重要原因就在于它的包容性和融合力，就在于它具有海纳百川、有容乃大的胸襟，以及博采众长、兼收并蓄的传统。从中华文化自身来看，其本身就是一种由多个民族、多个地区共同创造，然后融于一体的文化，既包括汉族的文化，又包括其他几十个民族的文化。从中华文化与其他文化的关系来看，虽然也有过一段封闭时期，有过闭关锁国、抱残守缺的教训，但是在几千年的历史长河中，开放与包容始终是中华文化发展的主流。在 21 世纪的今天，我们更要深刻认识文化包容性的重大意义，它是国家文化发展的立足之本。

文化所具有的多样性和差异性特点，决定了我们要以开放和包容的姿态，继承、借鉴和吸收一切优秀文化成果。毛泽东同志很早就提出要“洋为中用，古为今用，推陈出新”。中医药文化自诞生之日起就是一个开放的体系，在中医药理论形成之时，就汲取了当时的哲学、文学、历史、地理、天文等多学科知识的营养。近代以来，随着“西学东渐”，西方医学开始传入中国，中医药也是秉持开放和包容的姿态，积极学习、吸收与借鉴西医的先进知识和方法，促进中西医的交流与结合。近几十年来，中医药不断学习和利用现代科学技术，努力实现中医药现代化的转型。但是需要注意的是，由于受西方文化中心论与唯科学主义的影响，将现代科学与现代医学视为“科学”的典范，作为唯一标准来衡量、评价与改造中医药，导致中医药的诸多不自信。要消除西医文化中心论和唯科学主义对中医药文化的影响，不是闭门造车、盲目排外，把自己排除在现代科学与现代医学之外，而是要坚定中医药文化自信，坚守中医药文化核心价值观与思维方式，在保持中医药文化特色优势与文化基因的前提下，积极学习、借鉴与吸收现代科学技术与现代医学文化，不断充实和完善自己，在与现代科技与现代医学文化交流互鉴中提升自身的影响力。

积极推进中医药文化“走出去”，在提升文化软实力与国际影响力中增强文化自信。由于东西方传统与文化的差异，西方国家对中医药文化的了解与认同度总体不高，即使相信中医，也只是局限在接受中医诊疗这个范围，对中医药文化并不理解或接受。此外，中医文化也存在翻译不准确、不规范的情况，中医药走向世界还面临翻译障碍。要充分利用“一带一路”这个大好时机，加强中医药文化翻译工作；利用中医孔子学院、中医药中心、中医药文化等传播平台，展现中医药文化的魅力，为解决世界卫生问题、构建人类卫生健康共同体提供中医智慧与方案。

第九章　全球化与中医药文化

全球化向人们展示的是一个多元而又相互依存的世界，在文化领域呈现出的必然是各族文化的相互碰撞与融合。探讨中医药现代化，离不开对中国传统文化和中医药文化的思考。

文化软实力在某种程度上可以说是话语权和影响力，是国际竞争力。文明与文化的价值就在于传承和传播，只有传承下来和传播出去的文化才有生命和价值。当前，世界正经历百年未有之大变局，对中医药文化的传承和创新提出了新的要求。中医药在参与新冠肺炎疫情防控中彰显了独特优势和作用，为全球抗击疫情贡献了中国智慧，也为中医药文化在全球范围内的传播和交流提供了新的契机。

第一节　中医药文化发展面临的困境

中医药文化根植于中华优秀传统文化的沃土，在几千年的发展过程中，不断吸纳先进的科学技术与人文思想，彰显了中华民族对疾病、生命、自然和社会等的独特认知，是中华文化的重要载体。然而，近代以来中医药的发展却备受阻挠。尽管中华人民共和国成立后我国逐步确立了中西医结合、中西医并重等方针，但中医药文化的守正创新仍然面临诸多阻碍。加之缺乏弘扬中医药文化意识，中医药文化发展面临的困境亟待破除。

一、中西医的碰撞和选择

中医和西医源自不同的理论体系，其思维方式、价值观念、医学模式和诊断方式各不相同。从 19 世纪末开始，中医在中国的权威地位不断被挑战，甚至先后出现几次存废之争，直至 1976 年才宣告中西医理性结合阶段的开始。

1. 中医药的权威阶段

近代之前，中医始终处于独尊的地位，沿着固有的发展轨迹稳定、自主地前行，中西医处于和谐共处状态。医界革新者王清任开明融通，直言要为传统医学改错。1830年出版的《医林改错》针对中医的一些错误提出了新见解。他发现，视觉神经是由眼球通往脑部的，断定眼所视、耳所听、鼻所闻皆通于脑，再参考李时珍“脑为元神之府”的观点，于是在《医林改错》中专设“脑髓说”一章。他还亲自观察尸体，绘制“改正脏腑图”三十五幅，收录书中。虽然不乏错误之处，但他的实证精神令人赞赏。这种借鉴西医、反思传统医学的学术精神是十分可贵的。所以19世纪前期和中期的西医传播并未对中医构成致命冲击，中医的权威地位并未动摇，二者基本上互不干涉、和谐共存。

2. 中西医摩擦阶段

到了19世纪末，随着建医院、办医校、译医书等的蓬勃开展，西医悄然确立了在中国的地位，中医的生存空间不断被挤占。1879年，清末著名学者俞樾发表《废医论》，首次提出废除中医中药，但当时并没有引起强烈反响。1895年，郑观应所著的《盛世危言》出版，全面批判传统学术，其中《医道》篇从五个方面论述了中医不及西医之处。1905年，清政府取消科举制，象征传统经学权威地位的丧失。新文化运动推崇“赛先生”（科学），废旧立新、破除传统成为时代的召唤。尽管这些论争并不一定直接针对中医学，但毫无疑问动摇了传统文化和学术思想的根基，中医理论的科学性和治疗的有效性也备受质疑。严复、梁启超、章太炎等人大力主张废除阴阳五行学说。阴阳五行是中医理论的核心，废除它就相当于抽离了中医理论赖以生存和发展的基石，是对中医学的彻底否定，无疑给中医以沉重打击。

同时，国内的西医界对中医的攻击更为猛烈。与梁启超等人着眼于中医学现代化和科学化的诉求不同，他们要为西医在中国的顺利发展扫清障碍，因此对中医的态度是全面攻击和否定。其中批判最强烈的当属余云岫（余岩）。余云岫是系统接受西医教育的留学生，对中医的一整套理论学说都嗤之以鼻。他在1916年发表了《灵素商兑》一文，自信地宣称，必将彻底摧毁旧医家的阴阳五行、十二经脉之说，只要证明中医的理论基础是虚妄的，整个中医学体系将不攻自破。1929年，南京国民政府卫生部召开第一届中央卫生委员会。时任中华民国医药学会上海分会会长的余云岫提出了包括《废止旧医以扫除医事卫生之障碍案》在内的四项提案，被合并为《规定旧医登记案原则》，最终获得通过。面对废止中医的攻势，1914年，《中医救亡刍言》发表，号召医界人士为保存和发展中医学谋求出路。一些中医学家认识到，随着西医种种优势的显现，其加速发展的脚步已势不可挡，单凭顽固坚守传统中医已不可能收复失地，只有以开明的态度吸收借鉴西方医学的优势，取长补短，融会贯通，实现中医的现代化和科学化，才能为中医的生存增添力量。为此，中医界展开了一场反思中医和融会中西的思考和实践，其中最有代表性的是中西医汇通和中医科学化实验。

3. 中西医理性结合互补阶段

中华人民共和国成立后，我国开启了中西医理性结合阶段。1976 年 2 月，卫生部召开全国中西医结合工作汇报会，次年 7 月召开全国中西医结合规划工作座谈会，讨论制定了《1976—1985 年全国中西医结合十年发展规划》，提出了中西医结合的奋斗目标：以辩证唯物主义思想作指导，团结中西医，应用现代科学的知识和方法，通过广泛实践，把中医中药的知识和西医西药的知识结合起来，逐步提出中西医结合的基本理论，在各个学科都能有所突破，主要学科能初步形成新医学、新药学。1980 年召开的全国中医和中西医结合工作会议再次强调党的中医政策和中西医结合的方针："必须团结依靠中医、西医、中西医结合三支力量。这三支力量都要大力发展，长期并存，发展具有我国特点的新医药学，推动医学科学现代化。"这是第一次明确指出中国发展卫生事业有三支力量，第一次明确将中西医结合列为这三支力量之一，并明确肯定了中西医结合与中医、西医"并存"的学术地位和社会地位。1996 年 3 月，全国人大八届四次会议通过的《中华人民共和国国民经济和社会发展"九五"计划和 2010 年远景目标纲要》提出"中西医并重"，"继续振兴中医药事业，促进中西医结合"。1997 年 1 月，中共中央、国务院颁布实施《关于卫生改革与发展的决定》，将"中西医并重，发展中医药"列为新时期卫生工作方针之一。2001 年 3 月，全国人大九届四次会议通过的《中华人民共和国国民经济和社会发展第十个五年计划纲要》提出"大力发展中医药，促进中西医结合"。2003 年 10 月开始施行的《中华人民共和国中医药条例》，在总则中明确提出要"鼓励中西医相互学习、相互补充、共同提高，推动中医、西医两种医学体系的有机结合，全面发展我国中医药事业"。2003 年，国家中医药管理局《关于进一步加强中西医结合工作的指导意见》就进一步加强中西医结合研究做出了全面规划和工作安排。2007 年 3 月，国务院 16 个部委联合制定的《中医药创新发展规划纲要（2006—2020）》把"促进东西方医学优势互补、相互融合，为建立具有中国特色的新医药学奠定基础"作为中医药创新发展的总体目标之一。同年，"坚持中西医并重""扶持中医药和民族医药事业发展”的基本方针被写入党的十七大报告。2009 年 4 月，国务院颁布了《关于扶持和促进中医药事业发展的若干意见》，提出发展中医药事业的基本原则包括“坚持中西医并重，把中医药与西医药摆在同等重要的位置”“坚持中医与西医相互取长补短、发挥各自优势，促进中西医结合”等。

为推进新时期我国中医药事业发展，明确中医药发展的指导思想、基本原则、发展目标和重点任务，2016 年 2 月，国务院印发《中医药发展战略规划纲要（2016—2030 年）》，明确提出促进中西医结合的具体措施，包括“推进中西医资源整合”“加强中西医结合创新研究平台建设，强化中西医临床协作，开展重大疑难疾病中西医联合攻关”，等等。2021 年 1 月，国务院办公厅印发的《关于加快中医药特色发展若干政策措施的通知》，进一步提出从“创新中西医结合医疗模式”“健全中西医协同疫病防治机制”“完善西医学习中医制度”“提高中西医结合临床研究水平”几方面完善中西医结合制度。2021 年 3 月 11 日，全国人大十三届四次会议表决通过的《中华人民共和国国民经济和社会发展第十四个五年规划和 2035 年远景目标纲要》提出，要“坚持中西医并重和优势互补”，“加强中西医结合，促进少数民族医药发展”。2022 年 3 月，国务院办公厅印发《“十四五”中医药发展规划》，提出了“提高中西医结合水平”的具体要求，包括“推动综合医院中西医协同发展”“加强中西医结合医院服务能力建设”“提升相关医疗机构中医药服务水平”等三个方面。

二、中医药文化守正创新的突破

中医药文化有着深厚的文化基础和文化传统，守正创新任重而道远。目前，中医临床防治中出现的一些亟待解决的问题，在一定程度上阻碍了中医药文化的传承与创新。

1. 有病无证的难题

作为中医临床诊疗的基本原则和方法学核心，辨证论治被认为是中医临床的灵魂。现代中医临床诊治的不仅有传统意义的中医病证，还有西医学疾病。而西医学疾病中，不少疾病的发病是隐匿的，某些疾病的病变性质和程度又不一定与临床表现必然相关。西医学可通过各种理化检查发现某些客观指标异常而诊断为某病，而中医则面临“有病无证”的难题。比如乙肝病毒免疫指标阳性的乙肝病毒携带者，可能既没有任何症状和主观不适，也没有外在的体征和表现，舌质舌苔并无异常，脉象也从容和缓，有病却无证，使得中医面临“无证可辨”的尴尬局面。无证并不是不需要治疗，而中医诊疗的主要依据“证候”缺失，如何组方、选药？这一切都失去了中医的理论基础和依据，让中医束手无策。

2. 个体化与大样本的冲突

由辨证论治所决定的另一中医临床的重要特色——个体化诊疗一直被历代医家所尊崇。在“同病异治、异病同治”的指导原则下，同一病证可因人、因时、因地制宜，灵活辨证，选取截然不同的治法和方药。然而，随着中医治疗目标由病证向西医学疾病的拓展，中医个体化诊疗方式也遇到了挑战。

现代临床科研判断疗效的前提是大样本、随机、双盲、多中心，等等。因此，西医学要求选取尽可能多的样本，以降低特例的影响，力求反映真实情况。在选取样本时要遵循随机原则，以避免由患者病情程度不同带来的治疗效果差异。通过医患双方均不知道患者所属试验分组的“双盲”来避免包括“安慰剂”效应在内的主观偏向的影响。多中心临床试验则要求在不同地域进行的试验必须遵循同一临床试验方案，使得不同地区采集到的数据具备可比性。而面对现代临床科研所规定的大样本、随机、双盲、多中心等要求，“一人一方”的中医个体化诊疗无疑很难满足。

三、中医药文化培育和弘扬意识的强化

中医医疗机构、中医药院校以及中医药工作者和文化工作者作为中医药文化传承和创新的主体，在培育和弘扬中医药文化方面发挥着不可替代的重要作用。如何摆脱中医药文化发展的困境，不能到主体之外寻找根据，而必须深入到主体自身，正如维科所说的“到我们自己的人类心灵变异中去寻找”深层的动因。

1. 中医医疗机构

作为中医药文化继承和创新、展示和传播的重要场所，中医医院和其他中医医疗机构在诊治中要体现以人为本、以和为贵、人性关怀、关爱患者的中医药文化特色，发挥中医药文化的优势。中医医疗机构的文化建设应是在继承中医传统文化的基础上，适应现代社会的新发展和新需要进行开拓和创新，发展成为现代中医医疗机构文化体系。2016 年 2 月，国务院印发的《中

医药发展战略规划纲要（2016—2030年）》提出，繁荣发展中医药文化，大力倡导“大医精诚”理念，强化职业道德建设，形成良好的行业风尚。同年8月，国家中医药管理局编制的《中医药发展“十三五”规划》进一步明确提出，“弘扬中医药文化精髓”“加强中医医疗、保健、教育、科研、产业等机构文化建设，塑造中医药行业特有的人文环境”。目前，我国不少中医医疗机构在诊疗行为、语言仪表、临床带教、医院环境设计等方面存在不足，需通过精神文化、制度文化、物质文化三方面相结合的文化建设，形成明确的价值观念、完善的行为规范、优良的环境形象，充分展现中医医疗机构的中医药文化特色，发挥中医医院传播、弘扬中医药文化的作用。

2. 中医药院校

中医药文化的传承与创新离不开一辈又一辈优秀中医药人才的默默耕耘，而优秀中医药人才的培养离不开中医药院校教育。作为中医药文化传承与传播的重要载体，以及引领和创新中医药文化的主要机构，中医药院校在专业教育的过程中更应注重中医药文化的培育和弘扬。2021年1月，国务院办公厅印发的《关于加快中医药特色发展的若干政策措施》提出，支持中医药院校加强中医药传统文化功底深厚、热爱中医的优秀学生选拔培养；强化中医思维培养和中医临床技能培训，并作为学生学业评价的主要内容。同年6月，国家中医药管理局、中央宣传部、教育部、国家卫生健康委、国家广电总局联合印发的《中医药文化传播行动实施方案（2021—2025年）》提出，丰富中医药文化进校园形式；推动各地开展内容丰富、形式多样的中医药文化进校园活动；积极建设校园中医药文化角和中医药文化学生社团，激发学生对中华传统文化的自豪感与自信心。当前，中医药院校在中医药文化教育方面还没有形成系统的教育模式，开设中国传统文化等课程的院校不多，学生的中医药文化底蕴不足。为此，中医药院校要加大中医药文化教育力度，强调中医药的特色语言与独特思维，使中医药文化教育成为教师的教学目标和学生的考核目标；探索中医药文化教育的内容、价值与实施途径，促进中医药文化的传承与发展；要在校园文化建设中渗透中医药文化，凝练校训与大学精神，注重环境熏陶；要将中医药文化渗透到日常管理，培养学生形成礼仪规范，并将其上升为自觉行动。

3. 中医药工作者和文化工作者

作为中医药文化传承和创新的主体力量，中医药工作者和文化工作者的中医药文化水平亟待提升，中医药文化宣传意识急需提高。为促进中医药文化创造性转化、创新性发展，《中医药文化传播行动实施方案(2021—2025年)》提出，要深入挖掘中医药文化精髓，加强中医药文化时代阐释。运用群众喜闻乐见、易于接受的现代化表达形式，创作一批面向不同受众的中医药文化作品，对中医药文化内涵理念进行时代化、大众化、创新性的阐释，同时还要加强中医药题材的文艺创作。鼓励开展中医药专题文艺创作，坚持思想精深、艺术精湛、制作精良相统一，充分利用新技术，支持推出一批针对不同受众的中医药文化产品，创作一批承载中医药文化内涵的中医药题材纪录片、动漫、短视频等文艺作品。在推进中医药文化传播机制建设方面，要重点加强中医药文化传播人才培养机制。定期开展中医药文化传播人才遴选培训，引导各中医药学术机构和专家学者积极参与中医药文化传播工作，培养造就一支政治过硬、专业突出、求实创新的中医药文化传播队伍，构建能力突出、结构合理、梯次分明的人才体系。作为中医药文化的直接传播者，中医药工作者及文化工作者是沟通中医药和公众的主体，应自觉提高中医药文化素质，加强行业道德修养，讲好中医药故事，传播好中医药声音。

第二节　中医药文化发展路径

随着我国经济社会的快速发展和全民健康意识的提高，中医药文化建设工作迎来了新的发展机遇。党的十八大以来，以习近平同志为核心的党中央把中医药工作摆在突出位置，中医药改革发展取得了显著成绩。中医药总体规模不断扩大，发展水平和服务能力稳步提高，初步形成了医疗、保健、科研、教育、产业、文化整体发展的新格局，对经济社会发展的贡献度明显提升。虽然中医药文化建设工作呈现出良好的发展态势，但仍处于起步阶段，尚不能满足人民群众的需求，需进一步建立健全中医药文化体制机制，构建更为健全的中医药文化发展体系，加深对中医药文化发展规律及特点的理解，扩大中医药文化专业队伍。

一、改革创新多元发展

1. 加强中医药文化内涵研究

要厘清中医药文化的内涵、核心理念和价值观念，重点探讨中医药文化的基本精神和特征、思维方式和价值取向、核心价值体系和当代价值；梳理中医药文化的源流脉络，注重凝练中医药文化的精神实质，构建蕴含时代精神的中医药价值体系。在全国范围内开展中医药、民族医药普查，查清文献、文物、古迹等资源，挖掘其蕴藏的人文精神。特别要注重对中医药非物质文化遗产的普查，推动中医药项目列入国家级非物质文化遗产名录、人类非物质文化遗产代表作名录及世界记忆名录等。

2. 加快中医药文化人才队伍建设

要注重培养、选拔高素质的中医药文化人才，构建由高层次人才引领、专门人才充实的完备的中医药文化人才体系；对中医药从业人员要加强中医药文化培训，努力提升中医药从业人员的文化素养；组建各级中医药文化专家团队，对中医药文化建设、科普工作进行指导和评价；开展中医药文化名家工程，遴选并培养国家级、省级中医药文化科普名家，组建中医药文化传播专业团队；尝试创立人才激励机制，激发中医药文化人才的积极性和创造性，保障中医药文化建设工作顺利开展；加大科研支持力度，倡导中医药专家学者传承、创新、宣传、推广中医药文化，使民众能够获得更加权威、准确的中医药健康养生知识；加强中医药文化相关课程、教材建设，强化对中医药院校学生的中医药文化教育，坚定其中医药文化自信。

3. 巩固中医药文化机构和设施建设

要积极推动国家、省级中医药、民族医药文化宣传教育基地建设，普及、展示、传播中医药文化；在推进文化体制改革中，积极探索，努力形成以中医药报社、杂志社和出版社为主的文化机构发展新机制；积极推动中医药、民族医药文化研究与传播专门机构建设，特别是中医药院校要利用好研究中心和研究所等平台，使之成为传播中医药文化知识的重要平台和载体，开展中医药文化培训和学术交流等活动，打造中医药文化传播的主阵地；探索建立社会力量参与中医药文化机构建设的新模式。

4. 重视中医药文化保护和传承

中医药文化保护和传承工作要正确处理好民族性与时代性的关系。民族性和时代性并不是截然对立的两种事物，而是同一事物的两个方面，二者密切相关。它不仅关系到如何评价中医药文化，还与中医药事业在现代化建设中走什么样的道路和如何传承与创新等密切相关。从价值取向和价值判断总的趋向看，对待中医药文化的态度主要有三种倾向：一种观点持全盘否定态度，认为中医药没有系统而有价值的文化。另一种观点持全盘肯定态度，认为中医药文化是中国传统文化的重要组成部分，是中华民族智慧和力量的源泉，在现代化建设中，它将发挥巨大作用。再一种观点持折衷态度，认为中医药文化是一个整体，既有积极因素，也有消极因素，全盘肯定和全盘否定都有失偏颇，因此，必须科学对待中医药文化，取其精华，去其糟粕，深入挖掘并传承中医药文化中的精髓。建议设立中医药文化保护传承专项经费，资助中医药文化建设重大项目，加强濒临失传的中医药文化遗产的抢救性保护工作，建设有代表性的中医药文化宣传教育基地，推动中医药文化遗产的活态传承，推广数字化、影像化记录方式。

5. 推进中医药文化宣传普及

在中医药文化宣传普及方面，既要保证内容的科学准确、通俗易懂，又要注重形式的新颖和多样。此外还需积极拓宽宣传渠道和方式，特别是短视频、社交网络平台等新兴媒体。要推动国家及中医药院校的中医药博物馆建设，通过举办中医药文化主题的讲座、会议、培训及比赛等活动传播中医药文化。联合报刊、影视、网站主流媒体及其相关单位，开设电视专题节目、咨询服务热线、摄制专题片，构建中医药文化宣传普及长效机制，从社区、校园等微观主体入手，通过科普巡讲、展示宣传、亲身体验等方式，使中医药文化融入百姓生活。

6. 推动中医药文化产业发展

要立足新发展阶段，坚持贯彻新发展理念，构建新发展格局，以传承创新发展中医药为主线，促进中医药文化的健康持续发展。将中医药文化置于中医药事业格局内，置于国家文化建设的宏观背景下，置于“一带一路”倡议和构建人类卫生健康共同体的世界格局中，一手抓中医药文化事业，一手抓中医药文化产业，既要满足公众医疗卫生和健康需要，又要促进经济发展。深入挖掘中医药文化资源，依靠科技创新带动中医药文化产业提档升级。发展中医药文化相关的动漫、游戏等新兴文化产业，以市场需求为核心，开发建设中医药文化特色鲜明的健康产品、主题公园、旅游线路、养老康乐机构等，形成较为完整的中医药文化产业链。

二、推动中医药基础理论和临床应用的发展

1996 年开始，中医药界对一些传统的中医理论，如气的本质、经络实质、

阴阳、五行、藏象以及中医哲学观等有了新的认识，这是对中医基础理论的创造性发展。这一时期的理论创新成果主要包括气本质的现代解说、阴阳的现代定义、中医分形集等。现代中医在诊疗方式和手法上既继承了传统中医的精髓，又与时俱进，借鉴和学习现代诊疗方式，提高了中医诊疗的效果。在诊断治疗疾病时，中医主要采取辨证论治的方法，通过望、闻、问、切四诊收集病状和体征，加以分析，辨清病因、性质、病变部位以及正邪之间的关系，综合判定为某种性质的“证”，根据“证”所反映的疾病确立治疗原则和治疗方法。

中医治疗方法很多，大体可分为药物疗法和非药物疗法两大类。药物疗法又包括内治法和外治法，所谓内治就是药物内服，外治有外敷、热熨、熏洗等方法。非药物疗法主要包括以药膳为代表的食疗和通过刺激经络、穴位等达到治疗目的的针灸、推拿等疗法。中医疗法的目的是平衡人体阴阳，在具体治疗方式和用药选择上，根据病情的不同或攻或补，或攻补兼施，中医的“汗、吐、下、和、温、清、补、消”八法一直沿用至今。同时，中医治疗以整体观为指导，关注的不仅是祛除疾病，还特别注重患者自身功能的提升，所以治疗过程往往辅以情绪调控方面的指导和运动建议，以恢复患者身心健康为目标。

随着中西医结合的不断深入，中医也从中借鉴了许多诊断、治疗方式，或利用现代检测方法辅助辨证诊断，兼用中西药进行治疗，或利用中西医结合点创新药物用品和治疗工具，像小针刀、传统药物注射针剂等都是在中西医结合的生长点上不断推陈出新的产物。在疗效的验证上，现代中医学建立了多种实验动物模型或开展临床人体试验，以验证中药或方剂的疗效，有力地促进了中医的发展和学科建设。中医基础理论、中医诊断学、中药学、方剂学、温病学等基础学科和中医内科、外科、妇科、儿科、针灸科、骨伤科、推拿科、眼科、耳鼻喉科，以及中西医结合、气功、中医护理等都有了相当的发展，各级中医医院和综合医院的中医门诊与病房得以建立，并在许多病证的治疗上显示出了西医难及的优势。因此，中医只有找准自己的定位，才能在西医学占据主流的情况下实现可持续发展。现阶段，中医在实现现代化、国际化方面尚存在不少现实困难，但随着社会的进步和科学的发展，中医传统理论和技术的科学性必将显现出来并得到传承，其优势也将更多地得以彰显。

三、实现中西医文化结合

伴随着经济全球化步伐的加快，世界各民族文化也呈现出碰撞和融合的趋势，文化全球化应运而生。传承和创新中医药文化，必然要在全球化的大背景下实现文化的全球化和中西医文化结合。

1. 文化的民族性与全球性

在中西医能不能结合的问题上，学术界一直存在着争论。有人指出，由于中西医学在方法论上的本质区别，故在理论上缺乏真正结合的基础；有人认为，中西医是两套不同的理论体系，不可能结合；也有人认为，中医是文化，是科学，是技术，带有鲜明的民族性，而民族性决定了中西医结合的艰难。所以我们先要厘清文化的民族性与全球性。

随着全球化进程的加快，文化传播和文化转移也在加速。全球化打破了地域之间的封闭和隔阂，加速了各民族文化之间的交流，使各地文化的发展也获得了几乎同等的条件和机会，各民族文化之间的时代差距正在逐渐缩小和趋于消失。但是文化的民族性仍是难以抹杀的，这就使文化的发展出现多个中心，即多元化的局面。发展中国家在经历了西方文化的冲击之后进行反思，积极地复兴本民族文化，以抵御西方的文化入侵，在维护民族利益方面取得了重大成果。不过，在以本民族文化抵御西方文化的斗争中容易走向极端，如全盘地否定外来的先进文化，盲目而非批判地肯定本民族文化的优越性，过度注重对传统文化的继承、复归，从而走向狭隘的民族主义。封闭和盲目自信是狭隘民族主义的显著特征。狭隘民族主义对外来文化的态度是强调冲击，排斥交流，主张对抗，反对融合。这在一定程度上和一定时期内可以加强人们对本民族价值观念的认同及民族文化独立性的维护，但却可能以牺牲现代化、延缓发展为代价。金元浦在《中国文化概论》中提出，狭隘民族主义阻碍民族文化的自觉和主动的反省，阻碍民族文化向世界文化的转化，阻碍一个民族的现代化进程。狭隘民族主义的故步自封无异于饮鸩止渴，并不能解决民族文化所面临的根本问题，迟早会被打破，并将付出更惨重的代价。届时积累的民族内外矛盾冲突会更加剧烈，社会结构会发生巨大的震荡，社会发展会出现停滞甚至倒退。

全球化进程的加快，使民族文化迎来了新的发展机遇。对发展中国家来说，既要反对大国的文化霸权主义，也要反对狭隘的民族主义。要以民族的根本利益为基础，以现代化发展为参照，重新审视本民族的文化，在对民族文化的反思和批判中发掘其优秀的内核和传统，以民族文化的优秀成分为基础重构民族的价值体系，在民族文化与世界文化之间架设沟通的桥梁。在民族文化走向世界文化的过程中，阵痛是不可避免的，但是阵痛能催生新的文化。阵痛的大小取决于民族的自觉程度，越是自觉，阵痛就越小，民族文化向世界文化的转换就越快。民族文化与世界优秀文化的融合，不仅能促进本民族文化的进步，也能为世界文化的发展作出贡献。

2. 正确对待中西医文化及其差异

对中医药文化在当今的价值和作用评价，是中医药文化讨论中最重要的问题之一。中医药文化所体现的哲学体系、思维模式、价值观念在推动中医药事业全面协调可持续发展、建设中华优秀传统文化传承体系、发展先进文化、增强中国文化软实力等方面的价值不言而喻。因此，加强对中医药文化的研究和建设意义重大。《中医药文化传播行动实施方案（2021—2025 年）》提出，要深入挖掘中医药文化内涵和时代价值，充分发挥其作为中华文明宝库“钥匙”的传导功能，加大中医药文化保护传承和传播推广力度，推动中医药文化贯穿国民教育，融入生产生活，促进中医药文化创造性转化、创新性发展，为中医药振兴发展、健康中国建设注入源源不断的文化动力。

对待西医文化，简单的“中体西用或西体中用”思想尚不能很好解决中西医结合的问题。结合不是简单的联系，或者一方屈从于另一方，应是彼此融合，形成一个整体。中西方的优秀文化可以相互结合，这个结合的基础就是文化的普遍性。

文化的普遍性来源于人类的共性，这是文化能够传播、融合的基础。而文化又具有特殊性，这源于民族文化的自然选择、社会选择，这是民族得以独立生存和发展的条件之一。因此，在文化传播与交流的过程中，一方面不能简单粗暴地拒绝、排斥外来的先进文化，另一方面又要传承本民族的优秀文化。一切先进的科学文化只有民族化才能扎下根来，中国优秀的民族文化只有走向世界才能传播出去。现代化的信息传播方式和全球化的经济进程使得东西方文化和科学技术的差距日益缩小，科学的文化多元性逐渐被认同和接受。中医药独具特色的医学体系已逐渐得到世界认可，丰富和发展了世界医药学。

3. 中西医文化结合的必然

中西医结合虽然已经走过了半个世纪的漫长历程，但至今社会各界对此褒贬不一。多年来，我国始终坚持中西医结合方针，开办中西医临床专业，构建了完备的本、硕、博学科和课程体系，培育了众多中西医结合专门人才；创办了中西医结合学术刊物，出版了相关论著，成立了中西医结合学术团体。目前，我国已经形成了完整的中西医结合学术体系。严格地说，在西医学占据主流的背景下，中医从业者所从事的无论是医疗还是科研均为中西医结合的范畴。但是此种结合程度有限，尚未触及根本。从整个医学体系和医疗卫生事业角度看，中西医结合在广度、深度及普遍程度方面的进一步发展任重而道远。对于中西医结合的总体目标、思路方法也尚未形成共识，也还没有建立起中西医结合的最佳模式，尤其是对中西医文化的结合有待深入探索。

中西医结合不仅是学科机构、人才队伍等的结合，最根本、最核心的是中西医两套理论体系和技术方法的结合，而其背后体现出来的是两种文化的渗透、互融、结合。中医和西医各有优势和特色，也都存在着局限与不足。作为人类防病治病的智慧结晶，中西医进行互融与渗透、互补与借鉴也就成为人类社会进步和科学技术进步的必然，这既是临床诊疗的客观需要，也是中华优秀传统文化和谐、包容的价值体现。

曾经主要以西医为治疗手段的疾病也已成为中医的治疗目标，包括临床诊疗、疗效评价、新药研制等。因此，只有不断吸收现代医学的最新成果进行创新，中医诊疗才能适应时代的要求。在诊疗方法上，中医学既要发挥自身的特色优势，又要借鉴现代科学手段；在理论上，要与西医学进行融合和印证，使中医成为开放包容、兼收并蓄的学术体系，促进中医的发展。中西医结合也是借鉴最新医学成果的有效途径。

另一方面，随着饮食结构、生活方式、生存环境等改变，处于亚健康状态的人不断增多，人类的疾病谱也在发生大的变化。加之全球老龄化进程的加快，特别是医学模式和健康观念的转变，出现了许多西医解决不了的难题。如抗生素和抗病毒药物的广泛应用所导致的病原微生物变异和耐药问题、肿瘤化疗和放疗的毒副反应问题、手术后的康复治疗问题、多种疾病的药物依赖问题等，而对此中医有独到的见解和治疗方法，中医可以从这些问题入手进行中西医方法和技术上的借鉴与互补。

中西医学虽然理论体系不同，思维方式有别，诊疗模式存在较大差异，但二者针对的客体、治疗的目标、研究的目的却是一致的。中西医都是在同疾病斗争的实践中产生和不断发展的，二者对人体生理病理、发病规律、防治原则等基本问题的认识在本质上是相近、相符甚至是相同的。

如消渴之与糖尿病、哮喘之与喘息性支气管炎、腹泻之与结肠炎等疾病，中西医也都有大致相近的认识，痢疾与菌痢则几乎相同。对这些疾病，中医分别采用生津止渴、化痰平喘、健脾止泻及清肠解毒等药物进行治疗。其他如中医用麻黄汤宣肺平喘，西医用麻黄素松弛支气管平滑肌；中医止泻重用黄连，西医治肠炎用黄连素等。对于闭合性骨折，采用 X 光下手法整复、针灸与电疗结合、中药离子透入、中药介入等，日益显示出中西医结合简便易行、富于实效的优势。可以说，无论在理论层面还是在实践层面，中西医结合都已具备坚实的基础。

目前，在方法和内容上，中西医结合已有许多成功的经验，如辨证与辨病相结合、宏观与微观相结合、临床观察与实验研究相结合等。在制定“证”的客观化标准时，将西医学的生物化学、免疫学、影像学、病理学、分子生物学检测等作为中医望闻问切四诊的延伸，将其结果作为证候标准的补充内容，使“证”更能反映疾病的本质；将中药药理学结论作为中药性味归经、功效主治的有益补充；临床用药时，在不违背中医辨证论治的原则和前提下，适当选用某些对某种疾病、某一环节或某一病变实质有改善作用的药物，以提高临床疗效，避免用药的盲目性。

中西医结合的关键是实现中西医理论的有机融合，深入探索中西医在生理、病理、临床等方面的内在联系，从中选取互融点进行理论融合。同时加强实践层面的相互渗透，将中医的理法方药、辨证论治原则和方法与西医学的诊疗手段有机结合；将中医历代医家经验与西医学的新成果、新经验有机结合；将中医治法学、方药学与现代中药药理学、毒理学结论紧密结合；将临床证治规律与实验研究结论紧密结合，通过彼此的借鉴补充、取长补短，满足现代临床研究的各种需求。通过中西医理论互融和实践渗透，构建中西医结合的双重诊疗体系，这是中西医结合的终极目标，也是实现创立我国统一的新医学、新药学理想的唯一正确途径。如在诊断上，既有西医病的诊断，又有中医证的分析。在治疗上，充分体现中西医治疗的疗效评判标准，确定中西医的恰当疗程、停药标准、减药标准、调方指征，中药服用还要有相对统一的剂量标准和煎药方法要求，根据病情的不同阶段和不同环节需要，或单用中药或西药治疗，或先西药后中药，或先中药后西药，或中西药并用；或西药为主导、中药为辅助，或中药主导、西药辅助，取长补短，最大限度地发挥中西医结合治疗的增效、减毒、纠偏作用。一病双诊双治，方案明确具体，可操性强，从而发挥综合疗效的优势。

如果中西医在广泛趋同性和一致性的前提下能够实现理论、实践和实验等方面的结合，那么中医药文化的世界视野和全球意识必然得以彰显。

第三节 中医药文化传播与交流

从中医药文化传播的角度看，传播是对他体吸收基础上的自我延伸，并在这个过程中产生新的形式。在这个过程中，不同的思想文化相互影响，彼此交融。因此，传播是多向的，是各个文明体系角力的过程。

2020 年 10 月，中国共产党第十九届中央委员会第五次全体会议审议通过的《国民经济和社会发展第十四个五年规划和 2035 年远景目标纲要》提出，要提升中华文化影响力，加强对外文化交流和多层次文明对话，创新推进国际传播，利用网上网下，讲好中国故事，传播好中国声音，促进民心相通，推动中医药传承创新，加强中医药文化传承与创新发展，推动中医药走向世界。中共中央、国务院印发的《关于促进中医药传承创新发展的意见》也提出，要促进中医药传承与开放创新发展，推动中医药开放发展；将中医药纳入构建人类命运共同体和“一带一路”国际合作重要内容，推动中医药文化海外传播。为全面提升中医药参与共建“一带一路”质量与水平，助力构建人类卫生健康共同体，国家中医药管理局和推进“一带一路”建设工作领导小组办公室共同制定了《推进中医药高质量融入共建“一带一路”发展规划（2021—2025 年）》，进一步提出要深化文化交流合作，着力增强中医药影响力，加强国际传播；要加强中医药对外宣传，支持拍摄中医药影视精品，面向国际社会不同群体出版“一看就懂”的中医药科普书籍，加强与国际主流媒体合作，充分利用短视频、动漫等喜闻乐见方式和海外社交媒体平台，展示真实立体全面的中医药，讲好中医药故事，不断提升对中华文化的理解。《“十四五”中医药发展规划》提出，要促进中医药文化海外传播与技术国际推广相结合，依托文化与技术的相互促进，深化中医药对外交流与合作。

一、中医药文化传播与交流的必要性

1. 现实需要

自近代西医强势进入中国后，关于中医存废之争不绝于耳，中医药几度陷入困境。中华人民共和国成立以来，在国家的大力扶持下，中医药得到了不断发展。但一直以来，以西医学为标准、否认民族医学的声音依然存在，在一定程度上影响了海外中医药的传播和全球化发展进程。

随着老龄化社会的到来，在日益沉重的医疗负担的严峻现实下，加之化学合成药物所造成的药源性疾病，以及医源性疾病和诸多西医束手无策的疑难杂症，国际社会将目光转向安全有效的传统医学和天然药物。以植物药为标志的中药和与现代医学模式一致的中医理念越来越受到人们的青睐。中医文化中“治未病”“整体观”等核心理念，彰显了中医的实践性和科学性。因此，通过中医药文化与技术相结合的国际推广来展现中医药独特的医学价值和文化魅力，将为中医药在全球范围内的传播带来新的契机。另外，人口老龄化的加剧以及世界经济复苏乏力，使得许多高福利政策国家已不堪重负，迫切需要降低医疗费用支出。相对于西医高昂的医疗成本，有效、价廉、安全的传统医药成为更好的选择。包括中医药在内的传统医药正日益受到世界卫生组织及各国政府的重视，很多国家已经着手开发传统医药产品，并在政策、法律上给予中医药更大的生存发展空间。

2014 年，在第六十七届世界卫生大会上，世界卫生组织发布了“2014 ~ 2023 年传统医学战略”，部署包括中医药在内的传统医学发展战略，呼吁国际社会重视传统医学，并建议将其纳入各国医疗卫生保健体系。这为中医药学术和文化走向世界奠定了基础。2019 年 5 月，第七十二届世界卫生大会审议通过了《国际疾病分类第十一次修订本（ICD–11）》，首次将起源于中医药的传统医学纳入其中。中医药历史性地进入了世界主流医学体系，话语权和影响力显著提升。由于中药的研发成本低，周期短，成功概率高，利润大，市场发展前景好，许多国家已经开始将中药当作一种战略性产业来发展，这必然将推动中医药文化在全球范围内的传播与交流。

2. 文化思考

美国著名传播学家、文化历史学家詹姆斯 · 凯瑞（James W.Carer）的“传播与文化是同构关系”的观点得到了许多人的认可。凯瑞认为，传播与文化互为一体，文化是人类生存的方式，是传播的内容；传播是文化的形态，是文化延展的途径；文化是传播着的文化，没有传播，文化便失去了生命；传播是文化的传播，没有文化，传播便失去了根本，也就失去了存在的必要。文化的传播是一种行为方式，或更准确地说是一种互动。它不仅仅是再现或描述，事实上它是对世界的形塑与建构。

作为中华优秀传统文化的瑰宝，中医药文化所具有的先进性为其跨文化传播提供了可能。中医药文化所独具的人文特性、哲学优势和生命智慧，决定了它必然成为打造国家文化软实力必不可少的组成部分。几千年来，中医药在对外传播中为世界人民医治疾患，同时中医药文化所蕴含的哲学思想、价值观念也随之传播开来，表现出地域性、阶段性和多样性等特征。改革开放后，中医药不但在中国得到健康发展，而且凭借治疗疑难杂症和传染病的优异表现，在世界范围内也开始加速传播。在防治新冠肺炎、禽流感和艾滋病等过程中，中医药彰显出独特优势。当前，世界各地成立了众多的中医药学术团体、医疗机构和科研机构，中医药国际教育也在快速发展。世界各国已有十几种文字的中医、针灸杂志和书籍出版；科研交流、医学教育在不同区域进行个性化完善；国际性、区域性学术团体不断建立。截至 2022 年 2 月，世界针灸学会联合会已有团体会员 246 个，分布于 70 多个国家和地区，代表近 40 万名针灸工作者。这些组织通过专题年会、专业研讨等活动，搭建国际交流平台，传承、弘扬中医药文化。截至 2021 年 7 月，中医药已传播到世界 196 个国家和地区，中国政府已同 40 多个国家和地区签署了专门的中医药合作协议。中国已支持在“一带一路”沿线国家建设一批中医药中心，在国内建设 17 家中医药服务出口基地。国际标准化组织也成立了专门的中医药技术委员会（ISO/TC249），并陆续制定颁布了 69 项中医药国际标准。新冠肺炎疫情全球大流行以来，我国发布了多语种版本的新冠肺炎中医药诊疗方案，与 150 多个国家和地区分享中医药抗疫经验，向 28 个国家派出中医药专家协助抗疫，“三药三方”等有效抗疫中药方剂被多个国家借鉴和使用，为全球抗击新冠肺炎疫情做出了重要贡献。目前，全球接受针灸、推拿或气功治疗的人数已达世界总人口的 1/3 以上，以中医药为代表的传统医学正为促进人类健康发挥积极作用。

推动中医药文化传播既要注重国际化人才的培养，也要不断加强传播媒介和手段的拓展。一方面，随着中医药对外交流的日渐频繁，中医药院校人才培育应强化国际化目标。中医药人才进入国际社会后，必将对中医药文化的对外传播形成强有力支撑。另一方面，现代科技快速发展的今天，传播媒介和手段的多元化也将成为中医药文化对外传播的助推器。要充分利用互联网、手机等新兴媒体，通过音频、视频多维度展示中医药文化，或通过中医药为主题的影视作品和访谈节目，使中医药文化传播获得更多的机会和渠道，提高传播效率。

二、中医药文化传播与交流的主要内容

中医药文化既蕴含了中华文化的世界观和人生观，也包含了认知事物的思维方式。中医药文化传播与交流的内容可归纳为以“天人合一”的自然观、阴阳平衡的生命观和以和为中的人文观为主的整体调和观；以脏腑经络系统观、四诊八纲方法学和理法方药控制论为基础的辨证论治的思维方式；以仁爱修身品德志向、济世为本致用情怀和德身双修精神风范铸就的仁术济世的道德取向；以及具有我国传统真、善、美艺术品格的文物、器具和体现中医药文化的书画、雕刻、诗文、音乐、舞蹈、影视等艺术。

1. 整体调和的医学观

整体调和的医学观主要包括“天人合一”的自然观、阴阳平衡的生命观和以和为中的人文观。中医秉持“整体调和”的观点，用阴阳平衡来阐释人体以及疾病之间的关系，对人体和自然保持着敬畏，由此产生了“天人合一”的自然观，并以“致中和”作为中医及儒家文化的最高境界。

中医不但把人体本身看作是一个有机整体，而且把人与自然、社会也当作一个统一体。以人为中心，以自然和社会环境为背景，中医用系统论的整体性、联系性原则阐明健康、疾病及生命之间的关系，揭示了人体内部以及人与自然、人与社会之间的整体性联系。

中医学认为，人体是由气血、津液、经络、脏腑等组织构成的密不可分的整体，以五脏为中心，配合六腑，联系五体、五官九窍等，并通过经络纵横分布，以贯通内外上下，运行气血津液，滋养并调节各组织器官的活动。各组织器官生理功能各异，但相互协调，彼此联系，在病理变化中也互相影响。同时，中医关注人与自然环境的密切联系，认为人与自然也是一个整体。晨昏昼夜、季节气候、不同地域等自然界的变化都会对人体产生生理或病理的影响，因此，中医强调“天人合一”，治疗也需“因时、因地、因人制宜”。

中医在强调人是一个整体性的同时，又用阴阳来表明人体及疾病现象的属性。比如体表属阳，体内属阴；六腑属阳，五脏属阴等。但阴阳并不绝对，是可以相互转化的。生命就是阴阳所构成的平衡体。阴阳平衡，人体各种功能与物质协调，人则健康长寿，疾病的产生是阴阳失衡的结果。中医治疗疾病的过程就是调节阴阳平衡的过程。

“中和”思想在中国各流派中皆有体现。道家强调“多言数穷，不如守中”。儒家则提出：“喜怒哀乐之未发，谓之中；发而皆中节，谓之和。中也者，天下之大本也；和也者，天下之大道也。致中和，天地位焉，万物育焉。”“中”蕴含中庸、平衡、和缓、平和等含义。从中医而论，“中”是平衡、调和之意，治疗疾病、养生保健都要执“中”。中医治病，以“中”为度。而人的阴阳、气血、经络、脏腑、心神都处于“和”的状态，就意味着身心健康。“和”就是人体处于动态平衡、健康舒适的理想状态。中医素来有“持中守一而医百病”的说法，意指身体一直保持中和之气，便百病全无。因此，中医以平为期，以和为重。中医所说的“阴阳和合”“阴平阳秘”等就是以和为中思想的体现。中医治疗疾病亦追求“致中和”。“中和”是世间万物的一种理想状态，达到“中和”，天地各得其所，万物升发，自然处于动态平衡之中。人与天地相参，天地“中和”，人也身心和谐。

2. 辨证论治的思维方式

辨证论治的思维方式主要包括脏腑经络的系统观、四诊八纲的方法学和理法方药的控制论。辨证论治，亦称辨证施治，包括辨证和论治两部分，是中医认识和治疗疾病的基本原则。辨证论治强调以人为本和个性化治疗，是中医最具特色的诊断和治疗方法之一。

中医把人体的各脏腑看作一个有机系统，各个脏腑都是这个系统的一个组成部分，必须与其他脏腑配合协调才能发挥作用。因此，一旦患病，各脏腑间会相互影响。此外，脏腑与体表之间也存在着联系。中医学认为，人体脏腑之气由经络输注，可在体表寻找到相应部位。这些部位与人体内部的脏腑之气相通，通过外部表征可以了解体内的健康状况及疾病变化。

望、问、闻、切是中医诊察收集病证的基本方法。中医通过望、问、闻、切四诊诊察疾病，运用阴阳、表里、寒热、虚实八纲对疾病进行分析辨别。人体作为一个有机整体，局部的病变可以影响全身，全身的病变也可在局部有所反应。采用望、闻、问、切四诊可以客观地诊察疾病的症状、体征，为辨证论治提供依据。八纲辨证是中医各种辨证的总纲。辨证的过程，是以脏腑、经络、气血津液、病因等理论为依据，对通过望、闻、问、切四诊所搜集的症状、体征等资料进行综合、归纳、分析、推理、判断、辨明其内在联系，以及各种病变相互之间的关系，从而认识疾病，作出正确的诊断。

理、法、方、药是中医学关于诊断与治疗操作规范的四大要素。辨证论治是理法方药运用于临床的过程。理，指根据中医学理论对病变机理作出的准确的解释。法，指针对病变机理所确定的相应治则治法。方，是根据治则治法选择最恰当的代表方剂或其他治疗措施。药，指对方剂中药物君、臣、佐、使的配伍及其剂量的最佳选择。中医学的理、法、方、药是一个环环相扣的完整体系，其中理、法是方、药之据，方、药是理、法之具。

3. 仁术济世的道德取向

仁术济世的道德取向主要包括仁爱修身的品德志向、济世为本的致用情怀和德身双修的精神风范。中医药文化中蕴藏着博大精深的哲学思想、伦理道德和高尚的人格精神。纵观历代医家，多以仁善为先，怀恻隐之心，认为“医乃仁术”，立志用自身所学济世救人，普济众生。仁爱修身的品德志向、济世为本的致用情怀和德身双修的精神风范构成了大医“仁术济世”的人格境界。

在中国传统文化中，“仁”的核心就是爱。中医药文化继承了传统文化中“仁”的价值理念，蕴含着仁爱、慈悯、好生等含义。“仁”是内生于心的信仰，而外寄于医术即为“仁术”。因而，医术常被称为“仁术”，即施行仁爱的方法、手段。中医药文化中，素有“良医良相”之论。良相辅政，功在社稷；良医救人，亦为济世。达则为良相，穷则为良医，二者之心均在济人，故有良医功同良相之论。中医讲求医术和医德，提倡“大医精诚”。医德修养注重“精”“诚”二字。“精”为精湛、专一，精益求精，即要求医者要有精湛的医术，以胜任“至精至微之事”，还要孜孜不倦地探索，以不断提升医术。“诚”则要求医者要具备崇高的道德修养，真诚对待患者，竭诚为患者服务。

4. 中医药文化艺术

中医药文化艺术主要包括具有我国传统真、善、美艺术品格的文物、器具和体现中医药文化的书画、雕刻、诗文、音乐、舞蹈、影视等艺术。源远流长的中华优秀传统文化，历经数千年而未曾中断，表现出强大的生命力。同时，在形成和发展过程中形成了独有的文化气质和文化特色。中国经过几千年的发展，在广袤的国土上，最终形成了多民族国家，显现出中国传统文化的多元性。中医药文化是中华传统文化的瑰宝，与古代文学和传统艺术有着密切联系。因此，中医药文化的传播与交流，既要重视中医理论、技术等的传播、交流，也要注重具有我国传统真、善、美艺术品格的文物、器具和体现中医药文化的书画、雕刻、诗文、音乐、舞蹈、影视等艺术所发挥的作用。

无论是整体调和的医学观念、辨证论治的思维方式，还是仁术济世的道德取向都是抽象的中医药文化，在跨国交流中存在诸多困难，而将这些抽象的文化具象为文物展示、器具体验或影视作品等则传播与交流会收到事半功倍的效果。例如，我国第一部反映中医药文化的系列纪录片《本草中国》就以“本草”为切入口，通过凝练的镜头语言、国际化叙述方式、灵活的剪辑和水墨画般的画面质感，传递了中医药以人为本、“天人合一”的思想，在世界观众面前展现了中医药文化的重要意义，让世界人民能够更好地了解、认识中药，有力地推进了中医药文化的传播和交流。

三、中医药文化传播与交流的方法和途径

1. 纳入国家文化战略布局

发挥政府主导、引领作用，把中医药文化发展纳入文化强国战略进行顶层设计，协调推动中医药的全方位发展。加大政策扶持力度，统筹规划中医药文化产业布局，深挖中医药文化潜力，推动中医药文化大发展、大繁荣，促进中医药文化走出国门。对中医药文化传播的内容进行提炼和把关，把握传播内容的成熟度、准确度和战略高度，要尊重事实，实事求是，经得起时间检验。加强同各国政府和组织的交流与合作，借助孔子学院、中国文化交流中心以及中外互办的“国家年”等平台，建立多渠道、多层次、多形式的中医药文化国际传播体系。

2. 语言转换与文化对接

语言体现使用者的思维方式，因此各有其规律和特点。东西方文化存在的巨大差异，增加了西方民众对中医药文化理解和认同的难度，这对中医药文化翻译的准确性提出了更高要求。根植于中国传统哲学和文化的中医药是独特的医学体系。中医药理论和语言既是中医药知识的载体，又是中医药文化传播的媒介。中医术语多为晦涩、含混的“理念”，有的并没有清晰的定义；而西医术语多为准确、具体的“概念”。因此，中西医在语言转换上存在不

对等性，这便增加了理解不确定性的风险。为此，要注意不同语言、词语之间的关系，制定中医药名词术语翻译标准，做好中医药教材、古典医籍和现代科研成果的翻译工作。在强调语言转换科学严谨的同时，注重文化对接，注意受传方语言禁忌和风俗习惯。

首先，要做到语言文字的规范。这是任何一门语言教学的基础，否则很容易造成教学上的失序和语言上的混乱。祝世讷在《中医文化的复兴》中指出，在中医对外汉语教学方面，语言文字的规范主要包括两方面的内容：一是现代汉语的规范化，二是中医学术语言的规范化。两者缺一不可，现代汉语的规范是基础，中医学术语言的规范是核心，只有二者紧密结合，才能确保中医对外汉语教学工作的顺利进行。其次，要加强中医药对外翻译的语言文字建设，这是中医药文化对外传播和交流的关键。虽然近些年中医药对外翻译工作取得了重要的进展，但还存在专业翻译人才匮乏，翻译的科学化、规范化欠缺，质量不高等问题。因此，要在发挥“中国特色”和“中医药特色”，加大培养中医药翻译人才的同时，加强中医药术语翻译的科学化、标准化和规范化研究。

要通过语言和文化的双重传播与交流，提升国际社会对中医药文化的认同，增强国家文化软实力。要防范中医药文化在国际上的文化失语，增强中医药名词术语国际标准化制定和实施中的话语权和影响力。结合国家语言战略发展，提升汉语的媒介语言地位。以汉语为载体，推进中医药文化的国际交流和传播，丰富中医药文化传播渠道，积极参与中医药形象在全球的传播与塑造。

3. 多渠道推广交流

中医药文化在对外传播的过程中，既要注重发挥政府的主导作用，统筹规划，也要引导相关组织、机构和个人从中医药产业、教育等方面整合资源，形成跨学科、跨领域、跨行业的中医药文化对外传播新格局。

传播媒介在中医药文化对外传播中起着重要作用。中医药图书是中医药文化传播的重要途径。特别是近些年的养生热，拥有了大量渴望获得更多相关中医药信息和知识的读者群。这就使中医药文化方面的图书日益增多，不少中医药文化相关的图书登上畅销榜单。这一方面体现了有关专家和学者对中医药文化研究越来越关注，另一方面也体现了民众对中医药文化相关知识的迫切需求。虽然目前只有少量刊物专门研究和传播中医药文化，但由于中医药文化受众越来越细化，传播中医药文化的专门杂志会越来越多。网站是传播速度最快、传播面最广、最有效的传播平台，有利于中医药文化的传播和交流。如中国中医药网站的建立，使广大的用户能够从中得到丰富多彩的中医药文化精神食粮。中医药文化产品是体现中医药文化价值的最鲜活形式。在现实生活中，广大民众接触中医药文化的最直接方式就是体验中医药文化产品。因此，可通过精选中医药文化产品提升传播效果。此外，还应注重公众的视觉媒体传播，如音像材料等。公众的视觉媒体因其强大的视觉冲击力、直观形象的画面而容易引起广大受传者的兴趣，从而达到更广泛的传播效果。要组织编制高质量的中医药文化对外宣传材料，利用现代信息技术和传播手段，丰富中医药文化海外传播的内容、形式和渠道，提高中医药文化国际影响力。

中西方文化存在的客观差异以及中西医文化的巨大差别给中西医学的交流带来了障碍，但这种差异也为交流与合作提供了空间与张力。博大精深的中医药文化彰显了中华民族深邃的哲学思想、高尚的道德情操及卓越的文明智慧。在21世纪的今天，中医药文化在现代化发展的道路上，必将继续传承精华，守正创新，为构建人类卫生健康共同体贡献中国智慧、中国方案和中国力量。

主要参考文献

［1］马克思，恩格斯．马克思恩格斯文集（全十卷）［M］．北京：人民出版社，2009.

［2］毛泽东．毛泽东选集（第一卷至第四卷）［M］．北京：人民出版社，1991.

［3］习近平．习近平谈治国理政（第一卷）［M］．北京：外文出版社，2014.

［4］习近平．习近平谈治国理政（第二卷）［M］．北京：外文出版社，2017.

［5］习近平．习近平谈治国理政（第三卷）［M］．北京：外文出版社，2020.

［6］习近平．之江新语［M］．杭州：浙江人民出版社，2007.

［7］曹鼎．医宗备要［M］．北京：中国中医药出版社，2020.

［8］陈晓芬，王国轩，蓝旭，等．四书：论语大学中庸孟子［M］．北京：中华书局，2017.

［9］杨天才．周易［M］．北京：中华书局，2016.

［10］方勇，李波．荀子［M］．北京：中华书局，2015.

［11］张景，张松辉．道德经［M］．北京：中华书局，2021.

［12］陈秋平．金刚经［M］．北京：中华书局，2010.

［13］蔡晓．中国道统论［M］．北京：中国社会科学出版社，2021.

［14］姚春鹏．黄帝内经［M］．北京：中华书局，2010.

［15］马继兴．神农本草经辑注［M］．北京：人民卫生出版社，2013.

［16］汉·司马迁．史记［M］．北京：北京联合出版公司，2016.

［17］明·张介宾．景岳全书（上册）［M］．李继明等整理．北京：人民卫生出版社，2007.

［18］姜典华．明清名医全书大成：刘纯医学全书［M］．北京：中国中

医药出版社，2015.

［19］温长路，刘玉玮，温武兵，等．医林改错识要［M］．北京：中医古籍出版社，2002.

［20］章锡宸．张载集［M］．北京：中华书局，1978.

［21］张岱年．文化与哲学［M］．北京：教育科学出版社，1998.

［22］蔡元培．中国伦理学史［M］．北京：中国言实出版社，2021.

［23］陈涤平．中医养生大成［M］．北京：中国中医药出版社，2014.

［24］马有度．感悟中医［M］.3 版．北京：人民卫生出版社，2016.

［25］邢玉瑞，王小平，鲁明源．中医哲学思维方法研究进展［M］．北京：中国中医药出版社，2017.

［26］何清湖，葛晓舒．跟我学中医：中医入门 200 问［M］．北京：人民卫生出版社，2017.

［27］张伯礼，王启明，卢慧国．新时代中医药高等教育发展战略研究［M］．北京：人民卫生出版社，2018.

［28］张忠德，邹旭．新型冠状病毒肺炎中医医案精选［M］．北京：人民卫生出版社，2020.

［29］张其成．中医文化精神［M］．北京：中国中医药出版社，2016.

［30］孙伟平．创建“中国价值”：社会主义核心价值体系研究［M］．北京：社会科学文献出版社，2015.

［31］程伟礼，杨晓伟．中国特色社会主义核心价值观的历史形成［M］．上海：复旦大学出版社，2012.

［32］王瑞祥．中国古医籍书目提要：上［M］．北京：中医古籍出版社，2009.

［33］刘力红．思考中医：对自然与生命的时间解读［M］．南宁：广西师范大学出版社，2020.

［34］唐云．走进中医：对生命和疾病的全新探索［M］．南宁：广西师范大学出版社，2004.

［35］中医中药中国行组委会．走近中医：领略中医药文化的无穷魅力［M］．北京：中国中医药出版社，2019.

［36］张其成．中医象数思维［M］．北京：中国中医药出版社，2016.

［37］刘红杰．中医文化概论［M］．广州：暨南大学出版社，2020.

［38］彭榕华 . 中医文化地理论［M］. 厦门：厦门大学出版社，2016.

［39］祝世讷，任殿雷，金鑫 . 中医文化研究：中医文化的复兴［M］. 南京：南京出版社，2013.

［40］毛嘉陵 . 中医文化蓝皮书：中国中医药文化发展报告（2020）［M］. 北京：社会科学文献出版社，2020.

［41］黄高才 . 中国文化概论［M］. 北京：北京大学出版社，2016.

［42］杨天宇 . 周礼译注［M］. 上海：上海古籍出版社，2016.

［43］张其成 . 中医生命哲学［M］. 北京：中国中医药出版社，2016.

［44］陈来 . 中华文明的核心价值 国学流变与传统价值观［M］. 上海：生活 · 读书 · 新知三联书店，2015.

［45］张岱年 . 中国人的人文精神［M］. 贵阳：贵州人民出版社，2018.

［46］金元浦 . 中国文化概论 ［M］.4 版 . 北京：中国人民大学出版社，2020.

［47］张宗明 . 传承中医文化基因：中医文化专家访谈录［M］. 北京：中国医药科技出版社，2014.

［48］毛嘉陵 . 中医文化传播学［M］. 北京：中国中医药出版社，2014.

［49］王明强，张稚鲲，高雨 . 中国中医药文化传播史［M］. 北京：中国中医药出版社，2015.

［50］孙英春 . 跨文化传播学［M］. 北京：北京大学出版社，2015.

［51］张岂之 . 中国传统文化［M］. 北京：高等教育出版社，2005.

［52］张大钊 . 中医文化对谈录［M］. 桂林：广西师范大学出版社，2006.

［53］中国科学院中国现代化研究中心 . 中国文化现代化的新探索［M］. 北京：科学出版社，2010.

［54］常存库 . 中国医学史［M］. 北京：中国中医药出版社，2012.

［55］叶晋良 . 中国传统文化与中医文化研究［M］. 西安：三秦出版社，2019.

［56］申俊龙，汤少梁 . 中医药政策学［M］. 北京：科学出版社，2017.

［57］洪蕾，陈建萍 . 中医药文化学［M］. 北京：科学出版社，2016.

［58］彭崇胜 . 中医药与中华传统文化［M］. 上海：上海交通大学出版社，2016.

［59］臧守虎，贾成虎．中医文化学［M］．北京：中国中医药出版社，2017.

［60］张其成．中医文化学［M］．北京：人民卫生出版社，2017.

［61］张其成．中国传统文化概论［M］．北京：人民卫生出版社，2009.

［62］黄海波．中国传统文化与中医［M］．北京：人民卫生出版社，2011.

［63］王水香，陈庆元．古典文学与中医学［M］．北京：中国中医药出版社，2017.

［64］郑洪新，吉文辉．中医药文化基础［M］．北京：中国中医药出版社，2011.

［65］高鹏翔．中医学［M］．北京：人民卫生出版社，2013.

［66］杨国荣．中国哲学二十讲［M］．北京：中华书局，2015.

［67］季羡林．“天人合一”新解［J］．传统文化与现代化，1993（1）：9.

［68］齐元玲，张庆祥．恒动观下气一元论对中医整体观念的解读［J］．北京中医药大学学报，2019（5）：7-11.

［69］程林顺，杨静，王艳桥．中医药文化在中华传统文化中的哲学意蕴及价值拓展［J］．中国卫生事业管理，2018（9）：717-720.

［70］张其成．中医药文化核心价值“仁、和、精、诚”四字的内涵［J］．中医杂志，2018（22）：1895-1900.

［71］傅文第．中医药文化学术研究面临的困境与对策［J］．中国医药导报，2020（10）：50-69.

［72］张宗明．中医药文化是中华文化“走出去”的先锋［J］．南京中医药大学学报：社会科学版，2020（2）：71-77.

［73］李德俊．对中医药文化国际传播的思考［J］．重庆科技学院学报：社会科学版，2021（5）：77-81.

［74］朱贤慧．论“以德为先”的中医院人才培养模式［J］．中医药管理杂志，2016（2）：20-21.

［75］国华，柳长华，周琦，等．中医药文化核心价值凝练研究［J］．中国中医基础医学杂志，2016（11）：56-58.

［76］牛素珍，牛彦平，张晨．中医药文化自信的三个维度论析［J］．中医药文化，2020（5）：29.

［77］李秀明，张晶，韩桂香．新时代自主创新背景下中医药文化传承与知识产权保护路径探析［J］．中国医药导报，2020（5）：158–161.

［78］杨艳梅，黄姗，黄玉静，等．从武汉抗疫看中医药文化认同与新的医学模式［J］．中医药文化，2020（2）：7–13.

［79］薛芳芸，段志光，王军，等．着力中医药文化认同 坚实中医药文化自信基础［J］．医学教育管理，2019（6）：12–18.

［80］王祎然．后疫情时代，中医药路在何方［J］．中国卫生，2021（2）：107–109.

［81］朱红英，朱珊莹，张晓芹．习近平与中医药话语权的建构［J］．湖南中医药大学学报，2018（6）：653–656.

［82］高晨辉．中医养生保健行业监管存在的问题及其原因探析［J］．医学与社会，2021（6）：31–36.

［83］吴喜．论人类命运共同体与中国文化对外传播［J］．河南大学学报：社会科学版，2019（6）：128–133.

［84］崔未．新媒体环境下中医药文化传播体系的重构［J］．社会科学战线，2021（12）：25–32.

［85］郭静，徐桂倩．中医药国际形象媒介建构研究——以纪录片《本草中国》为例［J］．新闻研究导刊，2021（13）：62–64.

［86］官翠玲，陈阳，高山．校园文化建设与中医药文化传承：中医药文化认同的中介作用［J］．时珍国医国药，2020（3）：719–721.

［87］王玮娇．中医药文化产业特点、现状与发展路径辨析［J］．中国医药导报，2020（6）：140–148.

［88］刘洪，李文林．习近平关于传承和发展中医药文化遗产重要论述的时代价值［J］．南京中医药大学学报，2021（3）：172–176.

［89］邢华平．文化自信视域下中医药现代价值与发展定位探析［J］．南京中医药大学学报，2022（1）：11–16.

［90］孙占元．中国共产党对中华优秀传统文化的传承和创新发展［J］．山东社会科学，2022（1）：5–12.

［91］史晓琼，陈翔．战“疫”：中医药文化自觉自信自强——兼论中医药文化教育之深化［J］．中国医学伦理学，2021（6）：772–775.

［92］陈思敏，陈惠珍．论新时代治国理政视野下中医药文化传承与传播

的新思路［J］. 中国医学伦理学，2021（8）：1024–1028.

［93］樊志辉，周晓莹. 文化自觉与面向他者——当代中国哲学的建构与探索［J］. 社会科学战线，2019（12）：9–15.

［94］杨国荣. 论老子之道［J］. 江汉论坛，2022（2）：5–11.

［95］田旭，王云萍. 儒家责任伦理与有效治理［J］. 世界哲学，2021（3）：121–130.

［96］魏义霞. 论康有为、谭嗣同的荀子观［J］. 孔子研究，2021（2）：81–90.

［97］黄华有，渝菊保，龚向京. 新论中医文化的核心价值［J］. 光明中医，2017（18）：2702–2704.

［98］郑廷鑫. 百年存废三次论争［J］. 南方人物周刊，2006（28）：37.

［99］敬天林. 中医药学：广泛深厚的文化自信［N］. 中国社会科学报，2017-02-14（008）.

［100］习近平. 习近平致中国中医科学院成立60周年贺信［N］. 人民日报，2016-12-23（001）.

［101］黄小异，曹继军，吴春燕，等. 究竟该如何看待中医药［N］. 光明日报，2021-10-10（010）.

［102］国家中医药管理局. 中医药发展“十三五”规划［R］. 国家中医药管理局，2016，8.

［103］国务院办公厅.“十四五”中医药发展规划［R］. 国务院办公厅，2022，3.

［104］国家中医药管理局. 推进中医药高质量融入共建“一带一路”发展规划（2021—2025年）［R］. 国家中医药管理局，2022，1.

后　记

《中医药文化的当代价值研究》一书，自起笔以来，作者怀着对真理的追求，对科学的探索，尤其是对中医药文化的热爱，对中国文化软实力强大的期盼，集中精力全身心地投入到中医药文化的当代价值研究和书稿的撰写之中。

经反复磨砺的《中医药文化的当代价值研究》一书付梓之际，感念甚多。首先，感谢我们的工作单位，黑龙江中医药大学的领导、专家、同仁在该书构思、写作和出版过程中对我们的鼓励、支持和启示。其次，感谢国内理论界的同仁，他们的著作和文章使我们受益匪浅，我们在研究和写作过程中吸收和借鉴了他们诸多观点和见解，在此深表谢意。第三，感谢中国中医药出版社的领导和编辑，是他们给予热情支持并付出了辛勤劳动。第四，感谢中医药文化的当代价值研究课题组成员以及新加入书稿撰写工作中的几位作者，在书稿设计、撰写中的辛勤付出。

呈现在大家面前的这本书，相信对执着于中医药文化研究的读者会有所裨益。尽管我们付出颇多，以期臻于完美，但受自身理论水平和写作能力之限，书中疏误、不妥之处定所难免，希望读者和学术界专家惠予斧正。

《中医药文化的当代价值研究》编写组

2022 年 3 月于哈尔滨